流行病学史话

History of Epidemiology

主　　编　胡永华

编写人员　（按姓氏笔画排序）

王雪茵　刘志科　孙可欣

张留伟　曹亚英　梁梦璐

秘　　书　孙可欣

北京大学医学出版社

LIUXINGBINGXUE SHIHUA

图书在版编目（CIP）数据

流行病学史话 / 胡永华主编. —北京：北京大学医学出版社，2017.1

ISBN 978-7-5659-1328-0

Ⅰ. ①流… Ⅱ. ①胡… Ⅲ. ①流行病学—医学史—世界 Ⅳ. ① R18-091

中国版本图书馆 CIP 数据核字（2016）第 020875 号

流行病学史话

主　　编： 胡永华
出版发行： 北京大学医学出版社
地　　址：（100191）北京市海淀区学院路 38 号　北京大学医学部院内
电　　话： 发行部 010-82802230；图书邮购 010-82802495
网　　址： http://www.pumpress.com.cn
E-mail： booksale@bjmu.edu.cn
印　　刷： 中煤（北京）印务有限公司
经　　销： 新华书店
责任编辑： 董采萱　**责任校对：** 金彤文　**责任印制：** 李　啸
开　　本： 710mm × 1000mm　1/16　**印张：** 14.5　**字数：** 220 千字
版　　次： 2017 年 1 月第 1 版　2017 年 1 月第 1 次印刷
书　　号： ISBN 978-7-5659-1328-0
定　　价： 49.00 元

本书由
北京大学医学科学出版基金
资助出版

前 言

从事流行病学教学已有几十年了，每每开篇给学生们讲述流行病学绪论，都要花一些时间介绍流行病学产生与发展的历史。这许多年下来，通过对各方面材料的收集与整理，已经累积了不少关于这个学科发展历史的资料，于是渐渐萌生了写一部关于流行病学学科历史发展的书的想法。当开始构思和动笔时，才发现写这样一部书的难度实在太大，根据我们现在所掌握的史实材料，就是写一部流行病学的简史都是十分困难的。虽然如此，我仍然没有死心，坚持想写点关于流行病学历史的东西。任何事物都有前因后果，了解一些对本学科形成与发展产生过重要影响的人物与事件，对引发读者的兴趣，并进一步深入学习本学科的基本理论和方法是很有益处的。通过与我的合作者反复交流，于是就有了《流行病学史话》这本书。

《流行病学史话》记载的起始点约为2500年前，分为西方篇与中国篇。西方篇分为希波克拉底时代的学科萌芽、中世纪的摸索、文艺复兴时期的重生、工业革命时期的崛起，以及现代的繁荣发展五个部分，讲述了各个历史时期发生的、对流行病学的产生与发展有重要影响的事件与人物。中国篇以“疫”字起源为开篇，通过对《吕氏春秋》《周礼》《礼记》等中国古籍中相关记载的梳理，以及对《黄帝内经》《伤寒杂病论》《诸病源候论》等中医著作中相关论述的归纳总结，介绍了我国古代预防疾疫的思想、理念与方法。其中，特别介绍了中国近现代杰出的流行病学家伍连德教授的事迹。

《流行病学史话》是一本讲故事的书，书中的语言表达力求通俗易懂，叙事性强。作者将两千多年来人们与瘟疫等各种疾病进行斗争的历史编写成一个个小故事，在故事中把对流行病学的形成与发展产生过重要影响的人物和历史事实呈现给读者。《流行病学史话》可供即将学习流行病学的同学们轻松阅读，可为专业教师及从事流行病学研究的人员提供些许参考，同时也适于任何对流行病学的发展史有兴趣的人阅读。

《流行病学史话》的编写者都是我曾指导过的学生。编书前我们曾确定了三个原则：一是要多读原著，多方考证，力求准确；二是充分利用网络资源但绝不抄袭；三是用文字表达时，在表述清晰的前提下尽可能通俗易懂。为此，他们阅读了大量的历史文献与书籍，文稿也经历了一遍又一遍的修改。为完成这本书，他们花费了大量的时间与精力。在此书即将出版之际，我真诚地向他们表示感谢！同时感谢北京大学医学出版社，以及北京大学医学科学出版基金对本书的大力支持！

还望各位读者对书中存在的不足和不妥之处提出宝贵的意见！

胡永华

2016 年 10 月 30 日

目　　录

第一篇　西方篇

第二篇 中国篇

第一篇　西方篇

1

“流行病学”的溯源与演变

亲爱的读者，也许你曾听说过“流行病学”，但并不了解它的内涵；也许你了解它的内涵，但从未探索过它的起源。在正式讲述历史中那些有关流行病学的故事之前，以追溯“流行病学”一词的起源作为本书的开篇，大概再合适不过了。

“流行病学”（epidemiology）源自希腊文的 epi（在……之中、之上）、demos（人群）和 logos（研究）三个词汇，直译为“研究人群中发生的事情的学问”。“流行病学”的词根“epidemic”最初出现在古希腊诗人荷马[1]的巨作《奥德赛》中，意思是“回家的人”和“在自己国家的人”。荷马之后，“epidemic”被不同使用者赋予了不同的含义。柏拉图[2]和色诺芬[3]用“epidemic”来形容在一个国家停留或一个人的到来，演讲家德摩斯梯尼[4]和埃斯基恩[5]用这个词指“来到并打算定居在镇上的陌生人”。修昔底德[6]用它的动词形式“epidemeo”表示“在自己的国家里”，而柏拉图则将其解释为“在航海旅行后，回到并待在家乡”[1]。

希波克拉底[7]是第一个将“epidemic”应用于医学领域的人，这个略显生僻的词汇第一次亮相时却异常引人注意，因为希波克拉底一开始便

---

1 荷马（Homer，约公元前 9—前 8 世纪）：古希腊诗人，代表作包括《伊利亚特》《奥德赛》等。

2 柏拉图（Plato，约公元前 427—前 347 年）：古希腊哲学家。他在作品《申辩篇》第 1 章第 38 段中用到“epidemic”一词。

3 色诺芬（Xenophon，约公元前 430—前 354 年）：古希腊历史学家、作家。

4 德摩斯梯尼（Demosthenes，约公元前 384—前 322 年）：古雅典雄辩家、民主派政治家。

5 埃斯基恩（Aeschines，约公元前 390—前 314 年）：古希腊演说家。

6 修昔底德（Thucydides，约公元前 460—前 395 年）：古希腊历史学家，著有《伯罗奔尼撒战争史》。

7 希波克拉底（Hippocrates，约公元前 460—前 377 年）：古希腊著名医生，西方医学之父。

将它用作自己著作的标题——《论流行病》(*On Epidemics*)。早在公元前430年，当他为这本书收集临床资料时，在古希腊至少有3个词语可以用来描述希波克拉底所要描绘的这种医学现象："loimos""nosos"和"phtoros"。"loimos"是个很古老的词语，曾被翻译为天灾或传染性灾难，在由70名来自亚历山大的犹太教徒翻译的《旧约圣经》的希腊文译本中，这个词曾出现在《列王纪》中，用来描述埃及的十大疫病。"nosos"释义为思想、身体和灵魂的疾病，即包括癫痫在内的躯体疾病和精神心理疾病。"phtoros"意思是毁灭、破坏、恶化、损害、不幸和丧失，比如说战争之后的状态[2]。与上述三个词汇相比，"epidemic"相继被用来表示"回到家乡""到达一个国家"或"在一个国家停留"，而索福克勒斯[1]甚至在著作《俄狄浦斯王》中用它来暗指在一个国家中传播的流言蜚语或名望。因此，"epidemic"比其他三个词汇更适合描述在特定时期、特定地区传播和蔓延的一组躯体综合征，比如咳嗽或腹泻。从此以后，"epidemic"真正具有了医学上的含义。

"流行病"("epidemic")的词义在人类历史中经历了极其漫长的演变过程，这个过程也从一方面折射出几个世纪以来整个医学学科的发展。在《论流行病》一书中，卷Ⅰ和卷Ⅲ由描述临床疾病的实例组成。希波克拉底详细记录了各种疾病的症状，将这些疾病进行横向比较，并按照临床症状的相似性对疾病进行分类。同时，他也认为环境是疾病分类方法中的一个重要因素，并试图探讨环境因素对疾病分布的影响。对希波克拉底而言，"流行病"的第一要义是临床症状相似的病例的分类，第二要义是发生在同一地点或同一季节、有时在人群中传播的疾病。因此，他用"流行病"一词表示涉及大气特征、季节、地貌或是特定人群的疾病或症候群。漫长的中世纪期间，人类社会饱受各种肆虐的瘟疫滋扰，而这一时期的"流行病"则似乎成了拥有邪恶力量的传染性疾病的代名词，被解释为单个症状明确的传染病的蔓延。由于科学的落后和医疗技术的局限，猖獗的疾病没有得到有效遏制。然而在与瘟疫长期近距离搏斗的过程中，医生们开始更加准确地认识这些疾病，并对类似的、特征明显的疾病进行记述，为之后的医学研究提供了详细的素材。

---

[1] 索福克勒斯(Sophocles，约公元前495—前406年)：雅典三大悲剧作家之一。

19 世纪，路易斯·巴斯德[1]和罗伯特·科赫[2]等微生物学家揭开了传染性疾病真凶的神秘面纱，他们所做出的历史性贡献使人类摆脱几个世纪以来的痛苦，也使“流行病学”从一门针对具有特定症状特征的疾病的学科转变为针对可归咎于特定微生物的疾病的学科。20 世纪下半叶，随着传染性疾病的逐渐衰退和慢性非传染性疾病的不断增多，“流行病学”不再仅仅局限于传染性疾病，癌症、心血管疾病、代谢性疾病等非传染性疾病也被囊括入其研究范畴，而“流行病”的内涵也被引申为任何一种可波及大量人群且在短时间内发病人数大量增加的疾病现象。此外，该词也被应用于非医疗领域，很多记者用这个词汇来形容像疾病一样对很多人或物造成负面影响并具有传播倾向的事物，比如毒品、电脑病毒等。

两千多年以来，“流行病学”内涵的演变见证了人类历史的变迁，见证了人类疾病谱的转变，也见证了无数代医学家为解除人类疾苦所做出的不懈努力。也许随着社会的变革与科技的发展，“流行病学”在将来还会被赋予新的意义，然而无论处于任何年代、任何时期，“流行病学”这门学科的真谛永远不变，那就是为卫戍人类的健康而战斗。

参考文献

[1] Paul MV，Estelle Martin-Granel．2500-year evolution of the term epidemic［J］．Emerging infectious diseases，2006，12（6）：976-980.

[2] Bailly A．Dictionnaire grec-francais［M］．Paris：Payot，1950.

[1] 路易斯·巴斯德（Louis Pasteur，公元 1822—1895 年）：法国微生物学家、化学家，其贡献包括发现炭疽杆菌、狂犬病毒等。

[2] 罗伯特·科赫（Robert Koch，公元 1843—1910 年）：德国微生物学家，其贡献包括发现伤寒杆菌、结核分枝杆菌、霍乱弧菌等。

2

希波克拉底时代——萌芽

2.1 古希腊医神——阿斯克勒庇俄斯

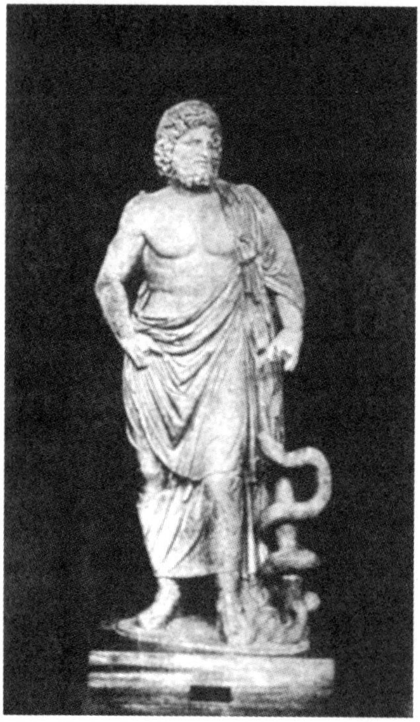

阿斯克勒庇俄斯

提及古希腊，首先浮现在脑海中的两个词就是“神秘”与“智慧”。这片土地不仅拥有迷人的自然风光，还孕育了动听的神话故事。希腊人喜欢浪漫、新鲜的经历，不喜欢机械地重复，并善于凭感性经验把事物理想化，如《荷马史诗》中奥德修斯在回家的路上碰到诸多妖魔鬼怪，饱受磨炼，其中的每个故事都是没有重复的全新体验。这一个个扣人心弦的希腊神话为古希腊染上了神秘而又浪漫的色彩，一项项历史文明无一不散发着智慧的光芒。值得一提的是，古希腊的神话在其文明发展中起到举足轻重的作用。希腊人信奉多神教，认为神是万灵之首，任何器物或地方都有神灵存在，任何事情也都有神灵在暗中操控，因此，神话故事也在不经意间折射出古希腊的文明与智慧，反映了古希腊人对超自然力的困惑和崇拜，以及被升华的道德和伦理观念。那么，医学发展又与其中的哪位神灵息息相关呢？

在古希腊神话中，被奉为医神的是太阳神阿波罗与塞萨利公主科洛尼斯之子阿斯克勒庇俄斯。传说，科洛尼斯在怀孕期间爱上了凡人伊斯库斯。阿波罗得知此事后十分气愤，于是，他在盛怒下，委派自己的妹妹月亮女神阿尔忒弥斯射杀了科洛尼斯，并从尸体中取出了阿斯克勒庇俄斯。

阿斯克勒庇俄斯从小跟随半人半马神喀戎生活，并学习医术和狩猎等技能。喀戎学识渊博，医术精湛，心灵手巧，多才多艺，精通诗画，且心地善良。他不仅抚养阿斯克勒庇俄斯长大，还将自己毕生的本领都传授给他。加之阿斯克勒庇俄斯的聪慧与悟性，他很快就掌握了各种知识，甚至超越了喀戎，尤其是在医学领域，他的天赋尤高。

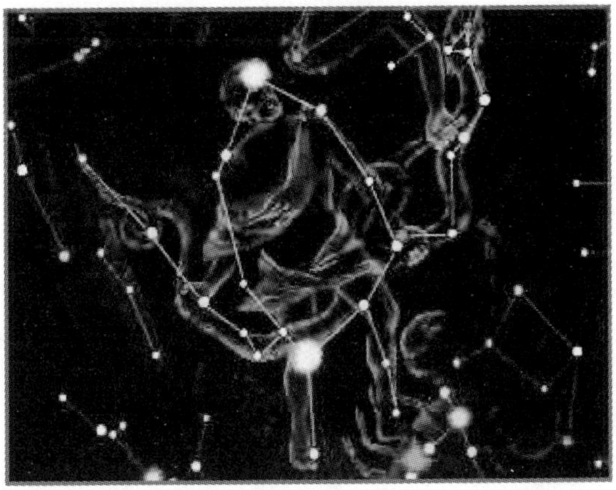

蛇夫座

阿斯克勒庇俄斯以高超的医术和慈悲的胸怀拯救了许多垂危病人，使人们摆脱了疾病的折磨和生死分离的剧痛。然而，他高超的医术却为他招致了不幸。一方面，阿斯克勒庇俄斯的行为使众神之王宙斯感到自己的威望受到了威胁，另一方面，宙斯和冥王哈迪斯认为只有神才能够不朽和永生，医治人类的疾病是有违天道的。于是，宙斯将阿斯克勒庇俄斯以雷电劈死。阿波罗听说这个消息后，万分悲愤，为了报复，他射死了为宙斯建造工事的三位独目巨人（库克罗珀斯）。这使宙斯大怒，将阿波罗罚往特洛伊，为凡人修筑城墙。不过，宙斯也为处死阿斯克勒庇俄斯的行为感到懊悔，故将阿斯克勒庇俄斯升上天空，化为蛇夫座。为了感谢他对人类的关爱，人们将阿斯克勒庇俄斯奉为医神，并筑造了阿斯克勒庇俄斯神庙，以祈求能够得到他的庇护而健康平安[1]。

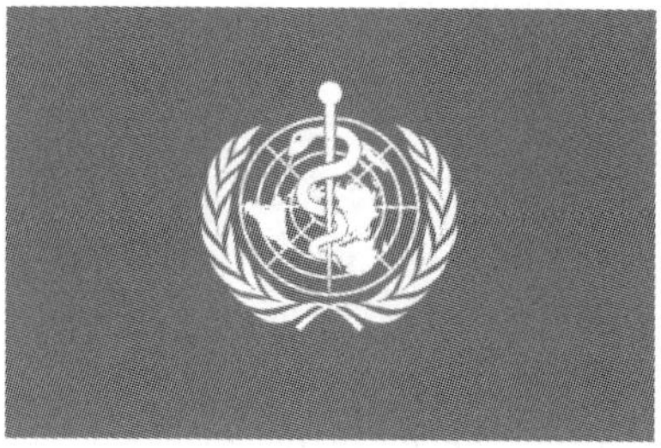
世界卫生组织标志

阿斯克勒庇俄斯的形象是身材伟岸、满面虬髯、手执蛇杖的中年男子，面露慈悲之色，心怀怜悯之意。值得一提的是与阿斯克勒庇俄斯形影不离的木杖以及盘绕在其上的“圣蛇”。西方文化一直把蛇看作一种富于智慧的动物。由于蛇能穴居又长年贴地游行，所以人们认为它熟知一切草木的特征和药性。而且，蛇每年都会蜕皮，这也象征恢复和更新的过程。阿斯克勒庇俄斯手执的木杖则代表着人体的脊椎骨，也是人体中代表进化和灵性升进的“中脉”。据说，这条圣蛇盘绕在手杖上是为了便于阿斯克勒庇俄斯与圣蛇面对面讨论，若遇到病情复杂的病人，他便咨询圣蛇并寻求建议。直到现在，一根被蛇盘绕着的手杖仍作为世界性的医药标志而被许多国际医药组织和团体所采用。

医神阿斯克勒庇俄斯的妻子是抚慰女神厄庇俄涅，他们生育有多个子女，其职能全与医疗和康复有关。据说，阿斯克勒庇俄斯有两个儿子，名叫马查翁和波达莱里奥斯，他们都是希腊军医；还有五个女儿，分别是健康女神海吉娅、医药女神帕娜赛娅、痊愈女神伊阿索、光彩女神艾格勒和治疗女神阿刻索。她们都继承了父亲的事业，帮助父亲饲养圣蛇，治疗人类的疾病。因此，在有些阿斯克勒庇俄斯医神的雕像或图像旁，我们常能同时看到他的几位女儿。健康女神海吉娅的名字 Hygeia 就是今日“Hygiene”（卫生）一词的来源，相传著名的西方医学之父希波克拉底也是阿斯克勒庇俄斯的后代。

2.2 西方医学之父——希波克拉底

希波克拉底（Hippocrates）是古希腊最负盛名的医学家，被后人尊称为“医圣”“医学之父”，他在流行病学领域也做出了突出的贡献。他生活在古希腊文明最鼎盛的时期——伟大的伯利克里时代[1]，与他同时

[1] 伯利克里（Pericles）时代：古希腊的全盛时期，约公元前 480—前 404 年，始于波希战争的终结，终于伯利克里去世或伯罗奔尼撒战争结束。

期的有苏格拉底、柏拉图等一批著名哲学家与思想家[2]。

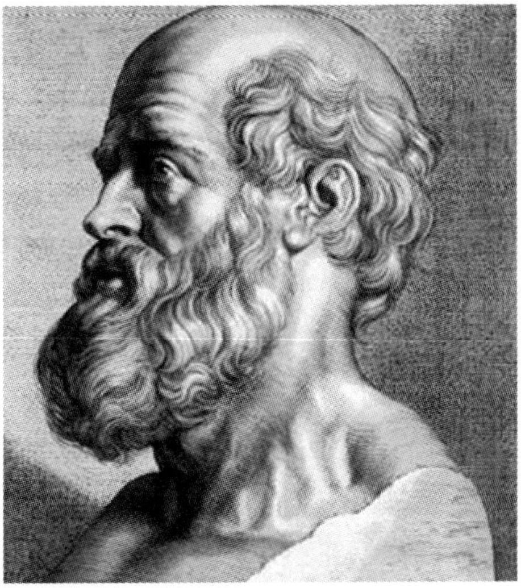

希波克拉底

希波克拉底约公元前460年生于科斯小岛的一个医学世家中，卒于公元前370年左右。在希波克拉底时期，关于他本人及其家族的正式文字记载较少，大部分带有浓重而神秘的传奇色彩，供世人传诵。索兰纳斯大概是首位为希波克拉底撰写传记的人，他是生活于公元1世纪至2世纪左右的妇产科医师。据索兰纳斯记载，希波克拉底的父亲名为赫拉克利德，是古希腊“医神”阿斯克勒庇俄斯医族的第二十代孙，也是位医师，他在希波克拉底的医学教育过程中起到重要作用；其母亲名叫普拉克西特勒，为海格力斯之女。希波克拉底的两个儿子雷沙勒斯和杜累哥以及女婿波吕波斯都是他的学生[3]。

据索兰纳斯记载，希波克拉底曾跟随其父及祖父学习医术，也可能在科斯岛上的阿克波里斯神殿接受过培训，并拜自然派哲学家德谟克利特和希腊诡辩学者高尔吉亚为师，曾得到来自色雷斯的医师希洛地卡斯的教诲。希波克拉底将自己的一生都奉献于医学学习、实践、钻研以及教授医学知识，并游历四海以观察各地的自然气候、居民的健康状况及各种疾病特点。父母去世后，希波克拉底一边巡游一边行医，经常出外远航，从他的著作中可知他到过萨索斯、塞萨里、色雷斯和普罗蓬提斯岛。有学者认为，他还曾到过埃及、利比亚、大月氏等地。而关于希波克拉底的死亡，各位学者说法不一致，有人说他卒于拉里萨，也有人说他在家乡去世；有人说他享年83岁，也有说他享年90岁，更有甚者说其享寿逾百，但现今已无从查证。

希波克拉底传授给了后人许多宝贵的医学理论及经验，并留下汇集了古希腊医学黄金时期各种思想精华的《希波克拉底文集》。有学者认为，这部医学盛典汇集了各种来源的作品，其中体裁简明扼要、措辞确切流利的高质量作品为希波克拉底的亲笔著作，还有一些出自与他亲近的人的手笔，而其他有些作品则是出自不同时期和不同学派的作家之手。据考证，《论预后》和《论流行病》卷 I、卷 III 等著作很可能是希波克拉底的真迹，《空气水土论》《论骨折》《论头部外伤》等著作也与希波克拉底的思想极其相符。从这本全集的内容、编辑和体裁方面，可以看出一些存在分歧的地方，甚至对同一话题有相悖的说法。那么，希波克拉底究竟给我们留下了多少医学经典呢？目前医学史家普遍接受的是利特雷的分类方法，他把希波克拉底的著作分为 72 书、53 题。

希波克拉底首次将医学脱离出宗教神学，在自然科学的基础上解释医学现象，加之其合乎逻辑的推理和丰富的临床经验，形成了希波克拉底学派独特的观点与理念。值得一提的是，希波克拉底还认识到医学道德的重要性，提倡对待病人如自己的亲人，注重保护病人的隐私等，这在各方面知识匮乏的古希腊时期是非常难能可贵的。希波克拉底将自己的一生投入到医学研究和救死扶伤的事业中，他智慧、勤奋、仁爱，无愧为医务人员的楷模。他留给后人的医学知识与经验在医学发展过程中起到了重要的作用，他的精神与品质也激励着一代又一代的行医者。

2.3 希波克拉底眼中的流行病学

西方医学之父希波克拉底为后人留下了许多宝贵的医学理论及经验，其中的一部分记录在《希波克拉底文集》中。其中，《论流行病》可谓是流行病学领域的开山之作。这部论著共由 7 卷组成，记录了公元前 5 世纪末至公元前 4 世纪初行走于希腊北部（塞萨利、色雷斯和萨索斯岛）的医生的沿途见闻。由于同时期其他的文献资料都以雅典为中心且文学性很强，因此，这部不以雅典为背景的史实资料对于研究社会史愈发显得弥足珍贵。

《论流行病》中的每一卷都有自己的特点，学者们根据这些不同将它们分门别类，主要包括三个组别：卷Ⅰ和卷Ⅲ，年代为公元前 410 年至前 400 年；卷Ⅱ、卷Ⅳ和卷Ⅵ，年代为公元前 400 年至前 375 年；卷

Ⅴ和卷Ⅶ，年代为公元前375或360年至前350年。卷Ⅰ和卷Ⅲ因其文笔优美而异于其他卷，总共包括4个完整的关于环境与疾病的概述（3个在卷Ⅰ，1个在卷Ⅲ）。卷Ⅰ中的14个病例和卷Ⅲ中的第一组12个及第二组16个病例是根据疾病日期按时间顺序编写的。这些病例的内容大多由症状组成，较少提及治疗。从古至今，卷Ⅰ和卷Ⅲ最令人欣赏，学者们一致认为它们是这部著作中最古老的部分，可追溯至大约公元前410年至前400年，为希波克拉底本人所著，很多现代文集引用希波克拉底的著作时多选用这两卷作为代表性的部分。而卷Ⅱ、卷Ⅳ、卷Ⅴ、卷Ⅵ、卷Ⅶ则被普遍认为由希波克拉底之后的医学家所著。[4]

《论流行病》卷Ⅰ和卷Ⅲ的内容大致可以分为两个部分：对环境与疾病的概述和对具体病例的记录。其中前者是用较具文学色彩的语言对特定时间内（一般为1年）某一地区的气候、地理环境和所发生疾病的总结性描述，这些内容可能是从病例资料中提炼概括得到的。从希波克拉底的描述中，可以看出这位智者非常注意观察环境因素与疾病之间千丝万缕的联系[5]，似乎每到一个地方，他总是要像星相学家一样先观察当地特殊的气候条件，再对疾病展开论述：

在萨索斯岛，大角星时节前的一小段时间及整个大角星时节，雨量很大，降雨频繁，北风吹拂。从秋分开始，直到昴宿星降落的时候，会出现一些带有南方气候特征的降雨。这里的冬天具有北方气候的特征，干燥、寒冷，多风、多雪。春分前后会出现剧烈的暴风雪，接踵而来的春天也具有北方的气候特征，天气干燥、寒冷，雨水很少。夏至前后，少雨、寒冷的天气一直持续到天狗星时节来临。天狗星时节到大角星时节之间的时间，夏天很热，非常干旱，炎热的天气一直持续，没有间断，降雨全无；大角星时节到秋分时节这段时间里，地中海季风刮来，带有南方气候特征的雨水降下。

在上述情况下，冬天，半身不遂开始发生，这个疾病侵袭了很多人，其中一些人患病后迅速死亡；尽管这个疾病以流行病的方式在人群中流行，人们却没有患其他疾病。早春的时候，高热开始流行，并一直持续整个夏天，直到秋分时才终止。在春天、夏天开始后就立即患上高热的病人大部分都恢复了健康，他们很少有人死亡。但是当秋天及雨季开始后，这时期的高热便可致人死亡，在此时患上高热的病人死亡人数增多。患有这种高热的病人出现大量流鼻血的症状，而这个症状能够帮助病人恢复，我没发现一例流鼻血的病人死去的情况。菲利斯克斯、埃帕米农和斯勒努斯是例外，他们在第四、第五天出现了轻微的鼻出血，但最后确实死了[6]。

星象、节气、气候特征、雨水、风向等都逃不过希波克拉底的眼睛，在他看来，疾病并不是孤立存在的，而是在不同的环境因素影响下人群中所产生一种自然现象，正如月圆月缺、潮起潮落一样，它的产生、发展与消亡具有特定的规律[7]。每一种疾病都有自己的时刻表，大环境的特征决定着这段时间内人群中患某类疾病的人数，一旦时机成熟，特定的疾病便开始流行起来。希波克拉底还观察到，似乎不正常的气候以及天气的忽然改变也会导致患病人数激增，比如早春时节出现乍暖还寒的天气后，很多人患上了高热和脑炎，这样的例子从另一方面证明，似乎环境因素和疾病的流行之间确实存在某些联系。希波克拉底的这一思想对后世的医学家产生了巨大的影响，直到 19 世纪，医学家们还在为传染性疾病是由各种环境因素导致的，还是由传染性病原体导致的而争论不休。

在这样的观察的基础之上，希波克拉底强调，当医生需要作出医疗决策时，必须将环境因素考虑在内，因为它们既决定着疾病的性质，又影响着病情的转归：

在治疗疾病时，我们制订治疗方案的时候要考虑以下情况：人群的整体情况，以及个体独特的情况；疾病、病人及所应用的治疗方案；应用这些方案的人，这些人决定着方案实施后能出现好的结果还是坏的结果；整个季节的状况，特别是天象和各国的特点；病人的习惯、生活规律及嗜好；病人的言语、举止、是否缄默、意识状态、睡眠情况，有时候也要考虑到病人的梦的内容及梦发生的时间；病人的瘙痒；病人的眼泪；病人的肠道排泄物、尿液、痰、呕吐物；病人疾病的变化；排泄物中的沉淀物，不管是否为致死性的表现；出汗、寒冷、僵直、咳嗽、打喷嚏、打嗝、呼吸、呃逆，放屁带响还是不带响；出血和痔疮。我们根据对这些症状的观察，以及对这些症状所引起的后果的观察，最终形成治疗方案[6]。

纵观《论流行病》的卷Ⅰ和卷Ⅲ，已经可以看到有关“疾病的人间、时间、空间分布”的流行病学思想的萌芽，不过希波克拉底并没有将环境因素与疾病之间的这种联系看作一种因果关联，他更多地将其看作一种判断疾病种类、把握疾病状态的方法。在希波克拉底看来，这已超出了医术的范畴，而上升为一门艺术：

我认为，能够对上述我所写的东西做出正确的判断在很大程度上是一种艺术。在我看来，那些能够理解和正确应用上述内容的人不会在艺术方面犯严重的错误。他要准确了解每一个季节的特点，以及每一种疾病的性质；也要了解在这些季节和疾病的特性中，哪些是有利的，哪些是不利的；哪些疾病会迁延并最终致人死亡，哪些疾病会迁延并最终痊愈。通过这些，我们很容易了解疾病关键时期的出现顺序，从而根据这些作出预测。那些能够熟练运用这些知识的人，可以很容易地知道要在什么时候、对哪些人提供怎样的医疗救助[6]。

2.4 肆虐的雅典瘟疫

雅典是世界上历史最悠久的城市之一，它有文字记载的历史已逾3000年。雅典也被称作古希腊文明的摇篮，著名的“西方医学之父”希波克拉底，西方哲学奠基者苏格拉底、柏拉图和亚里士多德，以及伟大的政治家伯利克里[1]等都与它有着千丝万缕的联系。这座美丽的城市

[1] 伯利克里（Pericles，公元前495—前429年）：古希腊著名政治家，奴隶主民主政治的杰出代表。

以希腊神话中胜利与智慧女神雅典娜的名字命名，这更为它蒙上了一层神秘的面纱，成为无数人向往的梦想之地。

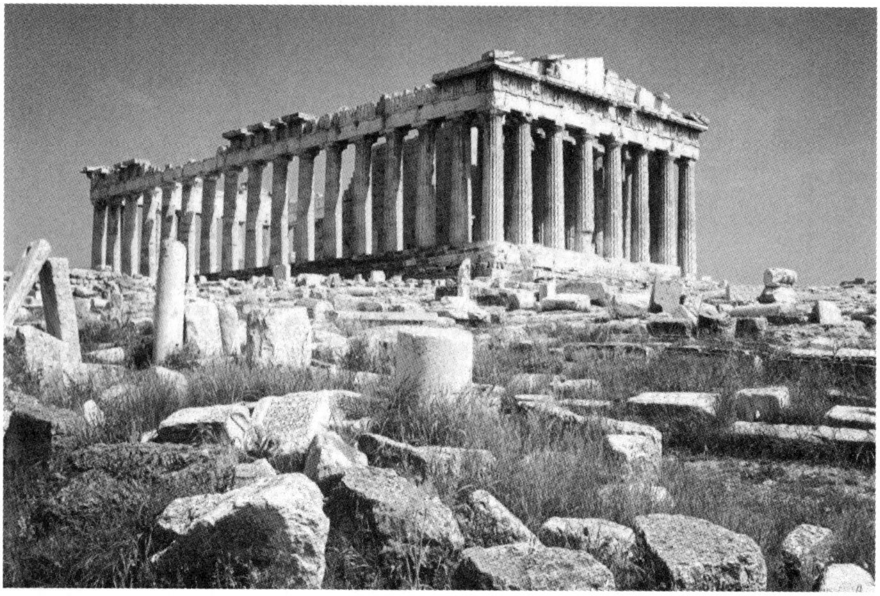

坐落于雅典卫城中央最高处的帕特农神庙（Parthenon Temple）是希腊古典时期建筑与雕刻的代表作品，享有“希腊国宝”之称，也是举世闻名的世界文化遗产之一。

在伟大领导人伯利克里的带领下，雅典达到了前所未有的辉煌时期——雅典黄金时期，也被后世称为伯利克里时代。希波战争后，伯利克里于废墟之上重建雅典城，实施多项公共改革措施以提高公民的生活质量，并鼓励文化与艺术的发展，兴建各式古希腊传统建筑，如著名的帕特农神庙[1]，这些举措使雅典这颗璀璨的明珠散发出了最炫目的光芒。那时的雅典恰似朝气蓬勃、蓄势待发的少年，以它的活力感染了整个欧洲。然而，这一切都因一场惨绝人寰的战役而改变。

公元前 431 年，以雅典为首的提洛同盟[2]和以巴格达为首的伯罗奔

[1] 帕特农神庙（Parthenon Temple）：位于希腊首都雅典卫城，建于公元前 5 世纪，是举世闻名的世界文化遗产之一。

[2] 提洛同盟（Delian League，公元前 478 年）：又称“第一次雅典海上同盟”，由雅典、爱琴海及小亚细亚诸岛城邦组成，因盟址和金库设于提洛岛而被称为“提洛同盟”。其最初宗旨为以联合作战的方式对抗波斯的侵略。

尼撒联盟[1]之间爆发了一场大规模的、具有转折意义的战争，史称伯罗奔尼撒战争。这场战役以雅典的失败而告终，这座古希腊曾经最强大的城邦国随之没落。关于雅典失败的原因，众说纷纭，一些历史学家将其归咎于一场可怕的天灾——雅典瘟疫。不得不提的是，这场瘟疫不仅夺走了雅典著名领袖和战略家伯利克里的性命，也使雅典称霸整个希腊半岛的梦想彻底化为泡影。

公元前430年，也就是伯罗奔尼撒战争开始的第二年，似神明降下天罚，一场可怕的瘟疫吞噬了整个雅典城。在古希腊时期，没有一场疫病在规模上可以与之相提并论。疫病始于初夏，并迅速蔓延，在希腊南部持续了4年之久。据说，这场流行病起源于非洲的埃塞俄比亚南部，首先向埃及、利比亚传播，紧接着传到波斯，然后波及希腊。

据史料记载，病人最初的症状是头痛高热、鼻塞眼痛，后咽喉和舌头呈鲜红色并散发出一种恶臭，接着出现声音嘶哑和流涕，之后累及胸部伴剧烈咳嗽。随后，病人开始呕吐，可见胆汁等胃内容物，但大部分人会出现空腹呕吐，并引发强烈的痉挛、抽搐。许多病人会出现典型的皮疹，呈青紫偏红色，伴脓包和溃疡，皮温常常不高。也有些病人以剧烈抽搐、内热烦渴为主要表现。希腊历史学家修昔底德曾这样记录雅典瘟疫中病人的行为："他们自己跳入水塘或井里以消除渴感并缓解'内热'。大多数病程是7～9天，病人在痛苦煎熬中死去，与其忍受这种折磨，死亡或许是一种仁慈的解脱。"

雅典瘟疫是一种传播能力强、传播速度快的疫病，这种疾病似乎不存在明确的易感人群，发病与年龄、性别、经济状况以及患病前的健康状况等因素似乎没有什么关系，只有患过此病的幸存者才能获得持久免疫力。此外，雅典瘟疫的死亡率非常高，在4年的流行时间里，一共夺去了雅典25%的居民的生命[8]。

据记载，在一个由4000名成年男性组成的军队中，有1050人死于这场瘟疫。由此推论，雅典瘟疫造成的军力损失是相当严重的，这是一些学者认为雅典瘟疫是导致雅典在伯罗奔尼撒战役中战败的原因之一。而且雅典伟大的雄辩家和领袖伯里克利也死于此病，这位天才领导人的

[1] 伯罗奔尼撒联盟（Peloponnesian League，公元前530年）：由斯巴达及伯罗奔尼撒半岛大部分城邦组成的军事同盟。

离去意味着古雅典黄金时期的终结。

在这场瘟疫中，很多医师都因惧怕感染而溜之大吉，但希波克拉底却坚守岗位。他一边调查疫情，一边绞尽脑汁探索疫病的病因和治疗方法。功夫不负有心人，他终于发现城内似乎只有一种人很少感染上瘟疫，那就是每天和熊熊烈火打交道的铁匠。希波克拉底由此得到启发，他猜想也许火能够抵御这场顽固的瘟疫。于是，希波克拉底发明了火熏疗法，并建议在全城各处燃起火堆来对抗瘟疫。

此后，很多学者通过回顾性诊断的方式对雅典瘟疫的病因进行推测。有相当多的证据支持雅典瘟疫是流行性斑疹伤寒、麻疹或者天花，因为它们都可以引起当时患者表现出的主要临床症状，而且其流行特征与雅典瘟疫相符。支持流行性斑疹伤寒的学者认为，记载中的瘟疫发病情况与流行性斑疹伤寒最为相像。支持麻疹的学者认为，成人麻疹是致命的疾病，并会导致严重的肺炎和腹泻；而且当麻疹在斐济岛严重流行时，那里的病人也是跳入冷水中以缓解痛苦的。支持天花的学者认为，根据当时的文字资料记载，雅典瘟疫的病人会出现水疱样疹，并从脸、躯干向四肢离心式扩散，而这恰好是天花的症状。不过也有学者认为瘟疫的元凶是腺鼠疫或麦角中毒[9-10]。

雅典瘟疫的具体病因可能已湮没于历史的尘埃之中，但不能否认的是，它不仅带走了包括伯利克里在内的千万人的生命，也带走了雅典的鼎盛与辉煌。如同天灾、战争以及科技进步一样，疫病拥有着改变人类历史进程、推动社会变革的可怕力量。尼采[1]曾说："杀我不死的，使我更强大！"几个世纪以来，人类正是在一次次与疾病的痛苦搏斗中繁衍壮大起来的。然而，我们永远不应忘记那些黑暗的时代，因为虽然如今瘟疫已悄然淡去，但它却仍像掠食者般潜伏在角落中，伺机给予放松警惕的猎物以沉重一击。

参考文献

[1] Emma J. Edelstein，Ludwig Edelstein. Asclepius：Collection and Interpretation of the Testimonies［M］. Baltimore：Johns Hopkins University Press，1945.

[1] 尼采（1844—1900年）：全名弗里德里希·威廉·尼采，德国著名哲学家、卓越的诗人和散文家。

[2] Yapijakis C. Hippocrates of Kos, the father of clinical medicine, and Asclepiades of Bithynia, the father of molecular medicine: review [J]. In Vivo, 2009, 23 (4): 507-514.

[3] Falagas ME, Zarkadoulia EA, Bliziotis IA, Samonis G. Science in Greece: from the age of Hippocrates to the age of the genome [J]. Faseb J,2006,20(12): 1946-1950.

[4] De Paolo C. Epidemic disease and human understanding: a historical analysis of scientific and other writings [M]. North Carolina: McFarland, 2006.

[5] Edelman ER. On causes: Hippocrates, Aristotle, Robert Koch, and the Dread Pirate Roberts [J]. Circulation, 2001, 104: 2509-2512.

[6] 希波克拉底.希波克拉底文集[M].赵洪钧,武鹏,译.北京:中国中医药出版社, 2007.

[7] Merrill R M. Introduction to Epidemiology [M]. Burlington: Jones & Bartlett, 2013.

[8] Littman R J. The plague of Athens: epidemiology and paleopathology [J]. Mount Sinai Journal of Medicine: A Journal of Translational and Personalized Medicine, 2009, 76 (5): 456-467.

[9] (美) 基普尔 (Kiple,K. F.). 剑桥世界人类疾病史 [M]. 张大庆,译. 上海: 科技教育出版社, 2007.

[10] Cunha B A. The cause of the plague of Athens: plague, typhoid, typhus, smallpox, or measles? [J]. Infectious disease clinics of North America, 2004, 18 (1): 29-43.

3

中世纪——摸索

3.1　中世纪的环境卫生状况和主要卫生问题

历史学家们将公元 500 年至公元 1500 年前后跨越约 1000 年的时期称为中世纪，这个时期的欧洲没有一个强有力的政权统治，文明遭到破坏，古希腊很多优秀的思想文化在欧洲相继被摧毁。然而，与其他任何历史时期相比，中世纪绝不是单调乏味的，那段时空里所发生的故事丰富多彩，令人着迷。如何将野蛮入侵者的文化、衰落帝国的精神遗产以及基督教教义相融合是中世纪的欧洲所面临的主要问题，而这个融合的过程花费了许多个世纪，经历了很多个阶段。

东罗马帝国和拜占庭帝国继承了古罗马的文化传统，它们是中世纪时古老世界的依稀可见的影子。随着文化中心的东移，拜占庭（曾改名为伊斯坦布尔）成为欧洲中世纪的文化圣地。古希腊、古罗马文化遗产在此得以保存，并从这里传到东方的阿拉伯和西方其他民族。基督一性论者因异端邪说的罪名被拜占庭帝国放逐并最终定居在波斯，而阿拉伯世界则正是通过他们的叙利亚语译作才接触到古希腊的科学和哲学。在公元 10 世纪之前，基本上所有的古希腊医学著作就已经被翻译为叙利亚语、希伯来语或阿拉伯语，也是从那个时候开始，阿拉伯人及其驭下的臣民为医学和公众健康贡献出了自己的力量。

在中世纪早期的西方世界，也就是所谓的“黑暗时代”，生老病死大多被认为与神学或宗教相关。所有的异端邪说和基督教教义为中世纪的自然迷信提供了理论的温床。古老的异端邪说得以延续，并被用于解决个人和社区卫生问题上。与此同时，基督教宣扬疾病与罪恶相连，众人因罪受罚而得病，被魔鬼附身或施以巫术也被认为可导致疾病。因此，向圣徒祈祷和祷告被认为可治愈疾病，而且肉体是灵魂的载体，强健的体魄可以帮助灵魂抵御魔鬼的侵扰。

正因如此，卫生学和公共卫生在中世纪才有了一席之地。在西方希腊 - 罗马文明衰落之时，修道院是研究健康卫生问题最后的避难所。修道院和教堂不仅保存了与健康卫生相关的知识，还将其设定到卫生规章制度中。与管道供水、修建厕所、合理供暖以及房屋通风换气等相关的重要卫生设施在中世纪已经存在，不过主要是用于统一规划的适宜居住的建筑中，比如修道院。公元 9 世纪时，由于大环境如此，大量的卫生设施在这些修道院中出现，这无疑为公元 10 世纪开始出现的城市社区公共卫生建设提供了蓝本。

随着中世纪城市数量的不断增加，一些卫生问题和健康隐患也随之显现。一方面，这时期的城市建设本身存在局限性。中世纪城市的起源各不相同。有的从古罗马殖民地发展而来，有的依傍河流产生并成为重要的贸易航线，还有的由坚固的主教区或者封建君主的城堡演变而来[1]。每个城市都必须制定能够保护自己免遭敌人进攻的战略，城市的安全依赖于它的公民和防御工事。然而，保护公民生命和财产安全的防御工事使城市扩张变得十分困难，其结果是中世纪的城市越来越拥挤，这一时期的很多公共卫生问题都是由于原有的城市面积不能容纳不断增长的人口数量而导致的。另一方面，这一时期的城市居民仍然保留着农村的生活模式，但由于城镇与农村在生活方式、居住条件和所处环境方面的差异，将农村的生活习惯延续到城市生活中也会产生一系列的健康与卫生问题。例如，很多居民在城市中饲养大大小小的牲畜，很多房屋内外堆积着麦堆，这些都导致各种废品和污物遍布城市的大街小巷之中。

与早期社区相似，中世纪城镇最迫切的任务就是给居民提供清洁的水，怎样确保饮用水和烹饪用水不被污染成为政府最为棘手的问题之一。建立蓄水池、人造井和远距离引水等方法曾一度成为解决此问题的有效措施。另一个重要的问题是街道的清洁和垃圾的处理，垃圾处理在中世纪是一个重要的卫生问题。

中世纪主要采用以重力为动力的运送方法将水运送至目的地，有时人们会将水从几英里以外运来。有的水管由掏空的树干制成，尤其是像榆树这种耐用的硬木。有的也会用金属管道作为运送水管，人们通常会选择铅作为材料，因为铅相对常见，而且熔点较低，方便操作，且不易被腐蚀。当时的人们还没有意识到铅会进入水中，有害健康。供水系统的设计通常会让水流在管道中放缓或停留一阵，以便在水流入蓄水池前让其中的杂质沉淀下来。起初的净水措施十分原始，人们将铁格栅插入每段水管的连接处，拦截水流中的木材、杂草、鱼和动物尸体等。

中世纪城市的清洁水是大家争抢的稀缺物品，即使在具有较完善的供水系统的城镇，情况也是如此。家庭与商行争夺水的现象频频发生。为补充当地可用的清洁水，城镇安排了驳船或马车运送大桶的泉水，将这些水倒进公共蓄水池，继而流向其他各个水池和管道系统。处在供水系统上游地区的人经常取用过多的水，而下游的人可使用的水则少得可怜。政府当局意识到这一问题后，每个城市都颁布了一系列法规来控制用水量。政府每年都会征收供水费，并会对那些试图非法引水的人进行罚款。为了缓解家庭的供水需求，人们常常会用皮革水袋或水桶等容器去附近的河流、小溪或公共喷泉水池灌满水带回家。由于水很重，因此这样的运水方法十分辛苦，这使得当时的人们非常节约用水。直到13世纪，一些发达城市的富人家庭才拥有了私人供水管道，将水引入家中，并用一个水龙头来控制家中的水流量。这些水管非常细，用它们输送的水流量不可能很充足，但在19世纪以前，能够将水源接入家中已是大多数人家不可企及的奢求。

为了保证人们能够拥有清洁的饮用水，建立健全的卫生体系和规范十分重要。政府曾针对此问题设立了法令：不允许公民将动物尸体或垃圾投入供应食用水的溪流中；不允许制革工人在其中清洗动物皮革；禁止染工将剩余染料倒入河中；不能在河中洗衣物或亚麻制品等[2]。尽管如此，保证清洁水源仍始终是中世纪的主要卫生问题之一。

当时的人们是怎样处理城市中的生活垃圾呢？其中一种常用的方法就是用水将垃圾冲走。当时的城市规划设计师更倾向于将建筑物建在容易接通管道的地方，比如在河流或护城河的上方，这样就方便让水流带走垃圾。据记载，一家建在海岸线上的修道院每隔两天就将垃圾冲到一个区域，让涨潮的海水带走它们。12世纪甚至更早的时期，一些修道院和城堡发明了无需潮水即可冲走垃圾的方法。他们建造了大型的高空储水池，一旦打开闸门，释放出的水便借着重力的落差将所有垃圾冲走。

另一种垃圾处理方法是开挖垃圾坑，坑内部通常用石块或钻了小洞的厚木板填衬，其目的是让液状废弃物通过缝隙或孔洞慢慢渗入土壤，而固体废弃物则堆积在坑中。这种方法常在无法使用排水沟来处理垃圾的城镇中施行。有时一些公共厕所就直接建在垃圾坑上方，而另一些则建在离垃圾坑有段距离的地方，用水将里面的废物冲进管井或管道，同时也帮助减轻了臭味。当垃圾被倒进垃圾坑或排水沟等地方而不能被水冲走时，人们就要雇来耙工将垃圾挖出并运走，这一工作通常在夜间进行。

因为从垃圾坑中流出的污物有时会渗入井水或溪流而造成污染，所以城镇必须谨慎规划垃圾坑的位置。早在1189年，有关污水坑的规划就已成为伦敦法规的一部分。法规中明确指出，居民私人用污水坑必须设在建筑红线内至少1.7米处，但以石材为内衬的污水坑则可建在红线内0.8米处。在伦敦，将垃圾倾倒进泰晤士河是被明令禁止的，还有规定明确指出，沟渠要时常清洗。尽管河流依旧肮脏，但这些措施却帮助保持了河道的通畅。除了合理处理垃圾外，政府还倡导居民不乱丢垃圾，将其扔至指定地点。1641年在柏林首次颁布了一项禁令，它规定如果牧师在街上丢弃垃圾，就不能参与神职工作，而如果政府官员丢弃垃圾，就不能参加例会。

由此可见，中世纪时期的人们已经采取了一些基本的公共卫生措施来减少疾病的发生，保证居民的健康状况。然而，当时的法令与措施仍是很不完善的，甚至是略显幼稚的。但是，当时的人们能够认识到这些的确已是一件不容易的事情了。

3.2 麻风——行走于黑暗中世纪的恶魔

麻风是人类历史上波及地域最广的传染病之一，各个文明古国几乎都有关于麻风流行的记载。由于早期医学和科学技术落后，那时的人们通常将不能被解释的疫病归因为神灵的惩罚，直到 1873 年，挪威医生格哈特 · 亨里克 · 阿莫尔 · 汉森 [1] 才通过初步染色法和简单的显微镜发现了这一危害了人类数十个世纪的传染病的元凶——麻风分枝杆菌。

麻风是一种十分古老的疾病，根据历史资料记载，早在公元前 2400 年，埃及莎草纸书中出现的“set”一词，很可能指的就是麻风。考古学家发现，出土于埃及第四代法老王宫遗址的陶罐上刻绘有类似瘤形麻风的“狮面”图案，这个图案的制造年代约在公元前 1411 年至公元前 1314 年间。在古印度的历史中，也能够找到麻风的踪影，撰写于公元前 1500 年至公元前 800 年间的印度《吠陀经》中出现的“Kushtha”一词指的可能正是麻风。在一个修建于公元前 7 世纪的古巴比伦王国皇宫遗址中，出土的瓦片上的楔形文字记载了驱赶麻风病人远离城市的法律条文。而古希腊文献中也曾记载，公元前 326 年亚历山大大帝从印度返回时有人感染麻风，这是欧洲最早关于它的记录。因此，大多数学者认为，亚洲和北非是麻风的发源地。其中，印度、埃及、中国是麻风感染最严重的地区。

英文“麻风”一词起源于《希波克拉底文集》中出现的希腊文字“Lepra”，而该词在当时可能实际指的是银屑病。事实上，西方对麻风最早的临床认识来源于公元 10 世纪的波斯医生阿维森纳 [2] 所写的《医典》[3]，该书中给出了关于麻风的具体描述，后来中世纪的欧洲医生以此为依据诊断这一疾病 [3]。

中世纪时期欧洲出现了麻风，12 世纪的十字军东征将它传播至各个地区。13 世纪时，麻风的流行达到高峰，甚至可能一直向北蔓延至北极圈。欧洲历史上麻风的消失过程是从地中海地区的意大利和西班牙的城市开始的，然后逐步向北消退。在 14 世纪和 15 世纪，英格兰和苏格兰依然出现过麻风病例。在中世纪的欧洲，麻风的地理分布有两个特

[1] 格哈特 · 亨里克 · 阿莫尔 · 汉森（Gerhard Henrik Armauer Hansen，1841—1912 年）：挪威医生，于 1873 年发现麻风分枝杆菌是麻风的病原体。

[2] 阿维森纳（Avicenna，980—1037 年）：阿拉伯医学家、哲学家、自然科学家，被誉为阿拉伯的“医学王子”。

[3] 《医典》（*Canon of Medicine*）：阿维森纳最著名的著作，在书中阿维森纳试图将希波克拉底和盖伦的医学理论与亚里士多德的生物学观点系统地协调起来，并在其中结合自己的临床经验。

点：首先，主要分布于农村地区，诸多历史证据表明它随着城市化进程的加快而逐渐消失；其次，岛屿或沿海地区的流行率较高。因此，中世纪晚期和近代早期的一些学者甚至将麻风的病因归结于全鱼饮食。可以确定的是，麻风的流行与经济贫困和环境卫生条件差等原因关系密切。

麻风分枝杆菌通常寄生于人体周围神经的神经鞘内，增殖速度十分缓慢。皮肤表面分散的小块区域出现感觉丧失是麻风分枝杆菌感染的最初症状，但这些症状通常容易被忽视。神经受损可能导致受感染的皮肤丧失疼痛反应，局部血供不良则会影响组织修复。另外，受累区域常会发生继发性感染和炎症，导致存活组织形成瘢痕或结痂，损害原有组织结构。在麻风病程晚期阶段，病人的手指、脚趾、鼻组织等经常接触病原体的部位都会变形。"熊爪足"或"熊爪手"是麻风病人的一个独特表现，不仅能够导致残疾，而且使麻风病人外观丑陋。由于鼻软骨和声带是病原体最常见的生长部位，所以麻风病人常出现面部中心区域严重变形或声音嘶哑。

除了病痛之外，另一个困扰麻风病人的问题就是遭受社会的歧视。当时的法律对麻风病人有一系列严苛的规定：他们不能与社会接触，只能和其他麻风病人交往；他们被迫穿上特定的服装，以便人们一眼就能认出；他们不能进入社会公共场所；未婚的麻风病人不可结婚；他们行走时要摇铃或大声叫喊以警示别人有麻风病人经过；他们购物时不允许直接用手触摸物品，而是用长杆钩取。在很多地区，任何出现可疑斑点的人都要接受牧师的检查，如果不能确定斑点是什么，就会被隔离两周，以进一步做出确切诊断[4]。

中世纪政府当局的首要任务是保护健康居民不被感染，因此，各地都建立起大大小小的麻风病院，用来隔离麻风病人。11 世纪，容纳麻风病人的医院数量开始增加；至 1225 年，欧洲已有 19 000 所麻风病院。此外，他们也曾在麻风的治疗方面进行尝试。有医师认为，在陶土瓦罐中用水烹煮黑蛇并加入胡椒、醋、盐、油是一种有效治疗麻风的药物。根据 15 世纪的医书记载，在铅锅中将约 36.4 升的大麦和约 18.2 升的蟾蜍煮至蟾蜍肉从骨头上脱落，然后将锅中之物在太阳下晒干后，去喂新孵出的小鸡，之后将这些鸡烤熟煮沸，麻风病人服用后会起到治疗

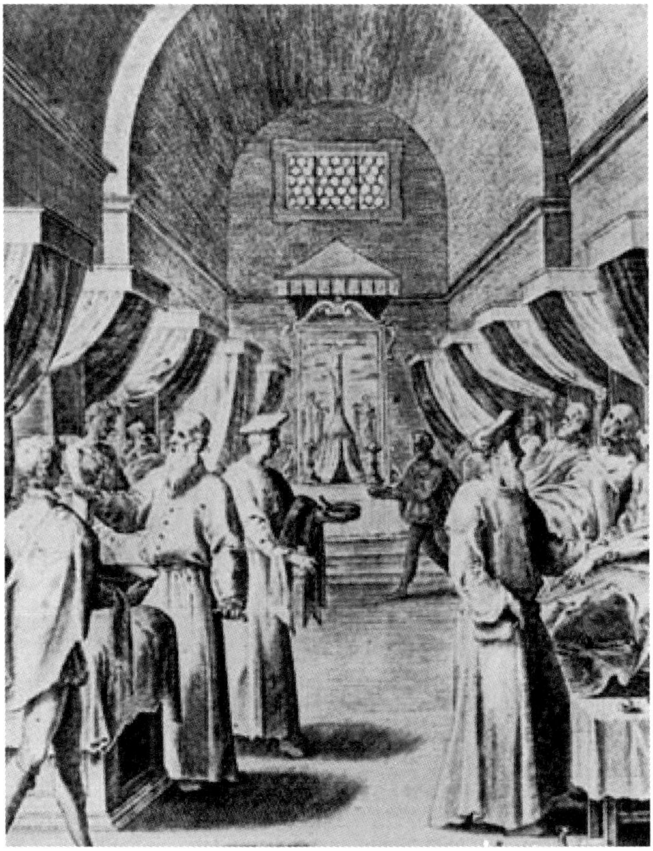

16 世纪的麻风病院

效果[5]。

2013 年 6 月，《科学》杂志刊登了一篇名为《中世纪和现代麻风分枝杆菌全基因组序列比较》的文章。研究人员使用 DNA 序列捕获技术对从英国、瑞典和丹麦的 5 名中世纪麻风病人的骸骨中获得的麻风分枝杆菌进行基因组测序，并将这 5 个序列与 11 个来自世界各地的现今麻风病人携带的麻风分枝杆菌序列进行比较，发现这两组麻风分枝杆菌的存活年代相隔 1000 多年，但它们的基因序列竟高度一致[6]。

3.3 “检疫”和“隔离”的诞生与演变

鼠疫（又称黑死病）、麻风、天花等一系列高致死性、高致残性的传染性疾病严重威胁着中世纪人民的健康。这些疾病的大规模流行不仅阻碍了欧洲人口的平稳增长，同时也影响了社会经济发展的脚步。更严重的是，一场场疾病的流行给当时的人们带来了巨大的心理阴影和精神压力，他们终日生活在对瘟疫的恐惧和对未来的迷茫之中。为尽量减轻疫病所造成的恶劣影响，中世纪的政府和卫生机构采取了一系列措施。

隔离指的是对感染某疾病的病人所采取的措施。在疾病的传染期内，将受感染的人与其他人分离即为隔离，其目的是预防或限制传染源将疾病直接或间接传播给易感人群。可以说，隔离是旧约时代以来人类预防传染病传播的第一道防线。这种方法可以通过阻断病人和健康人之间的接触，以避免某些疾病在人群中的传播。非洲、亚洲和欧洲人都曾在传染性疾病广泛蔓延且危害严重的地点设立特定的村庄或临时房屋。建立隔离区域的共同目的是：对外而言，将病人与易感人群的生活区域相分隔；对内而言，则将每个病人的生活空间分隔开。在疾病呈地方性流行的区域内，实施病例的有效隔离是一件十分困难的事情，但是当可疑感染者仍在船舶上、没有到达未受疫病波及的海港前采取隔离措施是相对容易的。因此，对船只及其运载物的隔离发展得更早，也更为有效。

在人类的历史中，隔离措施有效遏止了很多传染性疾病的蔓延，包括麻风、天花、肺结核、斑疹伤寒、伤寒等。其中，在麻风的控制中，隔离的作用发挥得淋漓尽致。在麻风流行时，政府曾建立了专门的隔离区，如麻风病院，以保护健康的人们免遭瘟疫的侵扰。人们发现这种防御措施可以有效地避免感染，因此隔离这一方法被普遍且快速地推广，用于传染性疾病的控制之中。在瘟疫流行时，政府规定各家各户一旦发现可疑感染者，应上报政府或指定卫生机构，相关工作人员在检查确证病情以后，将病人留在家中进行隔离。家庭成员禁止和患病者在一起，所有接触过病人的人也被强制隔离。政府通过指定的工作人员将食物等生活必需品送至他们家中。在隔离过程中不幸死亡的人的尸体通过窗户被搬离屋舍，并用马车运送，葬于城外，此举也是为了避免疾病的蔓延。当疫病患者死亡后，人们还要对他们的房屋进行通风换气并熏蒸消毒，有时甚至焚毁驱邪[17]。

随后，人们发现阻止疫病的进入也是十分必要的，它与隔离法有着异曲同工之效。为了保护社区健康，人们开始对将要进入社区的可疑者和物品进行一段时间的隔离并密切观察他们的表现，直到确定他们不能产生疫病为止。这一努力促成了公共卫生实践的第二个基本措施，即检疫。意大利著名的“水上都市”威尼斯是东、西方商贸往来的主要港口，检疫就是在这里被最早应用于实践之中的。基于“往来船只携带的被感染货物可以引起瘟疫”这一认识，威尼斯建立了隔离可疑船只、货品和人的制度。早在1348年3月20日，威尼斯就建立了由3人组成的检疫委员会来把守整个地区的健康关卡，他们有权实施任何保护城市健康的措施。他们被赋予了将可疑船只、货品和人隔离于环礁湖的小岛上的权力。

从那以后，在威尼斯和其他各地人民的共同努力下，检疫制度不断发展和完善。1374年，米兰君主伯纳波·维斯孔蒂颁布了一项法令以防止疫病进入和传播。法令规定，所有疫病患者必须搬离该市直到死亡或者康复。任何接触过疫病患者的人必须隔离14天后才能恢复正常生活。同样，患有疫病或者可疑染病的外来游客或者商人也需要隔离14天。同年，威尼斯又一次被疫病侵袭，伯纳波当即下令禁止所有可疑游客、车辆和船只入城。3年后的1377年7月27日，拉古萨城市委员会下令对来自疫区的人隔离30天。后来，这个期限延长到了40天，因此衍生出“Quarantine”（检疫）一词，该词来自“Quarantenaria”，即四旬斋[1]。1383年，法国的马赛成立了第一个检疫站，严格检查来自疫区的船只，所有来自疫区的旅行者和货船必须在阳光和空气下暴露40天。那么，为什么将检疫的期限规定为40天呢？有学者指出，这是因为在13和14世纪时，第40天是急、慢性疾病的分界线。而在炼金术中，40也同样重要，因为人们认为40天时物质会发生质的变化[8-9]。

[1] 四旬斋（Quarantenaria）：从圣灰星期三到复活节的40天。《圣经·新约》中讲述，魔鬼把耶稣困在旷野里，40天没有给他吃东西，耶稣虽然饥饿，却没有接受魔鬼的诱惑。后来为了纪念耶稣的行为，信徒们把每年复活节前的40天时间作为自己斋戒及忏悔的日子，取名为四旬斋。

14 世纪，黑死病的大规模流行使人们认识到了隔离与检疫的重要价值，各个国家都采取了一系列预防措施并颁布了相应的法规。几乎所有国家都对瘟疫保持着高度警惕，很多国家都逐渐接受了这样一种观点，即“来自全世界任何地方的船舶，要么是被疾病感染了的，要么是可能受疫病感染的”。意大利、法国南部及其周边地区的政府官员创建了由观测站、隔离医院和消毒所组成的抵御传染性疾病的卫生控制系统。该系统在文艺复兴及随后的时期被人们广泛接受并加以完善，至今仍为公共卫生实践的一部分。1403 年，意大利的威尼斯当局率先在圣玛利亚迪拿撒勒建立了隔离医院。政府要求往来的船只停留在伊斯特利亚，并委派专门人员在圣马可的高塔中监控即将靠岸的船只。当地法官派遣船舶检疫员到达停留在距城市 25 公里之外的船只上，根据船舶的危险等级进行相应的检查，船只在整个检疫期内将接受监管。检疫员必须对船长进行调查，并询问船只的基本情况，如出发地、航行时间、途经地点、航行中是否接触过其他船舶、船员及乘客的健康状况等。如果官员确定船只来自未受瘟疫侵袭的地区，那么就会宣布它是安全的；如果来自瘟疫流行区域，就会进入检疫过程。接受检疫的船只上的所有乘客和货物都在专人引导下迅速分散到城市的两个隔离地点之一。通常，船舶上那些在到达时不幸感染了瘟疫的人和体征正常的人要被分别送往不同的隔离地点。此后，北美殖民地一直沿用这种方法进行船只的检疫。17 世纪末，黄热病传入北美殖民地，几乎所有的主要港口都设立了船只检疫员和临时的卫生委员会。到了 18 世纪，所有北美殖民地都颁布了检疫法，多数港口城市都设立了用于隔离疫病患者的传染病院。

中世纪的检疫具有以下几个特点：首先，在指定地点采取一系列快速的健康检测工作；其次，将来自人口稠密地区的可疑人员、动物和货物隔离足够长的时间以降低居民罹患疫病的概率；第三，将可疑人员和动物送至专门设立的隔离医院，直到确定他们未感染疫病为止；第四，及时掌握世界上哪个城市正遭受疫病侵袭。虽然当时的人们并不具备完善的医学知识，但是在隔离和检疫这两种公共卫生措施的帮助下，中世纪的西方国家在一定程度上控制了瘟疫的传播和流行。

参考文献

[1] George Rosen. A history of public health [M]. Maryland: the Johns Hopkins University Press, 1993.

[2] Kate Kelly. 医学史话：中世纪（500—1450）[M]. 徐雯菲，译. 上海：上海科学技术文献出版社，2012.

[3] （美）基普尔（Kiple,K. F.）. 剑桥世界人类疾病史 [M]. 张大庆,译. 上海：科技教育出版社，2007.

[4] Kate Kelly. 医学史话：中世纪（500—1450）[M]. 徐雯菲，译. 上海：上海科学技术文献出版社，2012.

[5] Elliott L. Medieval medicine and the plague [M]. New York: Crabtree Publishing Company, 2006.

[6] Schuenemann VJ, Singh P, Mendum TA, et al. Genome-wide comparison of medieval and modern Mycobacterium leprae [J]. Science, 2013, 341 (6142): 179-183.

[7] Schneider D, Lilienfeld DE. Public health: the development of a discipline [M]. London: Rutgers University Press, 2008.

[8] Cliff A, Smallman-RaynorM. Oxford textbook of infectious disease control a geographical analysis from medieval quarantine to global eradication [M]. Oxford: Oxford University Press, 2013.

[9] Choi BCK. The past, present, and future of public health surveillance [J]. Scientifica, 2012 (2012): 1-26.

4

文艺复兴时期——重生

4.1 “疾病的种子”——吉罗拉摩·法兰卡斯特罗眼中的传染病

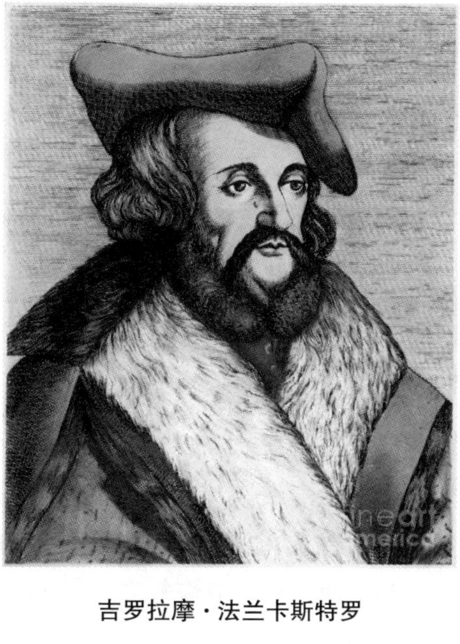

吉罗拉摩·法兰卡斯特罗

吉罗拉摩·法兰卡斯特罗生活于意大利文艺复兴最鼎盛的时期，这一时期也是医学发展的全盛时期。他不止是一位医学家，也涉猎其他诸多领域，如哲学、天文学等。他在没有显微镜的年代，便提出了“疾病的种子”这一概念，并指出瘟疫可以在人与人之间传播，因此被誉为传染病学的鼻祖。

法兰卡斯特罗于1478年出生于意大利的维罗那。他在欧洲历史最悠久的、闻名遐迩的帕多瓦大学接受医学教育。1501—1506年，他在这所学校教授逻辑学和解剖学。他在很年轻的时候便成为著名的医生和备受尊重的人文主义者，1545年法兰卡斯特罗被罗马教皇保罗三世任命为特伦托委员会的教会医师。除了这段时间以外，他一生中大部分的时间都在维罗那及其周边地区工作。值得一提的是，在特伦托他曾跟随著名的思辨哲学家彼得罗·蓬波纳齐学习哲学。这段经历激发了他对哲学的浓厚兴趣，他曾尝试用哲学理论根据公认的自然法则来解释自然现象，并试图从直接观察和学习中探寻自然规则。但与蓬波纳齐不同的是，法兰卡斯特罗不是一位思辨哲学家，他不涉入颇有争议的神学辩论。虽然他的职业是一名医生，但他的兴趣十分广泛，从天文学到占星学，从医学到哲学，从数学到神学，从植物学到制图学，从地理学到诗论。他不仅钻研亚里士多德和盖伦的著作，还拜读、模仿并几乎超越了卡图卢斯[1]、卢克莱修[2]、维吉尔[3]这三位诗人的作品。

然而，法兰卡斯特罗最卓越的成就仍然是在医学研究领域。他于1546年发表了《传染——传染性疾病和它们的治疗》一文，该文于1533—1538年初步完成，并于1542年修订完毕。在文中他创造性地提出了“疾病的种子”这一观念，并推断传染病是由一种肉眼看不见的“微粒状物质”经由各种媒介而传递到新宿主身上的。

法兰卡斯特罗所提出的“疾病的种子”这一病因学说对于中世纪的人们来说，可谓是一种近乎怪诞的奇思妙想。在当时，人们不知道鼠疫、天花、痢疾、伤寒和霍乱等可怕的传染性疾病究竟是怎样产生的，他们的许多想法都受到宗教思想的影响。他们相信神灵将疾病带到人间，作为对人们原罪的惩罚，或者作为检验他们毅力和忠诚的方法。因此，当时普遍被大众接受的治疗方法就是虔诚地祈祷和资助穷人以减轻自己的罪孽，从而恢复健康。不过，仍有一些思想先进的人们尝试用科学观点来解释疾病的产生原因。当时的病因理论主要有两种：体液学说和空气腐败学说。体液学说源自于古希腊名医希波克拉底的病因理论——四体液学说。该学说认为人体由四种体液构成，分别是黑胆汁、黄胆汁、黏液、血液；如果这四种体液配比不平衡，就会导致疾病产生。为了使四种体液恢复平衡，医生建议病人尝试特殊饮食、锻炼、洗冷水澡和热水澡等方法。此外，他们研制了各种轻泻药，即多种草药的混合物，将它们混入食物或饮水中服用，以去除体内某种多余的液体。

1 卡图卢斯（Catullus，约公元前87—前54年）：古罗马诗人，传下116首诗，包括神话诗、爱情诗、时评短诗和各种幽默小诗。

2 卢克莱修（Lucretius，约公元前99—前55年）：古罗马哲学家，著有哲学长诗《物性论》。

3 维吉尔（Virgil，公元前70—前19年）：奥古斯都时代的古罗马诗人，其作品有《牧歌集》《农事诗》和史诗《埃涅阿斯纪》。

人们还认为放血疗法可以清除体内过多的血液，因此，医生和理发师有时会采取割开病人的静脉让血液流出的方法治疗疾病。支持空气腐败学说的学者认为星球的运动能够导致空气腐败，从而影响人们的健康并导致疾病。他们还指出，大气成分的改变可以促进疾病的发展。有机物腐败，水的污浊腐化都会导致空气污浊。例如，曾有人在对瘟疫的描述中写道："在疾病流行时期，首先应该避免接触沼泽、污泥及恶臭地方的被污染的空气，阴沟、墓葬场和马厩的空气也在此列。"人们相信，吸入的污浊气体因其成分变化会攻击人体进而致病。当恒星与大气接触时，空气会变得剧毒不堪，大量疾病因此暴发。

与上述两种病因理论不同，法兰卡斯特罗首次提出"疾病的种子"这一观点，他认为疾病不仅由微小的种子引起，而且传染源可以经由传染的方式在人与人之间直接传播疾病，或通过被感染的衣物等间接传播疾病，甚至能波及较远的地方。虽然法兰卡斯特罗认为这些"疾病的种子"可能自发地产生于人、空气或地表，但他仍然相信这些"种子"本身也可以繁殖，并在人与人之间进行同一种疾病的传播。他认为所有的"种子"都与特定的事物有着密切的联系——有的针对某种植物，有的针对某种特定的动物——他也以这种思想来解释仅针对某种疾病的"自然免疫力"，以及某些种子对特定器官或组织的特殊的亲和力。他认为天花不仅仅与血液存在密切关系，更确切地说，是与微量的月经血相关，也就是说早在母亲子宫内，我们体内的血液就已经被污染了。法兰卡斯特罗扩展了11世纪早期阿拉伯名医阿维森纳提出的观点，他相信，被天花种子感染后，污秽的经血会到达皮肤下的体表层，并通过天花的脓疱排出体外。

法兰卡斯特罗曾在他的著作中写道：

> ……感染天花后不久，皮肤会形成充满了稀薄黏液样物质的脓疱，后者破溃以排除感染，天花随之缓解……这种起疱的过程恰似对血液的净化。由此，对于那些坚持"孩子受母体子宫中的经血感染后，感染通过起疱的方式被局限和清除，而血液正是通过这种自然赋予的危险方式被净化"这一说法的人，我们不应该嗤之以鼻。几乎所有人都罹患过这种疾病，因为所有人在孕育的

过程中都会被母体的经血感染。因此，这种发热少有致命，但却是净化良方……因为在前一次的疾病侵袭中感染已被清出体外，所以一朝感染，我们会持久免疫。

法兰卡斯特罗试图用经血理论来解释所有与天花有关的现象，然而当时也有很多质疑的声音。意大利医生吉罗拉莫·摩尔丘瑞利认为，天花对美国印第安人的影响就是明证。他指出如果经血理论是正确而普遍适用的，那么天花则应已存在于美国，而不是被船舶引进；该隐[1]和亚伯[2]应该是最先被感染的人，而不是历史所记载的首次在阿拉伯出现。此外，他还对天花只感染人类这一现象提出质疑，因为所有哺乳动物都有可能被经血污染，所以也理所当然会遭受疾病。

法兰卡斯特罗创作的拉丁文医学诗歌《西佛里斯——法国疾病》也是他的代表作之一。1510 年左右，他在加尔达躲避维罗那的瘟疫流行期间开始撰写，用了长达 20 年的时间才修订完毕，并邀请当时的著名作家本博评论和校正。这首长诗描述一位名叫西佛里斯（Syphilis）的年轻牧羊人被太阳神阿波罗以疾病陷害的故事，诗中详细描述了这种疾病的症状。由于这是最早对梅毒的详尽描述，因此梅毒这一疾病也以诗中主人公的名字 Syphilis 命名。

在当时来讲，法兰卡斯特罗的病因理论有一定的先进性，但是由于当时医学知识的局限，他并没能真正发现传染病的本质。直到 1673 年安东尼·范·列文虎克[3]发明了显微镜，人们才第一次观察到这些微小颗粒的存在。

4.2　托马斯·西德纳姆——流行病学急先锋

在剑桥大学三一学院莱恩图书馆的神圣殿堂中，托马斯·西德纳

[1] 该隐（Cain）：《圣经》中亚当和夏娃的长子，因嫉妒将其弟亚伯杀害，被上帝惩罚变为吸血鬼。

[2] 亚伯（Abel）：《圣经》中亚当和夏娃的次子，被其兄该隐所杀。

[3] 安东尼·范·列文虎克（Anton van Leeuwenhoek，1632—1723 年）：荷兰显微镜学家，微生物学的开拓者。

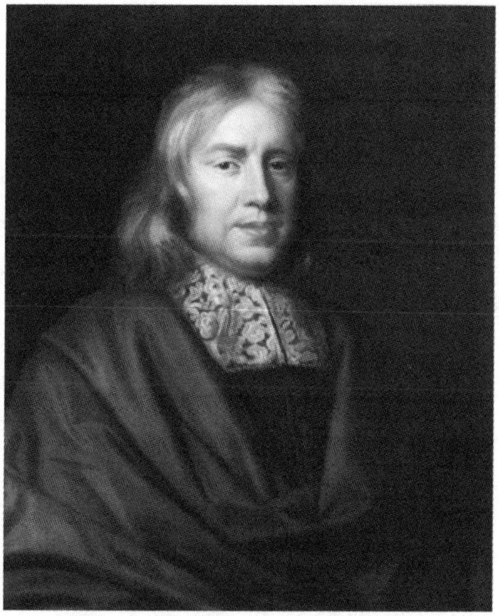

托马斯·西德纳姆

姆[1]的半身像与其他英国历史上最负盛名的杰出人物的半身像同列，沐浴在无数后辈憧憬、瞻仰的目光中。托马斯·西德纳姆是一位伟大的临床医学家，他与威廉·哈维[2]、约翰·亨特[3]并称为英国医学史上最伟大的三位医学家。同时，托马斯·西德纳姆对于流行病学的奠基性的贡献，也使我们在谈及现代流行病学的起源时不得不从这位被后世尊称为“英国的希波克拉底”的先哲说起。

西德纳姆家族是英格兰索美塞特夏郡的古老家族，其家族历史可以追溯到约翰国王（1166—1216 年）时期。庞大的西德纳姆家族内至少存在八个分支，家族中人才辈出，不少人包括托马斯·西德纳姆本人甚至英史留名。一位名为理查德·西德纳姆的家族成员曾是理查德二世统治期间的著名法官，另一位西德纳姆家族的成员曾为亨利五世统治期间的主教。伊丽莎白执政期间的某一位西德纳姆的女儿甚至嫁与著名的探险家与海盗弗朗西斯·德雷克爵士为妻。西德纳姆家族的一个分支定居于阿勒尔，在 16 世纪中叶，这支西德纳姆家族中的第三子从哈灵沃思勋爵手中获得了温福德依格地区的庄园的所有权，这里便是即将出生的托马斯·西德纳姆的家。

温福德依格庄园坐落于距英格兰多塞特郡八英里处的一片开阔地的浅谷中，庄园花园的尽头流淌着一条欢快的小河。建筑的灰色石头表面苔迹斑斑，红砖烟囱、镶嵌着碎燧石的院墙都彰显着独特的 17 世纪

[1] 托马斯·西德纳姆（Thomas Sydenham，1624—1689 年）：英国著名医生。

[2] 威廉·哈维（William Harvey，1578—1657 年）：英国 17 世纪著名的生理学家和医生，血液循环现象的发现者。

[3] 约翰·亨特（John Hunter，1728—1793 年）：英国外科学家、解剖学家，近代实验室外科学和解剖学奠基人之一。

风格。房子的正面延伸出一段门廊，上面建着一间房屋，这间房屋的山形墙上矗立着一只石鹰[1]。1624年，托马斯·西德纳姆出生于这个美丽的庄园内，他的具体出生日期已不可考，但小西德纳姆在这一年的9月10日接受了洗礼。托马斯·西德纳姆的父母共育有七个儿子、三个女儿，由于缺乏史料，人们并不清楚他18岁之前的童年生活是怎样的，但是考虑到西德纳姆家族的财力以及他日后的文化素养，我们不难相信托马斯·西德纳姆在童年时得到了良好的教育。

托马斯·西德纳姆的父母是虔诚的清教徒1，在父母的影响下，他和他的兄弟姐妹也成长为清教的忠实拥护者。宗教信仰对托马斯·西德纳姆的一生产生了重要影响，他对于著名哲学家、同时也是清教教义拥护者的弗朗西斯·培根2的热爱，很可能一部分源于他对培根科学思想的认同，一部分源于他对培根宗教信仰的认同。18岁时，托马斯·西德纳姆离开了家乡到牛津求学。1642年5月20日这一天，他正式成为牛津大学莫德林学院3的学员。

然而，这位年轻人没能有足够的时间领略学术圣殿的精髓。英国国王于1642年8月22日向国会宣战，英国内战4正式爆发。由于支持国会的主要是英国的清教徒，因此这场战争又被称为清教徒革命。坚定的宗教信仰和对国会的支持使托马斯·西德纳姆无法忍受牛津大学保皇派的大气候，战争爆发不久，他毅然决定弃学从军，与他一同投入这场英国史上最值得纪念的战争的还有他的父亲和他的三个兄弟。“浴血奋战的西德纳姆”[2]，这是当时的人们对英勇无畏的西德纳姆一家的至高赞誉。然而，战争是残酷的，是充满流血与牺牲的。托马斯·西德纳姆的两个兄弟死在了战场上，而他的母亲，一位无辜的受害者，也死于了保皇党的刀枪之下。据说，不久之后，托马斯·西德纳姆在战场上与杀死他母亲的凶手相遇，他高喊着“现在我要为我母亲的无辜流血而报仇”，冲向了凶手，并将他斩于马下。这条史料的真实性已无从知晓，

1 清教徒（Puritan）：16世纪从英国国教内部分离出来的宗教派别，多数主张清洗圣公会内部的天主教残余影响，因此得名清教徒。

2 弗朗西斯·培根（Francis Bacon，1561-1626年）：英国唯物主义哲学家，思想家和科学家。

3 牛津大学莫德林学院（Oxford Magdalen Hall）：牛津大学的一个学院，1458年由温彻斯特主教威廉创建。

4 英国内战（English Civil War）：1642—1651年在英国议会派与保皇派之间发生的一系列武装冲突及政治斗争，由于议会派主要由清教徒组成，因此又称之为清教徒革命。

但出于对无辜母亲的怜悯及对伸张正义的渴求，我们仍愿意相信这样的记载是真实的。1646 年 6 月 24 日，议会军攻占了王军的大本营牛津，英国第一次内战以国会的胜利而告终。

1647 年，托马斯·西德纳姆脱下戎装，重返牛津大学。在经过伦敦的时候，他幸运地遇到了正在那里为他的弟弟治病的托马斯·考克斯医生。晚年的托马斯·西德纳姆是这样记载两人的见面的："他（托马斯·考克斯）是那样的知识渊博、礼貌友好，他问我这次以成年人的身份重回牛津大学后准备从事什么样的职业。我当时还没有成型的计划，而且甚至从来没有打算学医。但是我被这位伟大的人的建议和影响打动了，我想，也许这是我命中注定的，我认真地开始了这项追求……"我们应该感谢托马斯·考克斯医生，他给予了一个年轻人梦想，而这个年轻人，将给予整个英国医学界巨大的震撼。

经历了战争洗礼的牛津大学不再像托马斯·西德纳姆记忆中的那样光鲜，由于牛津大学支持保皇党的政治主张，大学也半自愿地成了军用场地。各个学院的大堂和房间成为战时的指挥部，军官的叫喊声取代了朗朗的读书声，大学的一部分建筑也在战争中被毁坏。然而，牛津的学术活动却没有被战火打断，在这一时期，著名的数学家沃利斯[1]、天文学家赛斯·沃德都曾在牛津讲学。特别值得一提的是，经济学家威廉·配第[2]此时也在牛津任教，而威廉·配第也是现代流行病学的奠基人之一。

1648 年 4 月 14 日，经过仅 6 个月的学习，托马斯·西德纳姆取得了牛津大学医学学士学位，这即便在当时也是非常不合章程的。由于求学时间太短，又是在这样一个混乱的时代背景下，此时的托马斯·西德纳姆不可能很严谨地学习了医学，缺乏扎实的医学基础知识给他之后的行医生涯造成了麻烦与非议，然而却在一定程度上造就了他的成就。毕业后，西德纳姆成为牛津大学万灵学院的一名教职员工。然而，战争再一次搅乱了他的学院生涯，1650 年，托马斯·西德纳姆再次离开牛津应征入伍，并于 1655 年辞去了万灵学院的职务。我们并不清楚为什么他会选择离开牛津，但可以确定的是，学院生涯并不适合他。在后世的传记家笔下，托马斯·西德纳姆常以略带乡下人味道的粗犷的军人形象

[1] 沃利斯（Wallis，1616—1703 年）：英国数学家，物理学家。

[2] 威廉·配第（William Petty，1623—1687 年）：英国古典政治经济学的创始人，统计学家。

出现，而非带有书香气息的彬彬有礼的绅士形象。他的同事瞧不起这样一个没有接受过正规学院教育的外行人，而他也同样看不上那些迂腐的书呆子。正是由于这种相互的不屑，西德纳姆生前从没有成为过英国皇家学会会员和英国医师学会会员。次年，西德纳姆搬至伦敦威斯敏斯特市开始了行医生涯，同时也开始了他真正的学术生涯。

1659 年，西德纳姆到法国蒙彼利埃市学习医学，师从于当时法国著名的医学家查尔斯·巴尔贝拉克。查尔斯·巴尔贝拉克当时并没有任教于某所大学，而是在自己的私人学堂中对学生进行授课。据说“他（查尔斯·巴尔贝拉克）在十到十二名学生的陪同下访视病人。在去的路上，他会向他们介绍病人的病情和治疗方案，并流利、准确地回答他的学生提出的无数问题。他对很多疾病有着完全新颖的，却又是非常清晰而有根据的认识。他的医疗实践简单明了，非常令人钦佩。他丢弃了前人用过的很多无用的治疗方案，这些方案除了使病人更加困窘以外没有任何帮助”。跟随巴尔贝拉克学医的经历无疑给西德纳姆带来了极大的影响。西德纳姆之后的好友约翰·洛克也曾在法国蒙彼利埃市学医，洛克曾说，他从没见过像西德纳姆和巴尔贝拉克这样两个观点和性格都这么相像的医生[3]。

1661 年，西德纳姆重新回到伦敦，从这一年起，他开始观察伦敦的天气与疾病的关系。1663 年，他获得了皇家医师学会颁发的行医执照。1665 年，伦敦暴发了一百年来最严重的一场鼠疫，在这场瘟疫中，整个伦敦死亡 80 696 人。在瘟疫暴发期间，西德纳姆和当时伦敦的绝大多数医生一样，选择了和家人一起逃离伦敦到乡下避难。然而，在躲避瘟疫的这段时间里，他并没有停止对疾病的思考。1666 年，他发表了自己的第一本著作《托马斯·西德纳姆的热病治疗方法，建立于自己的观察之上》（简称《方法》）。全书由拉丁文写成，包括四个章节：①论持续性发热；②论与持续性发热相伴而生的症状；③间歇性发热；④天花。次年，西德纳姆遇见了他一生中最重要的朋友约翰·洛克[1]，之后洛克帮助西德纳姆于 1668 年出版了第 2 版《方法》，其中包含了新的一章：“瘟疫”。在接下来的岁月里，二人继续合作，将大量新的观点与材料加入《方法》一书，并在 1676 年出版了本书的第 3 版，改名为

[1] 约翰·洛克（John Lock，1632—1704 年）：英国哲学家。

《医学观察》。这本书具有划时代的意义，书中详细记载了西德纳姆在救治病人时对于疾病，特别是以传染病为主的发热疾病的床旁观察，奠定了西德纳姆在临床医学与现代流行病学发展史上的地位。同样是在这一年，也许是为了了却他多年的心结，西德纳姆在剑桥大学拿到了医学博士学位。

在《医学观察》之后，西德纳姆还发表了一系列著作与信件，包括：1679 年出版《回信一》，1680 年出版《回信二》，内容为他对于一些咨询某些疾病治疗方法的来信的回复；1682 年出版《信件论集》，其中有关于治疗天花与癔症的方法；1683 年出版《痛风浮肿论集》，这部杰作中详细、准确地记录了痛风的症状，使西德纳姆获得了“痛风医生”的美称[4-5]；1686 年 9 月出版《新热病来临的警告方法梗概》，其中对结石和舞蹈病进行了完美的描述，至今的教科书中仍将舞蹈病称为“西德纳姆舞蹈病”。在西德纳姆所有著作中，《医学观察》对后世的影响最大，其与现代流行病学的关系也最为密切。

托马斯·西德纳姆的晚年生活平淡无奇，他的身体状况并不好，痛风和肾结石一直折磨着他，使他不得不提前退休。然而，西德纳姆身为医者的怜悯之心仍然驱使着这位伟大的医学家在他人生最后的时光中为人类的健康做贡献，在他最后的著作《新热病来临的警告方法梗概》中，他写道：

> 虽然我的高龄与持续受病痛折磨的身体能够使我有充分的理由从高强度的脑力活动和深思中解放出来，但是我不能克制自己去竭力地为解除他人的痛苦而努力，尽管这要以牺牲我自己的健康为代价。

1689 年 12 月 29 日，由于肾结石和痛风发作，在位于伦敦蓓尔美尔街的家中，托马斯·西德纳姆与世长辞，享年 65 岁。

《医学观察》是托马斯·西德纳姆一生中最重要的作品，书中详细记载了伦敦 1661—1675 年发热性传染性疾病的流行情况，以及各种传染病的诊断、鉴别和治疗方法，涉及的传染病种类繁多、范围广阔，主要有疟疾、鼠疫（黑死病）、天花、痢疾、麻疹、猩红热等。而西德纳姆在此书的前言中所提出的“医学建立于临床观察之上，而非建立于假设之上”的思想，也使他当之无愧地成为实践医学的开创人。

有趣的是，由于《医学观察》的前言部分中记录了西德纳姆对于改进临床医学方法学的思考，其对后世产生的影响似乎要比此书的正文内容大得多。一直以来，人们普遍认为疾病仅仅是自然平衡被打破后，自然为了恢复之前的状态所进行的杂乱无章的无谓努力。然而西德纳姆认为，疾病作为一种自然界中固有的现象，其性质与植物、动物、矿物质等一样，医生研究疾病应该像植物学家研究植物一样，依照博物学的研究方法对其进行分类，并叙述每种疾病的分布、性质和生态。明确了疾病的自然史之后，再根据每种疾病的特点予以针对性的治疗。因此，他首先强调了对疾病进行细致入微的观察的重要性，这一点在该书正文的大部分篇章中得以实践。当时的英国医学界并不重视对临床病例的观察，大部分临床医生将自己的治疗建立在没有充分事实根据的医学推断和医学理论之上，而忽略了对不同疾病现象的辨别区分，从而在一定程度上禁锢了医学的发展[6]。西德纳姆尖锐地指出了在临床工作中轻观察重推测的弊端：“如果我们不是被疾病所欺骗，把一种疾病错当为另一种，到现在医生们本应该已经找到了很多疾病的治疗方法。”在他看来，描述疾病现象应该像进行绘画写生一样细致入微，并且为了避免观察者先入为主的医学假设对疾病现象造成扭曲，即对符合假设的症状给予放大和对违背假设的症状给予忽略，在进行医学观察前医生必须摒弃所有的医学假说和理论。西德纳姆是这样的推崇实践观察，反对空谈理论，在书中他写道[7]：

> （疾病）自然史的实际价值超出所有的估计。在它的身侧，那些填满了我们新学院的各种有关精妙讨论、些微改进的书籍简直一文不值，甚至令人作呕。通过明确并有区分地感知（疾病）独特的症状，从而达到侦测到那些我们必须与之斗争的致病因素的目的，或达到发现那些我们必须发现的治疗指征的目的，是一条多么短的捷径。而除此之外，又有什么其他途径呢？

然而，对疾病的观察并非最终目标，通过对疾病的观察找寻治疗疾病的最佳方法，明确疾病的病因才是西德纳姆的真正目的。他认为，通过对足够数量的患某一种疾病的病例进行实验性治疗，一定能够找到一种确定的、完美的治疗方法，此治疗方法可以对大多数患这种疾病的病人有积极的疗效。虽然由于时代的局限性，西德纳姆本人并没有在从医过程中找到他所谓的完美的治疗方法，但是这种见解在当时是非常先进的，并且对后来临床医学的发展起到了开拓性的作用。对于疾病的病因，西德纳姆也有独到的看法。凭借他作为一个医生的本能，西德纳姆一直在寻找引起各种发热性疾病的病因，他其后在《医学观察》中对疾病现象的论述，包括对传染病与气候时节关联的论述，本质上都在为寻找病因服务。但是，作为一个以实践为首要目的，而不是以探究科学原理，更不是以创建医学理论为首要目的的医学家，西德纳姆并不纠结于对病因的探寻。他对疾病病因的理解并不深刻，但却发人深省[7]：

> 目前，从已有的讨论结果来看，我们有理由将大多数疾病的病因看作是神秘的和不可解释的，然而，关于如何治疗这些疾病的问题却是能够被解答的。我们之前所涉及的都是有关远因的情况。所有人都知道，好奇的思考者在研究上述问题时都白费了力气，因为对始发病因和最终病因的调查研究已经超出了我们的能力范围，而且这也是违反自然规律的。与之相伴而生的是我们对那些应该而且能够被认识的病因的轻视。这些病因就在我们眼前，不需要蹩脚的证据支持，能够立即被我们所理解，这些病因能够被我们的感官知觉所证实，或者能够被解剖观察长期印证。我们称这类病因为连接病因或直接病因。

西德纳姆将病因分为了远因（即始发病因或最终病因）和近因（即连接病因或直接病因）两类。远因虽然是导致疾病的根本原因，但是由于其不可知性，对远因的探究无法在临床实践中直接有益于患者的治疗。然而近因则不同，近因是可感知的，甚至是可控制的，对近因的探究足以帮助医生了解疾病，指导治疗。这种观点在流行病学的发展与建立过程中起到了重要作用，西德纳姆之后的医生将这一思想应用于疾病的防治上，从而令医学家们在发现病原微生物之前就已经能够在一定程度上控制传染病的流行了。

虽然《医学观察》的正文内容并没有前言部分那么著名，但与流行病学的关系却更加密切，也正是此书中有关流行性传染病的内容使很多医学史学家将托马斯·西德纳姆看作第一位现代流行病学家。全书共分为 6 个章节，第一至第五章节按时间顺序论述了 1661—1675 年各年的传染病流行情况，不仅具有重要的医学价值，也具有珍贵的历史价值。根据该书的记载，我们不难想象 17 世纪时传染病对人类健康造成了多么巨大威胁："我们必须与一系列致死性的疾病进行搏斗，只有强者才能赢得这场战役。每一天都是一场为捍卫人类生命而进行的战斗，无休无止……我们之中 2/3 的人死于了发热。这些疾病对我们进行持续的进攻，很多正值壮年的人们也败给了它们，丢了性命。"在这一时期，欧洲霍乱[1]、天花、鼠疫等一些烈性传染病似乎从没有放弃过伦敦这个战场。1665 年鼠疫暴发后，在一周内便有 8000 多人受感染而死亡，直到 1666 年伦敦大火将城里大多数携带鼠疫耶尔森菌的啮齿类动物宿主烧光殆尽后，鼠疫才逐渐从这座城市消失。1670 年 12 月天花流行时，西德纳姆的儿子威廉·西德纳姆也患上了天花，险些丧命。《医学观察》的第六章按病种分类，论述了猩红热、胸膜炎、肺炎、风湿热、丹毒、扁桃体炎的流行特征、临床症状及治疗方案。

在西德纳姆所处的时代，人们并不清楚传染病的实质是什么，由于各类传染病大多都会出现发热症状，而且每类传染病的发热特征并不相同，因此当时的医生常以急性发热作为传染病的标志，并将这一类疾病统称为急性发热性疾病。西德纳姆认为发热在疾病过程中扮演着至关重要的角色："发热是自然自愈之力的引擎，她依靠它将自己的敌人赶走。发热又或是她的侍女，要么帮助她清除血液中的杂质，要么帮助她还原到正常状态。"以发热症状为基石，结合疾病其他症状，西德纳姆对急性发热性疾病进行了详细的分类：

[1] 欧洲霍乱 (cholera morbus)：又称假霍乱或英国霍乱，是一种夏季常见的腹泻病，而非霍乱弧菌引起的疾病。19 世纪（1817 年）东印度公司的英国医生用"cholera"一词命名印度当地出现的一种流行性、致死性很强的腹泻性疾病，即为我们今日所说的霍乱。

- 发热
  - 持续热
    - 固定性发热疾病
      - 净化性发热
      - 瘟疫性发热
      - 感染性发热
      - 痢疾
    - 间发性发热疾病
      - 天花
      - 麻疹
      - 猩红热
      - 胸膜炎
      - 风湿热
      - 丹毒
      - 咽峡炎
  - 间歇热
    - 每日热
    - 间日热
    - 四日热

发热性疾病分类纲要

经过多年细致入微的观察，西德纳姆惊奇地发现一些急性发热性疾病的流行过程和流行时间是有一定规律可循的。不论是鼠疫、天花还是欧洲霍乱，这些疾病大流行时的流行过程都可以被分为上升期、极期和下降期三期，上升期时受感染的患者病情最凶险，症状最典型，下降期时疾病的致死性出现大幅下降。而疾病的流行时间则更为有趣，一些疾病只在夏秋季节出现，一进入寒冷的冬天便销声匿迹；另外一些疾病偏偏只在寒冷的冬天流行，似乎从不畏惧严寒；鼠疫这类烈性瘟疫并非年年出现，但似乎每隔几年就会降临人间一次。根据这些现象，西德纳姆进行了一步谨慎的推理：疾病与季节、年份之间的关联，是不是由于不同季节、不同年份大气中某种成分发生了改变而导致的呢？他相信，如果几代人能够持续地对流行性疾病进行一段足够长时间的观察，人们将发现各种疾病会按照首尾相连的环形次序顺序暴发流行，通过将相同疾病暴发时的季节、气候进行比对，便可以确定形成这种顺序的大气因素。

根据这一思路，西德纳姆从1661年开始记录伦敦的天气变化和急性发热性疾病的患病情况。他提出了“流行病特质”的概念。“流行病特质”即指大气中藏匿着的某些不可被解释的因子（西德纳姆称之为臭气），处于某种“流行病特质”之中的人们更倾向于患上某种特定的疾病，这些疾病被称为固定性发热疾病。某种固定性发热疾病仅在特定的“流行病特质”中出现。一种“流行病特质”可以持续几年，之后被另一种所取代。然而，并不是所有疾病的发生都与它有关，有些疾病是由温度、湿度、季节转换、天气突然变化等可被感知的天气因素所导致的，可以出现在任意一种“流行病特质”中，这些疾病被称为间发性发热疾病。

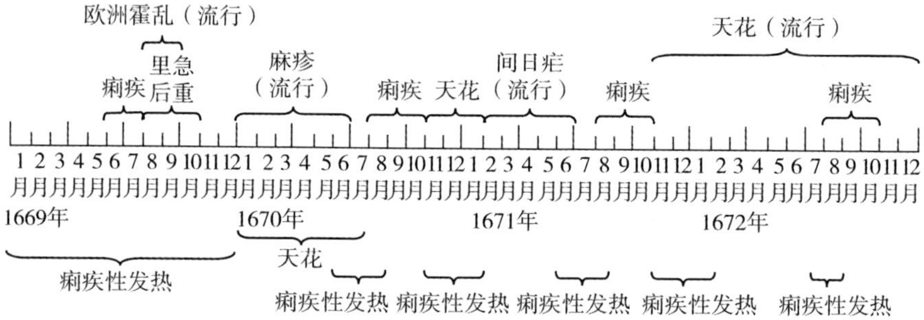

《医学观察》中记载的1669—1672年伦敦传染病流行情况

西德纳姆对多种疾病的治疗方法也是《医学观察》中比较重要的一部分内容，其中最值得一提的是，西德纳姆是最早提倡使用金鸡纳树皮来有针对性地治疗疟疾的医生之一。金鸡纳树皮中的生物碱奎宁是一种有效的抗疟药，长疗程使用可根治恶性疟，然而，当时大多数医生普遍认为金鸡纳树皮不能治疗疟疾，甚至会加重疟疾病情。西德纳姆对金鸡纳树皮功效的认识也经历了一个漫长的过程。1666年出版的第1版《医学观察》中，他曾指出金鸡纳树皮对治疗疟疾是没有用处的，最多只能够在短期内缓解症状。在1668年的第2版《医学观察》中他仍然坚持这种看法。但是，经过多年的实践观察，西德纳姆逐渐发现了金鸡纳树皮的真正作用。根据1676年出版的第3版《医学观察》的记载，虽然他仍对金鸡纳树皮的疗效心存疑虑，但是他已经将金鸡纳树皮作为治疗四日热的不二选择。而在1680年出版的《回信二》中，他首次全面肯定了金鸡纳树皮对于治疗疟疾的积极作用，并指出过去金鸡纳树皮的治疗效果不理想是由于医生们使用药材的方法有误，而与药材本身无关。在书中，西德纳姆进一步解释了这种药材的正确使用方法，为人类战胜疟疾做出了巨大的贡献。

对西德纳姆一生影响最大的人物有三：古希腊医学家希波克拉底，古罗马政治家、哲学家西塞罗和英国哲学家弗朗西斯·培根。希波克拉底是西德纳姆在医学方面的导师，在他的许多医学观点中都能看到希波克拉底的影子。弗朗西斯·培根这位理性的巨人则在哲学方面给西德纳姆指点迷津，唯物主义经验论从哲学的高度指导他进行医学研究。同时，他也是培根的归纳法的忠实实践者。而西塞罗则是西德纳姆在文学方面的导师。据说，第一次英国内战结束后，当西德纳姆重返牛津时，他已经忘记了拉丁文。为了重拾拉丁文，西德纳姆曾一遍又一遍地仔细阅读西塞罗的作品，将之从拉丁文翻译成英文，然后再重新翻译成拉丁文，并与原作进行比对。这三个伟人正如三方坚实的基石，在这之上，西德纳姆建造出了属于自己的神圣的医学殿堂。

由于他的著作《医学观察》，一些医学史学家习惯称西德纳姆为第一位流行病学家，然而这样的说法稍欠妥当。在西德纳姆时期，人们对于流行病还没有清晰的认识，“流行病学”也仍然是临床医学中有关传染病的一部分，没有形成一个独立的学科。那么，我们应该怎样评价西德纳姆对现代流行病学的贡献呢？首先，托马斯·西德纳姆是一位优秀的临床医学家。他所提出的“医学建立于临床观察之上”的思想如一把利器，将医学从中世纪的教条禁锢中解放出来。当与他同时代的大多数医学家在接受学院式的医学教育时，西德纳姆正守在他的病人床旁仔细观察每一个细微的症状，实践是他唯一的老师。根据一段轶事我们可以了解他对于当时的学院教育是多么的不屑。据说，1684 年汉斯·斯隆[1]——之后的大英博物馆的创始人——申请跟从西德纳姆学医，他的介绍信上这样写道：“一个成熟的学者，一个优秀的植物学家，一个娴熟的解剖学家。”西德纳姆迅速地读完介绍信，用严厉的眼神扫视了一下这位年轻人的面孔，脱口而出：“这些都非常好，但是在我这儿并不管用！解剖学——植物学！荒谬！阁下，我认识一位科芬园的老妇人，她懂得的植物学知识比你更多，至于解剖，我的屠夫也同样能够将关

[1] 汉斯·斯隆（Hans Sloane，1660—1753 年）：内科医生，伟大的收藏家。

节完整地分离出来。不，年轻人，所有的这些东西，你必须到病床前学习，那里是你能够了解疾病的唯一的地方。”西德纳姆对痢疾、欧洲霍乱、天花、麻疹、鼠疫等十几种疾病的临床观察，以及对疾病流行情况的记录，为他的流行病理论的提出积累了大量的素材，也为后人留下了很多鲜活的有关传染病的一手资料。其次，托马斯·西德纳姆是将流行病学思想应用于临床实践的先锋。在他所处的时代，医学并不发达，瘟疫横行。目睹了各种传染病造成的人间惨象后，西德纳姆尽其所能地试图通过观察疾病的时间分布找寻传染病的病因，而他的思想也成为之后流行病学与预防医学的基本思想之一。

正如其他很多人类文明的拓荒者一样，托马斯·西德纳姆在生前并没有得到应得的荣誉，在他去世后多年人们才逐渐意识到他的伟大。对于西德纳姆的成就，我们不妨引述乔治·斯威尔的一段诗歌，并作为本章的结束语[8]：

最终，伟大的天才，西德纳姆降临，
他为医学建立了更高贵的构架，
他研究了自然的所有，自然的法则，
从不盲目地摸索致病病因。
医学之父是你不朽的称呼！
你让希腊名医都失掉了光彩。
神采飞扬地唱吧，缪斯女神，
一个新的希波克拉底君临英伦。

4.3 约翰·格朗特——第一个编制寿命表的人

正如我们所知，流行病学是一门与数字息息相关的学科，那么，人们是从什么时候开始关注有关人群的生命数据的呢？要说数据那些事儿，我们还是要从文艺复兴时期伟大的哲学家弗朗西斯·培根说起。

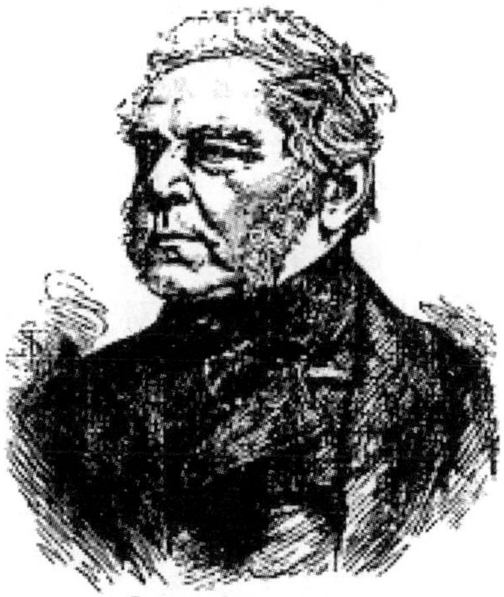

约翰·格朗特

自有记载的人类文明出现以来，人类就一直在与各种疾病进行着持续的斗争。从希波克拉底到托马斯·西德纳姆，在与各种瘟疫不断较量的过程中，医学家们不断寻找并改进扼住疾病咽喉的方法。然而，直到17世纪，现代流行病学的调查方法与逻辑才逐渐被人们所认识。文艺复兴时期，弗朗西斯·培根提出了著名的归纳法。他认为，如果想要解释自然界中的现象，首先要搜集大量的事实资料，然后再用归纳推理的手段从这些事实中得出结论。同时，他也强调了实验对于科学研究的重大意义。培根的以实验定性及以归纳为主的科学方法观几乎影响了他之后的所有科学研究者，而正当物理学界通过描述、分析事物间的数学关系来探索整个宇宙的时候，医学界也掀起了数字革命的狂潮：为什么在人类与疾病之间就不能存在这样一种“死亡定律”的数理逻辑呢？在这条通往人类未知知识疆域的大路上迈出第一步的是约翰·格朗特，他在他的著作《关于死亡周报表的自然和政治观察》（简称《自然和政治观察》）中编制了第一个寿命表，并且首次对人群的死亡率和患病率进行了很多有趣的对比研究。这部著作不仅仅对流行病学的兴起产生了重大的影响，更是现代统计学、现代人口学的开山之作。

1604年，约翰·格朗特的父亲亨利·格朗特在12岁时离开自己的家乡汉普郡，来到伦敦当学徒。10年后，亨利顺利地进入了一家纺织品公司成为一名衣领制造工人。1620年4月24日，约翰·格朗特出生于伦敦的圣迈克尔康希尔教区，根据教区登记簿的记载，他至少有6个兄弟姐妹。在童年时期，小约翰·格朗特接受了一段时间的文学教育，直到16岁才开始跟着父亲当学徒，学习怎样经营一个小型的缝纫用品店。5年后，约翰·格朗特进入了父亲所在的那家纺织品公司，并开始了他的从商生涯。1641年2月，他与17岁的玛丽·斯科特喜结连理。婚后，格朗特夫妇生育了一儿一女。从他日后的经济状况可以判断，约翰·格朗特成为一名小有名气的商人。同时，他还是一位活跃的政治家：他曾在康希尔教区的区公所工作多年；1658—1661 年，他曾是大陪审团的成员；1669—1671 年，他成为一名市议会议员。格朗特在伦敦享有很高的社会地位，而这不仅仅是因为他的财产和官职。格朗特也是一位博学多闻的人，虽然自从 16 岁便结束了学业，开始学习经商，但他从来没有停止过对知识的求索。后世的传记家奥布里写道："他一大早就起床，赶在商店开业前进入书房读书……他懂得拉丁语和法语。"格朗特精通速记，而且对苏西尼主义[1]抱有很大的兴趣。而这位幽默风趣、口齿伶俐的先生还是一位著名的和事佬，因此时常被选为纷争的仲裁人。由于这许多美德，格朗特在当时伦敦的文化界中交友甚广，包括肖像画家约翰·海斯[2]、诗人本杰明·鲁戴尔德[3]，以及下面要介绍的经济学家威廉·配第[4][9]。

16 世纪，鼠疫横扫欧洲大陆，英国也未能幸免。1538 年，英国国王亨利八世下令所有教区牧师对其辖区内的婚礼、洗礼、丧葬等仪式进行记录。为了解腺鼠疫的传播情况，在亨利八世上述法案的基础之上形成了英国的死亡周报表。英王詹姆士六世时期[5]，周报表以每星期四一版的形式正式发行，其中包括伦敦死亡总人数，死于瘟疫的人数，以及每个教区施行洗礼仪式的总数。每个家庭只需花 4 先令便可以订阅一年的死亡周报表合集[10]。在当时，实行死亡周报表制度的主要目的是追踪瘟疫的动向，以便当地政府能够在出现瘟疫暴发的苗头时及时采取相应的预防措施。后来，周报表的内容不断扩充，死因信息也被加入其中。在亨利八世对教会进行改革的 100 多年后，1662 年 1 月，约翰·格朗特出版了他的著作《关于死亡周报表的自然和政治观察》，并将 50 册

---

1 苏西尼主义：16 世纪欧洲基督教的一个神学派别，又译为"索辛努派""索西奴派"，由意大利宗教改革家莱利奥·索齐尼创立。该派否定"三位一体"理论，否定位格的合一，并强调了神的一体性。苏西尼派一直被传统基督教视为异端，并受到过耶稣会的迫害。

2 约翰·海斯（John Hayls，1600—1679 年）：英国巴洛克时期的肖像画家，曾为塞缪尔·佩皮斯画肖像。

3 本杰明·鲁戴尔德（Benjamin Rudyerd，1572—1658 年）：英国诗人、政治家，曾任英国下议会议员。

4 威廉·配第（William Petty，1623—1687 年）：英国经济学家、科学家、哲学家，又译威廉·配弟。

5 詹姆士六世：英国国王，在位时间 1603 年 3 月 24 日至 1625 年 3 月 27 日，英格兰和爱尔兰又称詹姆士一世。

作品分发给了英国皇家学会的会员们。格朗特的作品迅速引来了更多人的关注，在年底之前便进行了再版。1665 年，当伦敦再次流行鼠疫时，人们对于这本《自然和政治观察》的兴趣更加浓厚，第 3 版、第 4 版《自然和政治观察》相继问世，其中添加了当年的死亡数据。1676 年，格朗特去世之后，在他的好友威廉·配第的监督下，第 5 版也是最后一版《自然和政治观察》问世，并一直流传至今。《自然和政治观察》这部杰出的著作不仅为约翰·格朗特赢得了英国皇家学会的一席之地，更为他赢得了英王本人的赞誉。英王甚至担当了格朗特成为皇家学会会员的推荐人，他指示皇家学会不要因为格朗特是一名商铺店主而在选举会员时做出带有偏见的决定，甚至表示如果能够找到另外一位像格朗特一样的商人，他也应被准许进入皇家学会。有趣的是，皇家学会真的遵从了英王的训导，并于 1679 年将另一位绸布商人安东尼·列文虎克——显微镜的发明人——吸纳为学会成员之一。进入皇家学会后，格朗特参与了学会内的一些事务，但并没有真正卷入当时的科学和哲学论战中。

然而，1666 年的伦敦大火几乎烧毁了约翰·格朗特在伦敦的所有财产，随着他的生活变得越来越艰难，格朗特的学术活动逐渐减少。威廉·配第曾借钱给格朗特以重新修葺被损毁的房屋，并且让他参与自己的生意，然而格朗特的事业没能够因此而重新振兴。随着格朗特的经济危机日益严重，这对昔日好友的友谊由于一些经济纠纷而产生了裂痕。1673 年，格朗特破产了，他不得已搬到了圣邓斯坦教区的一家小店中生活，并在这里度过了他的余生。

约翰·格朗特的经济状况会出现如此剧烈的变化，最开始无疑是由于伦敦的大火，而之后的迅速恶化则很可能与他宗教信仰的改变有关。格朗特最初是一名清教徒，后来成为反“三位一体”主义的拥护者，而最终却变成了罗马天主教的狂热信徒，宗教信仰的改变甚至给他引来了牢狱之灾。正当人们将要对他进行审判的时候，1674 年 4 月 18 日，约翰·格朗特因黄疸去世，并被默默地安葬于圣邓斯坦教区。

你知道数据统计这样一门看似简单的学科的诞生其实只比牛顿定律的发现早了 4 年吗？你知道为什么现代流行病学研究中总是要分别计算男性与女性的统计量吗？你知道第一张寿命表是怎么来的吗？现在，不妨让我们在约翰·格朗特的《关于死亡周报表的自然和政治观察》中找寻这些问题的答案。

首先，让我们先来进一步了解一下《自然和政治观察》一书中所涉及的素材——死亡周报表的基本情况。在1592—1594年期间，已经出现了类似于死亡周报表的数据统计资料，然而这一时期的资料并不完整，也没有成为一项政府的常规工作一直持续下去。直至1603年，政府对死亡数据的监测制度才逐步完善，并于同年12月29日发布了第1版死亡周报表，这也是《自然和政治观察》一书中的起始周报表。从死亡周报表出现的年份我们也能够推测出它与瘟疫之间千丝万缕的联系，因为1592年和1603年是连续的两个伦敦大瘟疫年[1]。除了每周四出版一次外，在每一年圣诞节的前一个星期四都会出版本年度所有死亡周报表的合集本，方便民众购买。

周报表的数据以教区为单位由教区干事向市政府报告，并由市政府教区管理部门进行汇总分析。在这一时期，各地方还没有形成出生、死亡登记制度，而主要是以洗礼、丧葬等宗教形式间接代表生死，因此死亡周报表与教会的活动密不可分。伦敦的教区被划分为三大组：位于伦敦城墙内的教区；位于伦敦城墙外、伦敦自治区范围内的教区（有些教区部分位于伦敦自治区内，部分位于米德尔塞克斯[2]和萨里[3]），以及这一范围内的隔离医院；伦敦自治区范围外的教区（全部位于米德尔萨克斯和萨里）。1603—1624年的死亡周报表中包括122个教区：城墙内教区97个，城墙外、自治区内教区16个，自治区外教区9个。这段时间的死亡周报表比较简略，报告内容只包括：各组教区的总丧葬数，各组教区总的死于瘟疫的人数，所有教区总洗礼数，出现瘟疫病人的教区总数，以及未出现瘟疫病人的教区总数。1625年，又是伦敦的一个大瘟疫年，这一年的死亡周报表内容在之前的基础上有了进一步的扩充，每个教区的丧葬人数及死于瘟疫的人数都被单独列出。1626年，威斯敏斯特市[4]的总丧葬数、死于瘟疫的总人数及总洗礼数也被加入周报表中。

[1] 伦敦大瘟疫年：16、17世纪的两百年内，伦敦城内共发生了11次大瘟疫，时间分别为1500年、1525年、1543年、1563年、1569年、1574年、1592年、1603年、1625年、1635年、1665年。

[2] 米德尔塞克斯（Middlesex）：英格兰东南部旧郡，地处东撒克逊和西撒克逊之间。

[3] 萨里（Surrey）：英格兰东南的郡。

[4] 威斯敏斯特市：位于伦敦市的西边、泰晤士河北岸，现今为伦敦两个被称为“市”的管理区之一。

1629年的死亡周报表又有了两点新的变化。第一，从这一年开始分死因报告死亡人数，此时的死因种类已经达到了63种，例如放血、被疯狗咬伤、溺水、痛风、发热等。死亡原因由各地的检查官通过对尸体的观察和对家属及医生的询问而确定，并上报给教区干事。第二，从这一年开始分性别报告伦敦的总丧葬数和总洗礼数。1636年，新增了8个教区，其中威斯敏斯特市管辖内的5个教区于1660年成为新的一个大组，至此死亡周报表中的所有教区被分为四组。

一直以来，人们都在猜测是什么原因激发了约翰·格朗特对死亡周报表进行研究，有人推测格朗特是在威廉·配第的启发下才开始了观察，有人则认为他分析数据的主要目的是为了了解能够参加战争的男性人口总数。然而在进行各种猜测的同时，我们不应该忽视两点事实：首先，约翰·格朗特是一位土生土长的伦敦人，也许在他还在练习走路的时候，就已经能够从父亲的餐桌上抢到新一期的死亡周报表了；其次，格朗特是一位成功的商人，天生有着对数字的敏感，难以想象看惯了账本的他在看到一串串出生和死亡数字时不会去花几分钟琢磨一下。也许正是在这一次又一次无意之间的琢磨中，格朗特终于发现这些数据的作用绝不仅仅是作为茶余饭后的谈资以供人消遣，或是作为瘟疫的风向标以指导上层阶级的人们该在什么时候逃出伦敦："我想，我们城市的智者们制定的这一值得赞赏的收集、分类报表制度，肯定具有更大的用途。"

格朗特通过对死亡周报表的观察共得到106条结论，这些讨论涉及的内容庞杂，有关于死因的，有关于妇女儿童的，有关于城乡差异的，甚至有关于城市建设和国家政治的。下面就让我们详细了解一下格朗特是怎么从有限的丧葬、洗礼人数中提取出这许多信息的。

死因研究

死因研究是《自然和政治观察》中最重要的研究，也是对流行病学影响最深远的研究。但在进行研究前，首先要解决一个问题：为什么要统计每年各地区的丧葬人数呢？格朗特认为，首先，对于政府来讲，这项工作具有重要的政治意义，通过将总丧葬数与总洗礼数进行对比，大到伦敦市政厅，小到各教区管理部门，都可以对所属辖区内的总人口进行估算，并对区内人口数量的变化趋势进行推测。通过将本辖区的数据与其他辖区进行比较，就可以知道本辖区是否存在人口过多或过少、人口增长过快或过慢等一系列城市发展问题，从而有利于政府部门进行决策。其次，对于个人来讲，将丧葬数按不同的死因分类进行统计，人们就能够知道他们死于某种疾病的风险有多大。在《自然和政治观察》中，格朗特在论及死亡时第一次应用了“风险”（hazard）一词，这在当时是一种突破性的认识，因为欧洲人长期以来笃信宗教，大多数人认为死亡是一种不可避免的宿命，一个人在什么时候、以什么方式死去早已被上天决定，欧洲很多关于死神的故事也反映了这样一种认识。然而，格朗特对死亡的描述却打破了这一传统观念，他认为，死亡的出现是存在一定的“概率”的，正如自然界中的其他事物一样，死亡也具有数理规律[11]。再次，对于人群来讲，通过了解某一地区的总丧葬人数和病因别丧葬人数，我们可以判断此地区的健康状况，并推断这一地区的地理、空气、水土条件是否有利于居民健康。同时，通过了解每一年、每个季节的总丧葬人数和病因别丧葬人数，人们还可以对瘟疫进行监测，并探究季节与疾病的关系。在格朗特的著作中，已经出现了比托马斯·西德纳姆更为明确的疾病三间分布的思想。

格朗特将疾病分为急性病和慢性病，他对伦敦20年[1]的死亡报告进行统计后发现，20年内总丧葬人数为229 250人，其中死于各类急性病（不包括瘟疫）的人数为50 000人，约占总死亡人数的2/9，死于各类慢性病的人数为70 000人，约占总死亡人数的3/9。格朗特认为这两类疾病的致病机制是不一样的。急性病包括各种病程较短的疾病，以传染病为主，这些疾病是空气中的某些致病物质所导致的，腐败的空气会导致大范围内的疾病流行，然而这种影响并不长久，随着致病空气消散，流行便会停止。慢性病的病程较长，多为非传染性疾病。慢性病的发生与某一地区的水土、地理等因素有关，具有明显的地方特色，因此能够更好地体现一个特定地区的健康状况。同时，格朗特还对一些特殊的死因进行了仔细观察和有趣的推断。比如，他发现在229 250人中，只有86人死于谋杀，因此推断伦敦的治安是非常好的，根本不需要夏洛

[1] 20年为1629—1636年和1647—1658年。

克·福尔摩斯[1]这种侦探来推理破案。死于法国花柳病（梅毒）的有392人，而根据格朗特在日常生活中的观察，他认为这个数字明显被低估了。询问了部分教区的死因检查官和登记员后，他发现，原来花柳病在当时是一种非常不体面的疾病，很多家属通过贿赂死因检查官而将死者的死因改为"溃疡"或者"消耗病"——这些症状在梅毒病人身上很常见，只有那些有着最不干净的妓院的教区才会把出现明显马鞍鼻症状[2]的死者的死因登记为法国花柳病。从格朗特的这段分析中可以看出，他已经在应用死因构成比这一思想了。

从死亡周报表的统计数据中，我们也能够相对准确地了解大瘟疫的严重程度。当时，瘟疫是造成死亡人数最多的单一病种，其危害之大通过以下一系列数字便可略知一斑（表4-1和图4-1）。

表4-1 1592、1593、1603、1625和1636年丧葬、洗礼人数及死于瘟疫人数

年份	丧葬人数（人）	死于瘟疫人数（人）	死于瘟疫人数与丧葬人数之比	洗礼人数（人）	洗礼丧葬人数比
1592年	26 490	11 503	2/5	4 277	1/6
1593年	17 844	10 662	3/5	4 021	1/4
1603年	38 244	30 561	4/5	4 784	1/8
1625年	54 265	35 417	7/10	6 983	1/8
1636年	23 359	10 460	2/5	9 522	2/5

注：表中所有数字都来自原文。

"死于瘟疫人数与丧葬人数之比"即为上述提及的死因构成比思想在研究瘟疫时的应用，1603年的这一比例是几个瘟疫年中最大的，因此格朗特认为这一年是最严重的瘟疫年。"洗礼丧葬人数比"则颇具有死亡率[3]的意味。在《自然和政治观察》中，格朗特提出了两个假设：首先，每一年的洗礼人数与这一年总出生人口数的比值是一个常数，设为m，因此有公式"总出生人口数＝洗礼人数/m"；第二，每一年的总出生人口数与这一年的人口总数的比值是一个常数，设为n，因此有公

[1] 夏洛克·福尔摩斯：19世纪末英国侦探小说家阿瑟·柯南·道尔塑造的侦探人物，在原著中并没有提及这个名字，是编书者后加的。

[2] 马鞍鼻：晚期梅毒和胎传梅毒（先天梅毒）中的常见症状。

[3] 死亡率：在一定期间内、一定人群中，死于某病（或死于所有原因）的频率。

式“人口总数 = 总出生人口数 /n”。推导两个公式，能够得到公式“人口总数 = 洗礼人数 / （$m\times n$）”，即人口总数与洗礼人数成正比，且不同年份中比值一定。因此，可以得到如下公式：

$$洗礼丧葬人数比=（人口总数\times mn）\div 丧葬人数=\frac{1}{死亡率}\times mn$$

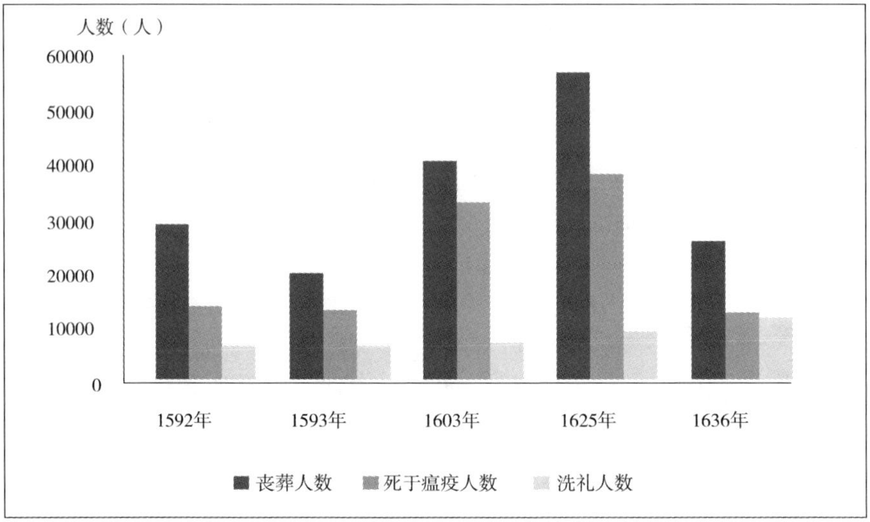

图 4-1 1592、1593、1603、1625 和 1636 年丧葬、洗礼人数及死于瘟疫人数

由此可见，洗礼丧葬人数比与死亡率成反比，1603 年和 1625 年为死亡率最高的两个瘟疫年。然而这里却出现了一个矛盾：“死于瘟疫人数与丧葬人数之比”这一指标显示 1603 年是几年中最严重的瘟疫年，但是“洗礼丧葬人数比”这一指标却告诉我们 1625 年和 1603 年一样严重，这又是为什么呢？顺着这个思路，格朗特对数据进行了进一步的挖掘，他推测出现不一致的结论是由于死因登记中的错误所导致的。1625 年总共有 18 848 人死于瘟疫以外的其他疾病，而相邻的 1624 年和 1626 年这一数字不过 7000 ～ 8000 人，如果假设 1625 年死于其他疾病的人数与相邻两年的人数相仿，那么这一年里应该有大概 11 000 位死于瘟疫的人被错归为死于其他病因。加上这部分人，1625 年死于瘟疫的人数升至 46417 人，接近总丧葬人数的 4/5，与 1603 年持平。因此可以判断，1603 年和 1625 年都是最严重的和死亡率最高的瘟疫年。当然，也许每位读者都能够从上述推导中找出不少漏洞，但是我们不能因此而轻视格朗特在这段推导中所显示出的智慧。受数据的局限，他不可能得到像现代对流行病的监控中得到的那样准确的结果，但是通过对手头现有数据的分析和一定的合理推测，格朗特尽可能地拉近了他的结果与准确值之间的距离，并且通过对结果的分析得到了有用的结论，体现了统计学的思想精髓。

年龄别死亡构成比与寿命表

通过对死亡周报表中年龄别死亡构成比的观察，格朗特发现人群中儿童的死亡率非常高。根据死亡周报表记载，伦敦 20 年内总丧葬人数为 229 250 人。其中死于鹅口疮、惊厥、佝偻病、齿病、寄生虫、早产、夭折、肝大、覆闷[1]等原因的共有 71 124 人，这些绝大部分是 5 岁及以下的儿童。死于天花、猪痘、麻疹、非惊厥性寄生虫感染的共有 12 210 人，其中大约有一半为 6 岁以下儿童。如果将死于瘟疫的 16 000 人从总丧葬人数中刨去的话，就会发现死亡人群里有 36% 为 6 岁以下儿童。而伦敦的儿童死亡率在当时来讲还是相对偏低的，之后爱德华·马利特在 1837 年出版的《对日内瓦人群的历史和统计研究》一书中指出，1601—1700 年间，日内瓦的死亡人群里儿童所占的比例高达 42.6%。

在所有死因中，有一个死因叫年迈，根据进一步的调查格朗特发现，所有在 70 岁以上去世的人大多会被归为死于年迈，而很少被归为其他疾病。20 年中，有 15 757 人死于年迈，约占总丧葬人数的 7%，说明至少有 7% 的人活过了 70 岁。综合一些其他的信息，格朗特推测，对 100 个新生儿进行观察，他们在不同年龄段死亡的人数大致为：

100 个人中在第一个 6 年中死去的人数	36
下个 10 年中死去的人数	24
第二个 10 年中死去的人数	15
第三个 10 年中死去的人数	9
第四个 10 年中死去的人数	6

[1] 覆闷：（尤指睡觉时）婴儿被成人压在身下窒息而死。

下一个10年中死去的人数	4
下一个10年中死去的人数	3
下一个10年中死去的人数	2
下一个10年中死去的人数	1
至此100个人全部死亡	

6年末仍存活的人数	64
16年末仍存活的人数	40
26年末仍存活的人数	25
36年末仍存活的人数	16
46年末仍存活的人数	10
56年末仍存活的人数	6
66年末仍存活的人数	3
76年末仍存活的人数	1
86年末仍存活的人数	0

将上述数据进行整理，我们可以得到表4-2。

表4-2 格朗特制作的寿命表

年龄（岁）	死亡人数（人）	尚存人数（人）
0～6	36	100
7～16	24	64
17～26	15	40
27～36	9	25
37～46	6	16
47～56	4	10
57～66	3	6
67～76	2	3
77～86	1	1

约翰·格朗特在《自然和政治观察》中编制了第一个寿命表。当他将著作呈献给英国皇家学会的时候，格朗特本人表示自己的发现“依赖于我经营店铺的算数学”，由于当时英国的商人在进行贸易往来时普遍应用复式记账法，这句话很可能暗示他在编制寿命表时将复式记账的思想移植到了对人口的推断中。复式记账法的账户分为借贷两方，左方的“借方”记录资产的增加额与前一期的账面余额，右方的“贷方”记录资产的减少额。本期的余额则可以表示为“期末余额 = 期初余额 + 本期借方增加额 - 本期贷方减少额”。格朗特创制的寿命表与这种复式记账法有着异曲同工之妙。“借方”代表新增人数，“贷方”代表死亡人数，尚存人数则相当于“余额”，由于寿命表中的 100 人是封闭人群，因此各年龄段的新增人数为 0。显然，格朗特创造性地在寿命表中利用记账的手法算了一笔人口账。在格朗特之后，很多人根据其他城市的死亡数据编制了这些城市的寿命表，并对格朗特的寿命表进行了不断的加工修改。时至今日，寿命表已经成为一个通过计算某地区人群预期寿命以评估本地区健康状况的标准方法，在人口统计学及流行病学方面都得到了广泛的应用。

比较研究的思想

格朗特的工作的另一个亮点就是他的比较思想。在研究丧葬数字时，他首先对不同性别的人群进行了比较研究。他发现 1628—1662 年男性死亡总人数为 209 436 人，而女性死亡总人数则为 190 474 人。但是，由于伦敦是一座以商业贸易为主的城市，在这里工作的男性总数比女性多，因此这种死亡的性别差异很可能是由于男女人数不可比所导致的。然而，在研究洗礼数字时，格朗特又一次发现，接受洗礼的男孩共有 139 782 人，而女孩则仅有 130 866 人，而且农村的报告数据也显示了类似的结果。于是，格朗特得出了结论，英国的男女比例应为 14 ∶ 13。

同时，格朗特还对英国的城市及农村进行了比较研究。以伦敦作为城市的代表，以汉普郡[1]罗姆西镇的一个教区作为农村的代表，格朗特发现城市的洗礼数少于丧葬数，农村的洗礼数多于丧葬数。而且农村的

[1] 汉普郡：英格兰东南部的郡。

剩余劳动力往往会流入伦敦，以补充当地人口负增长和大瘟疫导致的人数缺口。为什么会出现这种现象呢？格朗特认为，这是伦敦不健康的大环境使市内育龄期人群的生育率下降、全人群的死亡率上升所导致的。总体而言，农村的气候环境要比伦敦更加清新怡人，鼠疫的暴发也相对少见。伦敦环境恶化的原因主要有两个：首先，伦敦的人口密度很大，很多底层市民每日的劳动强度高，居住环境非常恶劣，这些都不利于他们的健康。其次，伦敦每年海运煤的燃烧量越来越多，大量的煤烟污染了整个城市，很多初来伦敦的人根本闻不惯空气中那种刺鼻的味道。看来，将近 300 年前的伦敦就已经存在北京现在面临的城市污染问题了。除此之外，格朗特还发现由于农村的人口比伦敦少，这些地区不同年份（除去瘟疫暴发的年份）的丧葬、洗礼人数波动要比伦敦大得多，一些年份的丧葬人数甚至能够达到另一些年份的 4 倍，而同期内伦敦丧葬人数的波动则不超过 2 倍。

格朗特在《自然和政治观察》中记载的这些数据也许并不夺人眼球，但是，上述数据所承载的将不同性别进行比较、将城市与农村进行比较的思想却对后世有着深远的影响。

当然，约翰·格朗特并不认为《自然和政治观察》中所得到的结果都是无懈可击的，他也意识到自己对数据的统计和推断仍存在很多不准确的地方。由于受到死亡周报表中数据本身的局限，格朗特不得不更多地在现有数据的基础上进行修改和“较为”合理的推断。从格朗特自己的陈述中，我们可以看出他已经在注意数据的准确性问题了。他曾经亲自跑到伦敦各教区询问死亡周报表的收集过程，并且仔细探访了死因检查官的工作情况；他曾测量过 100 平方码[1]内能够建造多少栋房子，可供多少人居住，以推测伦敦的总人口数；他甚至曾进行过小规模的调查，以纠正从死亡周报表中得出的统计结果。通过一系列调查，格朗特对数据的真实性、存在的问题以及问题的严重程度有了感性的了解。然而，他并没能够克服数据的所有缺陷，在他的研究中仍存在诸多不足。

最明显的一点就是有关死因分类的准确性问题。从死因记录方面而言，死亡周报表的死因记录由每个教区的死因检查官完成。如果死者生

[1] 平方码（yard square）：英制的面积单位，定义为“边长为 1 码的正方形的面积”，1 平方码约为 0.84 平方米。

前请过医生，检查官会按照医生的诊断记录死因，而如果没有，他们则会根据家属对死者生前最显著症状的描述自行判断死因。这些检查官并不是医生，因此他们对死因的判断是值得怀疑的。格朗特注意到了这一点，而且在对梅毒的死亡人数进行调查的过程中发现确实有记录不准确的情况存在。从医学方面来讲，当时的医学并不发达，人们对很多疾病仍只知皮毛，除了瘟疫、疟疾、痛风等具有特殊症状的疾病能够被比较准确地识别外，其他很多疾病几乎都是根据症状被模糊地划分。比如，"水肿"在当时是一个死亡人数较多的死因，然而接受过现代医学教育的人都知道，水肿只不过是一个症状，导致水肿的心力衰竭或急性肾小球肾炎等疾病才是病因（死因）。我们甚至不能确定当时死于"水肿"的病人是否出现的都是水肿，考虑到当时医学的教育水平，很可能有的医生会把腹水症状错当为水肿症状，而将死者的死因上报为"水肿"。当然，医学的局限是格朗特克服不了的，但是在《自然和政治观察》中我们仍能看到他为了逾越这道障碍所做的各种努力。"肝长"是当时欧洲民间医学中的一个儿科疾病，医生认为这个疾病是由于肝病态生长并与周围的身体组织粘连到一起而导致的。1634 年，死亡周报表所报告的死因中出现了一个新的疾病"佝偻病"。"佝偻病"到底是一个新出现的疾病，还是仅为一个旧疾病换了新名字呢？为了解决这个问题，格朗特查阅了 1634 年以前死亡周报表上的所有死因，他发现"肝长"和"佝偻病"的症状很相似。如果这两种病实质上是同一种病，那么各年中死于这两种病的人数之和应该相对稳定。在"佝偻病"还没有出现之前，死于"肝长"的人数比较稳定，1629 年共 94 人，1633 年共 82 人。然而，"佝偻病"出现之后，死于两种疾病的总人数开始激增：1636 年共 149 人，1660 年增至 536 人。因此，格朗特推断"佝偻病"是一种新的疾病。格朗特试图通过数字来解决医学问题的思维是新颖的，但是这也暴露出了他在对死亡周报表进行观察时的一个严重不足，即医学知识的缺失。与威廉·配第不同，没有医学教育背景是格朗特的一个短板，也给他的研究带来了一些困难。不过谁又知道是否正是由于没有接受过学院式的训练，约翰·格朗特才能够创作出《自然和政治观察》一书呢？

其次，格朗特认识到丧葬和洗礼并不能很好地代表死亡和出生。丧葬和洗礼带有明显的宗教色彩，用世俗的事件来代替生死这类自然事件可以简化统计数字的过程，但也存在着一定的弊端。格朗特发现，洗礼登记工作进行得显然不如丧葬登记工作，因为只有一部分笃信宗教的人认为有必要为孩子举行洗礼仪式。而在丧葬登记中也同样存在着漏报现象，比如父母很少会为流产儿或死胎进行正式的丧葬仪式。直到1836年，英国议会才正式以立法的形式成立了登记总处，以统一对出生、死亡和结婚进行登记。至今香港仍旧存在生死登记总处这一机构。

最后，格朗特对伦敦人口总数进行了并不十分科学的推测。据他观察，每位育龄期女性平均两年生育一胎，伦敦每年的洗礼总数共为12 000人，则市内16～40岁的女性总数应为24 000人。16～76岁的女性人数大约是育龄期女性的两倍，因此伦敦共有16岁以上的女性48 000人。这些女性可以组成48 000个家庭，如果每一个家庭中平均有8个人，即男主人、女主人、3个孩子、3个佣人或住客，那么伦敦总共应有384 000人。这样的推断过于理想化，因此肯定不是准确的数字，但是格朗特已经意识到有必要对某个地区的总人口数进行统计，他认为对人口和土地进行精确的测量才能够使一个国家走向富强。

当然，我们也不应该用现代的标准来衡量17世纪先哲们的工作，毕竟在他们的时代人类的知识版图仍十分有限。约翰·格朗特在《关于死亡周报表的自然和政治观察》中进行的开创性的工作是统计学的开端，具有重要的学术价值。同时，格朗特也是第一位将数学思维引入医学的人，他在书中提及的很多研究内容属于流行病学的范畴，他的研究方法为将来流行病学的诞生奠定了数理基础。最可贵的是，格朗特并不是单纯为了分析数据而分析数据，他很重视对数据的解释，甚至尝试着用统计结论影响政策的制定。比如，格朗特观察到在伦敦死于饥饿的人非常少，说明国家并不缺少粮食，因此他建议政府应该划拨出一部分税款以为伦敦街头的流浪汉提供基本的食宿保障，使他们免受乞讨的屈辱，也使市民从施善的义务中解脱。在格朗特之后，威廉·配第继续将他的工作发扬光大，他们二人一起催生出了生命统计这门新兴的学科。

4.4 威廉·配第和他的《政治算术》

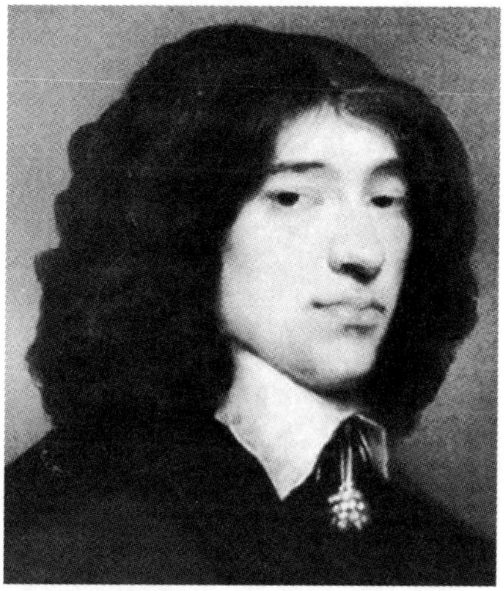

威廉·配第

与约翰·格朗特一样，威廉·配第也出身寒微，他的父亲安东尼·配第是汉普郡罗姆西镇的一名普通的裁缝兼洗染工。威廉·配第出生于1623年5月26日，童年时的他聪慧机敏，好奇心强，对任何事物都兴趣盎然。他经常混迹于木匠、铁匠、工匠之中，并在12岁时就已经能够从事这些行业了。13岁时，家乡对于威廉·配第来说已经太小了，这位胸怀壮志的青年成为一艘沿海船上的客舱服务员，从此踏上了他辉煌灿烂的人生之旅。

然而现实并不像配第想象的那样一帆风顺，配第和船上的其他船员相处不佳，在摔断了一条腿后，他被抛弃在离法国卡昂市很近的海岸上。无奈之下，配第住进了一家小旅馆，并用拉丁文将他在海上的遭遇讲给周围的人听。就这样，神奇的英国小子的海上奇遇记似乎在一夜之间就传遍了整个卡昂市，有一名法国军官甚至召唤配第到自己家中讲述英国的海军战术。凭借自己的三寸不烂之舌，配第逐渐改善了自己的经济状况，在法国有了立足之地。在意识到航海并不适合他后，配第进入了当时卡昂最好的学校耶稣会大学学习。在大学中他接受了良好的文学和科学教育，此时的他能够熟练地应用拉丁文、希腊文和法文，并且获得了很多地理学、天文学、航海和算术的知识。离开卡昂后，丰富的学识帮助配第顺利加入了英国皇家海军，然而当英国内战爆发后，不愿被卷入军事战争的他于1643年从英国逃往了欧洲大陆。在3年的流亡生活中，配第并没有浪费时间，他先后进入乌特勒支[1]、莱顿[2]、阿姆斯特丹[3]等城市的大学进行学习，并在法国巴黎的解剖学校学习医学。在巴黎，配第还结识了托马斯·霍布斯[4]，并成为他的助手。

1646 年，配第回到了英国老家罗姆西镇，这时的他虽然已身无分文，但却拥有了无价的思想财富。此时父亲和哥哥都已去世，几乎没有留下任何遗产，配第义无反顾地扛起了振兴家业的重任。1647 年，在维持他父亲的生意的过程中，配第发明了一台复写机，并申请了专利。然而，他始终不能满足于仅仅成为一名商人，1648 年，在朋友约翰·格朗特和牛津驻地部队指挥官凯尔西上校的帮助下，配第被推选为牛津大学布拉森诺斯学院的教员，教授科学与化学，并同时成为牛津大学解剖系克莱顿教授的副手[12]。次年，配第成为医学博士，而 1650 年的一件轶事则真正令他的名字享誉全国。

1650 年，一位名叫安·格林的女子因为涉嫌杀死自己的私生子而被依法判处绞刑。然而，绞刑进行得并不顺利，安怎么也无法被绞死，朋友们为了帮助她尽快解除痛苦离开人世，甚至抓住她的双脚使劲儿向下拽。经过漫长的好似永远也结束不了的行刑过程，警长终于确定安·格林已经死亡。安的尸体被从绞架上抬了下来，并安放于棺材中抬到了医学院的解剖室里。然而，当清洁员打开棺材盖时，他惊恐地发现，棺材里面的人仍有呼吸，而且在不停地“咯咯作响”！看到这一幕的人简直被吓坏了，他一下子跳到了“尸体”上，并且使出吃奶的力气在安的胸部和胃部跺了好几脚。然而，正在这时，配第教授和威尔金斯教授走了进来，他们仔细地检查了“尸体”，确定她仍存在生命迹象，于是决定试着将这个可怜的姑娘救活。他们掰开她的嘴，给她灌下了兴奋药和糖浆水，并进行了保暖和放血治疗。两个小时之后，安奇迹般地能够讲话了。据说，安·格林后来活了下来，并且结婚生子，过上了正常人的生活。而威廉·配第这位把“死人”救活的医生一时之间名声大噪，受到了无数人的追捧。这件离奇的事件发生后不久，配第被选举为布拉森诺斯学院的副院长，并接替克莱顿教授成为解剖学系的主任。

[1] 乌特勒支：荷兰中部城市，乌特勒支省的省会，现为荷兰第四大城市。

[2] 莱顿：荷兰西部城市。

[3] 阿姆斯特丹：现荷兰首都，位于艾瑟尔湖西南岸。

[4] 托马斯·霍布斯（1588—1679 年）、英国政治家、哲学家。

同时，他在约翰·格朗特的帮助下还被聘为格雷沙姆学院的音乐教授。1651 年，配第离开了牛津，并于同年年底成为驻爱尔兰军队的军医。

1641 年，由于不满英格兰对爱尔兰的殖民统治，爱尔兰人民在氏族领袖 R·奥莫尔的领导下举行起义[1]。1649 年英国内战结束后，英国议会军在克伦威尔[2]将军的领导下远征爱尔兰。1652 年，议会军占领爱尔兰全境，同年 8 月 12 日英格兰通过法案开始施行土地计划，没收爱尔兰的国王和教会的土地，并将其分配给英格兰的商人、军官和士兵，以抵偿政府在战争期间拖欠的债款和军饷。此时身在爱尔兰的配第却发现，政府对爱尔兰土地的调查工作效率极低且错误百出，导致根本无法将土地分配给等待已久的士兵们。为了避免士兵们由于不满而造反，1654 年 12 月，英政府聘请配第为议会执事，委托他全权负责对爱尔兰土地的调查测量工作。这一艰巨的任务真正显示了配第的才干，在短短的几年时间里，他不仅准确地测量了爱尔兰各省土地的面积、肥沃程度，还绘制了 36 幅详细的地图，这份地图的彩色副本一直被珍藏于大英博物馆中。正是在这一时期，配第开始对国家的数据收集产生了浓厚的兴趣，并且对如何评估一个国家的国力进行了深入的思考。同时，他也在爱尔兰凯里郡为自己购置了 50 000 英亩土地，开始建造自己的商业王国[13]。

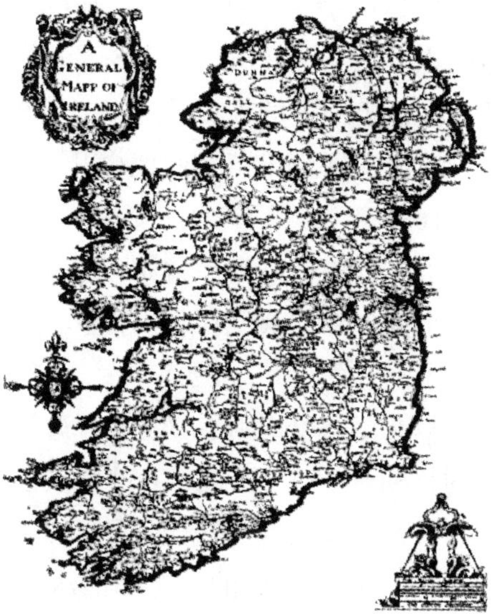

威廉·配第绘制的爱尔兰地图

英王复辟期间，配第回到了英国，查理二世非常赏识他的才干，于 1661 年 11 月 4 日授予他爵士称号。他还是英国皇家学会的元老会员之

---

[1] 这是爱尔兰第一次大规模起义。

[2] 克伦威尔（Oliver Cornwell,1599—1658 年）：英国资产阶级革命家、政治家、军事家、宗教领袖。

一，之后又成为学会的理事会成员。1663 年，配第发明了第一艘双底船，他亲手制作的船只模型被珍藏于皇家学会的博物馆内。之后的岁月里，配第似乎一心扑在了自己在爱尔兰拥有的土地上。1670 年，他向他的土地上移民了 42 户英格兰人，并开始进行畜牧养殖、渔业等农业劳作。他土地上的人口数逐渐发展到了 180 人，最初为迁居者建立的住宅群渐渐发展为小镇，而他也开始尝试发展炼铁、采石、木材等工业劳作。1687 年 12 月 16 日，威廉·配第于伦敦结束了他丰富多彩的一生，最终被安葬于他的家乡拉姆西镇中。配第无疑是一位非常成功的人，因为一个人如果能够经历他所经历过的一半的话，这个人就能够算作是幸运的了。

早在配第 24 岁时，他就写过一本有关商业史的著作。通过对爱尔兰的长期观察，配第于 1662 年发表了《赋税论》，并于 1682 年发表了《货币略论》，这些著作使配第赢得了古典自由经济学奠基人的声誉。配第在 1681 年出版的《对都柏林[1]死亡周报表的观察》与约翰·格朗特的《关于死亡周报表的自然和政治观察》交相呼应，并在开篇中评论了格朗特的先驱作用。而配第的《政治算术》则是他一生中最重要的著作。威廉·配第的作品繁多、内容广泛，所讨论的问题涉及的学科颇多，在下面的篇幅中，我们主要针对配第有关统计学和政治算术的论著加以介绍。

对格朗特的继承与发展

在《对都柏林死亡周报表的观察》中（简称《都柏林观察》），配第对死亡周报表的研究手段与格朗特的研究十分相似，文章开篇便指出了二人研究之间的关系："对伦敦死亡周报表的观察给世界带来了新的曙光，而对都柏林死亡周报表的观察则好似一把烛芯剪，将这支蜡烛剪得更加明亮。"都柏林的死亡周报表登记制度是从 1658 年开始下令执行的，比伦敦晚了将近半个世纪。当配第在格朗特的著作出版之后第一次来到爱尔兰时，他就已经开始注意爱尔兰的死亡周报表了。期间，他应格朗特之求将部分爱尔兰的死亡周报表寄给了格朗特，而他自己的《对都柏林死亡周报表的观察》则是在格朗特去世后才发表的。

[1] 都柏林：现爱尔兰共和国的首都。

《都柏林观察》的素材包括1668年、1672年、1674年、1678年、1679年和1680年的6份伦敦死亡周报表，1666—1680年的15份都柏林死亡周报表，以及都柏林各个教区的家庭登记和灶台登记信息。为什么要登记灶台呢？原来，自1662年起，英王查理二世开始在全国范围内征收“灶税”，根据土地调查清册，每户房子里的每一个炉灶都要缴纳两先令的税钱。为了准确地征收灶税，税务人员需要进入每户人家的家中亲自清点灶台的数量。由于每个家庭的炉灶数量不一定相等，因此灶台数并不能严格地代表家庭总数和人口总数，但往往可以根据灶台数的多少来比较各个教区的相对大小。

将6份伦敦死亡周报表和都柏林相同年份的死亡周报表相比较，配第发现6年中伦敦每年的平均丧葬人数为20 028人，而都柏林的平均丧葬人数仅为1644人，约为伦敦的1/12。假设两座城市的死亡率相似，那么可以推知都柏林的人口总数为伦敦的1/12。但是配第同时指出，由于人群的死亡受到疾病的影响较大，不同年份的死亡数据波动较大，因此根据丧葬人数来推算总人口是不准确的。用出生人数[1]来推测人口数量的涨落则相对准确得多。同时，也可以根据出生人数和丧葬人数的比值来判断某一年人群是否健康。配第的思路是这样的：通过对许多年份数据的统计发现，正常年份的出生人数与丧葬人数的比值应恒定为5/8。如果某一年的这一比值接近5/8，那么这一年就是标准年。如果比值小于5/8，这一年为病态年，反之则为健康年[14]。格朗特在《自然和政治观察》中也曾对类似的问题进行过思考，不过他把病态年定义为：丧葬人数比之前一年和之后一年的丧葬人数都多，且死于瘟疫的人数不超过200人的年份（200人以上被称为瘟疫年）。格朗特和配第各自对如何判断某年的健康情况的思考都有可取之处。

与格朗特不同，配第并没有进一步对都柏林的死因别死亡率进行推算，因为他认识到，如果没有总人口的准确统计数字，所有根据出生人数和丧葬人数所进行的对各种比率的艰难推断都是可笑的和不准确的。因此，配第极力建议对都柏林的人口进行普查，并且登记每个人的年龄、性别、婚姻状况、头衔、职业以及宗教信仰，以使人们不用通过任

[1] 在《都柏林观察》中应用的是“出生”一词，“洗礼”一词从没有出现过。但是死亡周报表中的出生数应该还是洗礼的统计数据。

何的代数运算就可以获得真实的总人口数及各种其他信息。为了确认这个工作是可行的，配第还算了一笔经济账：假设 1 个人在 1 小时之内可以调查 8 户人家，如果都柏林大约有 4000 户人家的话，那么 10 个人只要在 1 周之内就可以完成这项任务，而政府只需要付给这些人 5 英镑的工资就可以了。之后，配第向英王建议成立皇家统计室，这个想法也得到了英王本人的支持。

配第认为死亡周报表不仅仅是一组数字，更是政府用以更好地治理辖区的一个管理工具，具有重要的实际意义[15]。针对都柏林死亡周报表中的不足，配第提出了很多改进意见。首先，报表中应该记录出生者的性别，以及丧葬者的性别、年龄、死因及宗教信仰，并将丧葬者按 2 岁、6 岁、16 岁、60 岁、70 岁这几个年龄段进行划分，分别计算各年龄段的丧葬总人数。之前的死亡周报表对于以上这些内容的记录都过于笼统、模糊，不利于人们了解都柏林每年的人口健康状况。其次，之前的死因分类太过详细，很容易导致死因错分，因此配第对死因进行了合并归类，将症状相似、容易被混淆的死因干脆归为了同一类，以确保没有医学知识的死因检查官能够仅凭他们的常识便可以对死因进行准确的分类。比如，他将“消耗病”和“法国花柳病”（梅毒）归为一个死因“消耗病，法国花柳病”，就避免了格朗特在调查梅毒的死亡率时碰到的难题。同样，他也把“水肿”和“鼓胀”归在了一起，把“佝偻病”和“肝长”归在了一起。而一些奇怪的死亡人数较少的死因则干脆被一股脑地归入“其他死因”中。通过上述方法，配第将伦敦死亡周报表中的 63 个死因缩减为 24 个。虽然这一改动降低了死因分类的精细度，但是在当时的医学水平下，这未尝不是一个增加分类准确度的方法。配第甚至建议，每季度的死亡周报表只将死因分为传染病、急性病、慢性病三大类就足够了。

城市之间的比较

无疑，将其他城市与伦敦进行比较是配第最喜欢的工作之一。在他看来，欧洲诸多国家中实力能够和英国抗衡的只有法国和荷兰，结合自己在法国、荷兰旅居时的经历，他曾在《政治算术》一书中对这三个国家的实力进行了仔细的计算和比较。从配第的叙述中，我们也能够体会出他作为一名英国人的骄傲："在巴黎的 24 000 栋临街房屋中有 81 280 个厨房[1]，可见巴黎的生活要比伦敦肮脏和不舒适……（巴黎的）人民更加贫穷，拥有更少的仆人和马车……泰晤士河比塞纳河更加怡人，更加适于航行，水质更好、更有益健康……"通过对巴黎、鲁昂、罗马、君士坦丁堡、阿姆斯特丹等城市的一系列数据的推算，配第确信伦敦的人口比其他所有城市的人口都多。他也不失时机地表示，伦敦之所以成为世界第一大繁荣城市，主要是由于英王仁慈英明的领导。令人惊讶的是，在配第的文章中，他甚至提到了中国的城市北京[2]，不过他并没有获得有关北京人口的数据资料，不然伦敦就很有可能只好屈居第二了（表 4-3）[16]。

表4-3　威廉·配第文章中关于各个城市人口总数的推断

国家	城市	人口推测的方法	推测总人口数
英国	伦敦	市内共有 115 840[3] 个家庭，每个家庭中有 6 个人，共 695 040 人；平均每年丧葬人数为 23 212 人，死亡率为 1/30，则总人口为 696 360 人；取两种推测结果的平均值。	695 718
	都柏林	平均每年丧葬人数为 2303 人，死亡率为 1/30。	69 090
	布里斯托尔	都柏林共有 6400 栋房子，总人口为 69 090 人，布市内共有 5307 栋房子，按比例推算布市内应有人口 56 000 人；都柏林共有灶台 29 325 个，总人口数为 69 090 人，布市共有灶台 16 752 个，按比例推算布市内人口应为 40 000 人；取两种推测结果的平均值。	48 000
法国	巴黎	市内共有 81 280 个家庭，每个家庭中有 6 个人，共 487 680 人；平均每年丧葬人数为 16 381 人，死亡率为 1/30，推算总人口为 491 430 人；取两种推测结果的平均值。	488 055[4]
	鲁昂	已知数据。	66 000

[1] 每一个厨房代表一户人家。

[2] 原著中称北京为"Pequin in China"。

[3] 这个数字应为 115 846，原著中错印为 115 840。

[4] 平均数应为 489 555，原著中为 488 055，可能是配第算错了。

续表

国家	城市	人口推测的方法	推测总人口数
意大利	罗马	已知数据。	125 000
	威尼斯	已知数据。	134 000
奥斯曼帝国	君士坦丁堡	一次瘟疫每天死亡 1500 人，死于瘟疫者总数占人口总数的 2/5。伦敦一次瘟疫每天死亡 1200 人，死于瘟疫人总数为 97 000。	303 125
埃及	开罗	一次瘟疫共死亡 73 000 人，占总人口数的 2/5。	182 500
荷兰	阿姆斯特丹	1685 年，丧葬人数为 6245 人，死亡率为 1/30。	187 350
中国	北京	未知。	未知

伦敦、巴黎医院死亡率比较

为了进一步比较两座城市人口的健康状况，配第将巴黎的主宫医院、慈善医院和伦敦的圣巴塞洛缪医院、圣托马斯医院的死亡率进行了比较研究（表 4-4）。他发现，巴黎慈善医院的死亡率不足主宫医院的一半，因此推测主宫医院的死亡患者中至少有一半是枉死于医院相对较差的医疗环境和医疗服务的，而非死于疾病本身。而伦敦的两家最差的医院的死亡率竟比巴黎最好的医院的死亡率还低，足以说明伦敦的医疗条件比巴黎好得多。

表4-4 巴黎、伦敦四所医院的住院死亡率

	巴黎				伦敦	
	主宫医院		慈善医院		圣巴塞洛缪医院	圣托马斯医院
	1678 年	1679 年	1678 年	1679 年	1685 年	1685 年
住院总人数	21 491	28 635	2 647	3 118	2 016	1 732
死亡人数	5 630	8 397	338	452	252	209
死亡率	28.0%*		13.7%*		12.5%	12.1%

* 两年平均死亡率。

配第的研究并没有停留于对数字进行浅表的剖析阶段，他进一步从经济学的视角解释了死亡率的差异所蕴含的意义。他创造性地给每个人的生命赋予了一定价值，如果说巴黎人的平均价值为 720 里弗尔[1]，根据上述推理可知主宫医院平均每年有 3506 人是枉死的，那么巴黎每年由恶劣的医疗条件所导致的经济损失高达 2 524 320 里弗尔！对于政府来讲，这无疑是一个沉重的负担[17]。经过配第的考量，死亡已经不仅仅是只关系到某一个体、某一家庭的私事，它也是能够影响整个社会、整个国家的公共事件。改善人群的健康状况、降低死亡率不仅仅能够提高人民的生活质量，更能够增强国力，因为国民健康意味着国家拥有更多强壮的劳动力、更多潜在的士兵，以及更少的金钱损失。可见，威廉·配第已经充分意识到医疗水平对国家的重要影响。

约翰·格朗特的《关于死亡周报表的自然和政治观察》以及威廉·配第的《对都柏林死亡周报表的观察》和关于政治算术的一系列著作开创了统计学这门学科，在很长一段时间内，人们沿用了配第的词语，将这种用数字来测量社会和环境中的某一现象，并通过测量结果影响政治决策的方法称为“政治算术”。直到 1798 年，苏格兰的农业经济学家约翰·辛克莱尔才用一个来源于德语的“统计”一词代替了之前的“政治算术”。

统计学最初源于生命统计，然而格朗特和配第的工作对后世的影响绝不仅限于公共卫生领域。他们的作品内容包罗万象，他们定量思想的影响则更加深远。受到他们工作的直接影响而得以建立并发展的学科有人口学、流行病学、人寿保险学、保险精算学、政治经济学等，医学、政治学、城市规划学的发展也间接受益于二人的智慧结晶。相比较而言，格朗特的研究更侧重于对数据的收集与统计。在数据的收集过程中，他强调了对数据真实性的核查，可惜的是，在他的作品中仍然存在很多不准确的地方，这也恰恰显示了后来英国施行人口普查制度的必要性。在对准确数字的迫切需求的刺激下，人群调查方法和数据收集方法得以长足发展。从早期的粗糙调查法到后来的复杂大规模人群和入户调查，调查和注册登记方法逐渐完善，并成为现代流行病学和统计学方法的基本内容之一。格朗特所提出的数据分析、数据比较的思想也具有重

[1] 里弗尔（French Liver）：又译利佛尔，法国的古代货币计量单位名称，1795 年停用。

要的突破性，他的寿命表被统计学家们一直沿用至今。与格朗特不同，配第更强调对数据的解读，在他看来，分析数据的首要目的是要说明一个具体的观点，提出一项可行的措施。配第提出的“政治算术”的定量方法是后世学者们把政治、经济和流行病学三个相关学科联系在一起的关键，三大学科的碰撞与交流形成了如今公共卫生学的基本骨架。

1687 年，牛顿发表的论文《自然哲学的数学原理》改变了人们对自然界的认知。与牛顿同时代的格朗特和配第的研究则堪称社会哲学的数学原理，激发了人们用数字探究人类社会的无限热情。从此，人类社会将迎来那波澜壮阔的“印刷数字的雪崩”时代。

参考文献

[1] Chaplin A. Thomas Sydenham：his work and character [J]. British Medical Journal，1924，15：919-922.

[2] Fischer WJ. Thomas Sydenham，the English Hippocrates（1624-1689）[J]. Canadian Medical Association Journal，1918，11（3）：931-946.

[3] Meynell GG. John Locke and the Preface to Thomas Sydenham's Observationes Medicae [J]. Medical History，2006，50（01）：93-110.

[4] Dorwart BB. Thomas sydenham（1624—1689），on gout：1717 [J]. JCR：Journal of Clinical Rheumatology，2004，10（4）：227.

[5] Dorwart BB. Thomas Sydenham（1624—1689），on Scorbutical Rheumatism：1717 [J]. JCR：Journal of Clinical Rheumatology，2004，10（5）：277.

[6] Sanchez-Gonzalez MA. Medicine in John Locke's philosophy [J]. Journal of Medicine and Philosophy，1990，15（6）：675-695.

[7] Thomas Sydenham. The Works of Thomas Sydenham，M. D. [M]. London：Nabu Press，2010.

[8] Anstey P. The creation of the English Hippocrates [J]. Medical History，2011，55（04）：457-478.

[9] Glass DV. John Graunt and his Natural and political observations [J]. Notes and Records of the Royal Society of London，1964：63-100.

[10] Greenberg SJ. The "Dreadful Visitation"：public health and public awareness in seventeenth-century London [J]. Bulletin of the Medical Library Association，1997，85（4）：391-401.

[11] Bayatrizi Z. From fate to risk: The quantification of mortality in early modern statistics [J]. Theory, culture & society, 2008, 25 (1): 121-143.

[12] Ober W B. Sir William Petty: medical education, hospitals, and health care [J]. Bulletin of the New York Academy of Medicine, 1972, 48 (8): 998-1002.

[13] Strauss E. Sir William Petty [J]. BMJ, 1975, 1 (5948): 30-32.

[14] William Petty. The Economic Writings of Sir Willian Petty: Together with the Observations Upon the Bills of Mortality, More Probably by Captain John Graunt [M]. London: Nabu Press, 2010.

[15] Mykkänen J. 'To methodize and regulate them': William Petty's governmental science of statistics [J]. History of the Human Sciences, 1994, 7 (3): 65-88.

[16] William Petty. 政治算术 [M]. 马妍，译. 北京：中国社会科学出版社，2010.

[17] Aspromourgos T. New light on the economics of William Petty (1623-1687): some findings from previously undisclosed manuscripts [J]. Contributions to Political Economy, 2000, 19 (1): 53-70.

5

工业革命时期——崛起

5.1 放血疗法的衰落，临床流行病学的兴起

皮埃尔·查尔斯·亚历山大·路易斯[1]1787年生于法国香槟区，他的父亲是一个葡萄酒商人，家里并不富裕。不过借着法国大革命[2]的光，这个来自中下层阶级的小伙子有机会进入高等院校学习。

路易斯最初主修法律，后来改学医学。他在兰斯[3]开始了医学求学生涯，不久转入巴黎的医学院完成学业。当时的路易斯似乎并不是位身体强健的年轻人，据记载他没能通过参军入伍的身体检查。1813年路易斯拿到医学学位，当他正在家里为找工作而发愁时，好运气降临了。圣普列斯特伯爵在他将要远赴俄国就职前夕来到路易斯家中小坐片刻，在拜访期间伯爵提出，如果愿意的话，这位年轻的医生可以随他一同到俄国发展。虽然远离家乡，不过这确实是一个锻炼能力、增长见识的好机会。他随即欣然接受了这个提议。

路易斯在俄国的圣彼得斯堡拿到了行医执照，最初的3年中他没有自己的营业诊所，不过移居敖德萨[4]后他的事业非常成功。在敖德萨行医期间，路易斯被这里儿童的白喉死亡率所震惊，悲天悯人的医生情结使他决意要成为一位能够真正解除人类疾苦的医师，而非一位以营利为首要目的庸才。为了研究白喉的病因和治疗方法，他暂时停止接诊病

---

[1] 皮埃尔·查尔斯·亚历山大·路易斯（Pierre Charles Alexandre Louis，1787—1872年）：法国医生，病理学家。

[2] 法国大革命：于1789年爆发的法国资产阶级革命，推翻了君主封建制度。

[3] 兰斯（Rheims）：法国东北部城市，距巴黎130公里。

[4] 敖德萨（Odessa）：乌克兰南部城市，敖德萨州首府。

人，于 1819 年回到巴黎的儿童医院进行 6 个月的实习。

在巴黎路易斯遇到了老同学奥古斯特·乔麦尔。此时的乔麦尔在巴黎医学界已久负盛名，他帮助路易斯在他位于巴黎慈善医院的病区里找到了一份病历记录实习生的工作。虽然当时这个工作的地位比较卑微，但却为他进行临床观察和记录提供了非常便利的条件。正是在这一时期，路易斯逐渐不满于现有的临床医学理论构架，并开始尝试将培根的科学、哲学思想引入医学研究之中。之后的 6 年里，路易斯详细记录了 2000 余名病人的临床观察和尸体解剖。1825 年，他发表了一部关于结核病的著作《关于肺结核的解剖病理学和治疗方法的研究》，充分体现了他进行临床观察和归纳事实的功底：文章中提出了一条有关肺结核的“路易斯定律”，即大于 15 岁的人不可能在没有肺结核瘤的情况下出现其他内脏器官的结核瘤，而且肺结核患者的肺结核瘤总会首先出现在肺尖部。很快，路易斯的努力便得到了认可，他晋升为一名住院医师，并拥有了自己的病房。

正如武侠小说中注重领悟剑意、看淡识记剑招的武林高手一样，与这些细节性的总结相比，路易斯更关注如何形成一套科学的临床观察方法。当他最终掌握了这门艺术时，他将之前自己所有对疾病的认识都一股脑地抛到九霄云外，开始用新方法从头进行不带任何偏见的观察。他从不做任何无根据的推理，也不急于下结论，他所做的一切仅仅是真实地记录疾病的客观存在，因为路易斯认为，只要能够累积到足够数量的病例，一切真相都会水落石出。让我们根据下面的一段记录体会一下路易斯的观察法究竟有多么细致[1]：

第一，他要确定接受检查的病人是什么时候开始生病的。他不满足于含糊不清的回答，他会追溯到之前病人像往常一样健康的那段时间，而且会努力打听病人之前是否一直很健康，或者患过什么疾病。他记录病人的年龄、职业、住址以及生活习惯，同样也记录之前是否发生过任何意外，哪种意外可能会对这次的疾病产生影响。他会尽量询问病人家中是否有别人也患此病。第二，他询问现病史，不仅要明确疾病最初出现的症状，也要明确之后出现的症状及症状出现的顺序。和疾病看起来有关联和看起来无关联的症状都会被详细记录下来，同时尽可能地估计这些症状的严重程度。第三，他记录下在检查过程中他自己的眼睛、耳朵和手对真实疾病现象的感官知觉，而不仅仅记录病人们的描述……第四，他一直观察病人每天的病情，详细记录所有病情变化，直到病人恢复健康或者死去。第五，对于死亡的病例，他都要进行同样细致的尸体解剖。由于对解剖学极为了解，而且也熟悉疾病的病变情况，他不仅要检查疾病侵犯的主要器官，也要检查所有其他器官。他只记录事实，而不陈述观点。

可以说这与今日医生们所运用的临床诊断方法已经非常相近了。其实在当时，路易斯并不是唯一一个提倡正确的临床观察法的医生，1793年乔治·福代斯医生在《促进医学和外科学学会汇编》的第一卷中就曾经发表过一篇题为《提高医学证据的尝试》的文章，文中推荐医生们用一种统一的方法进行仔细的临床记录。不过可惜的是，福代斯和路易斯所推崇的方法并没有得以推广，其中一个很重要的原因是大多数医生在繁忙的日常工作中根本挤不出时间对每一位病人都进行如此细致的观察。而这也正是路易斯区别于常人之处，只有他十几年如一日地重复着这样一件繁琐的工作，没有一丝懈怠。很多时候，他认真仔细的询问招致的只有嘲笑和不解，人们根本不明白为什么有人会傻傻地把应该用来去赚钱的时间花在这样一件吃力不讨好的事情上，即便最终取得了成效，但“这又是为了谁”？

只有时间能够证明，大量准确的观察并非徒劳无功，由于路易斯的努力，医学距离借助数学方法大步向前发展的时代已经不远了。1829年，路易斯发表文章《伤寒的解剖、病理和治疗研究——与其他常见急性病的比较》，他对50名死于伤寒的病人进行尸体解剖，将他们的内脏器官病变和其他急性病病人相比较，发现伤寒病人主要的受累部位是小肠里的派伊尔腺，这个发现为发热性疾病的诊断和鉴别诊断提供了重要线索。

1835年，路易斯将原本发表于1828年综合医学年鉴上的《关于放血疗法对一些炎性疾病的疗效研究》改编为一本书，书中运用临床试验方法和数学方法证明，当时治疗肺炎的标准疗法——放血术其实根本没有任何疗效。第二年，英国和美国就相继出现了此书的英文版本。值得一提的是，当代的胸科医师们曾经对其中的所有病例记录进行过重新审视，他们惊讶地发现按照现在的诊断标准判断，路易斯收集的全部病人都是肺炎病人，没有一例被错误诊断，这能够从一个角度证明他临床诊断技术的先进性。这本书的价值并不仅仅停留于此，它是临床医学发展史上的一座里程碑，不仅标志着以放血疗法为代表的旧有错误医学思想的衰落，同时也标志着以证据为支撑的医学潮流的兴起。

路易斯用两种方式来宣传自己的医学思想：著书立说和教育学生[2]。他的思想并没有被同事们广泛接受，但却启蒙了一批来自英国、美国以及其他欧洲国家的年轻医学生们。在当时，路易斯所宣讲的医学观察法和数学方法不仅与英国、美国的传统医学方法存在显著差异，甚至在巴黎市内也很难找出另一个能够传授相似内容的老师。因此，他的方法的独特和新颖之处往往能够吸引众多学生前来学习。而且不可否认，老师授课的风格对课程的受欢迎程度也有很大的影响，路易斯细致的讲解和一丝不苟的操作为他赢得了很多额外加分，而当时更负盛名的放血疗法支持者弗朗索瓦·布鲁塞则没那么走运了。来自美国的学生格哈德医生曾对当时的情况做过这样一段记录："布鲁塞是最广为人知的，他的名声人人皆知，他对医学的贡献是巨大的，不过可惜的是，他是一个糟糕的演讲者。他用最笨拙的方法宣讲自己的观点，讲座的风格粗俗不堪。"相比之下，路易斯的讲学则受人欢迎得多，学生们常常将能够得到他的私下指点看作是一件非常荣耀的事情，而且这种课外辅导还真是价格不菲呢！在给他弟弟写的另一封信中，格哈德医生像一个发现了村子里埋藏多年的宝藏的小男孩儿一样兴奋地写道："我一定要在兴奋退去之前给你写信：你能够想象我有多幸运吗——如果你能猜得到——两三天前，杰克逊、彭诺克和我在讨论医院和病理解剖……路易斯的公共课程十分有价值，不过我们知道他针对某个主题的私人讲学的笔记和病人询问记录会更加有价值。因此，我以我同学的名义给他写了一封礼貌的邀请，而且附上了丰厚的课程费用出价；我们一点都不期盼这个办法能够成功，但是非常幸运的是他接受了我们的请求，而且之后的一个星期里我们就成了他的私人学生……现在我们对胸部疾病病理和诊断的认识已经优于旁人了，这些教诲真的是世界上最棒的。而且我希望我们的好学能够让这些知识对我们真正有用。”这样一场短短的私下授课花费了格哈德三人 400 ～ 500 法郎，不过虽然学费昂贵，学生们依旧乐此不疲地跟从路易斯学习，因为他们认识到老师的一堂课就能够为他们省下一个月辛苦钻研的工夫。

美国年轻医生小詹姆斯·杰克逊无疑是路易斯最喜欢的学生之一，他的父亲老詹姆斯·杰克逊是一位毕业于哈佛的杰出医生，因此他就从小接受了良好的医学教育，而且很早便显示出作为一名医学家的天赋。1828 年小杰克逊获得剑桥文学学士学位，后进入哈佛大学攻读医学。1831 年他来到巴黎跟随路易斯学习，路易斯非常欣赏这位聪颖勤奋的年轻人，他甚至曾两次致信老詹姆斯·杰克逊，劝他能够让儿子在巴黎跟随自己多学习两年：“我向他（小詹姆斯·杰克逊）指出花几年时间专门进行疾病观察的好处。我现在更坚信这一点；因为我越了解他，越来越多地发现他在应用观察法，我就越坚信他能够为科学做出真正有用的贡献，推动科学的发展。”可以说，这是一位老师所能够给予他的学生的最高评价了。不过在当时，确实没有几个人能够像路易斯一样甘于拿出生命中的几年光阴静心钻研观察法，也没有多少人真正意识到了观察法的价值，老詹姆斯·杰克逊似乎正是其中的一位。由于各种障碍，小杰克逊没能遵从老师的建议在巴黎久留，1832 年，年轻人踏上了返乡的路。在离去之前，路易斯再次给老詹姆斯·杰克逊去信，苦口婆心地劝说他支持儿子的学业，他的爱才之心溢于言表：“想一想吧，先生，想一想我们医生的现实状况……我们必须发现医学的法则，而不是去创造它们，因为自然的法则是不可能被人类创造出来的。那么谁应该来发现这些法则呢？如果您的儿子，一位医生的儿子，一位亲身体验过观察的不易的人，一位明知观察法是多难以被人接受，而且明知人们需要多大的天赋和热情才能够掌握观察法的人，都不能够完成这个任务的话，又有谁应该为了这个目的成为自然的勤奋的观察者呢？……所有一切优秀的品质都集中在您儿子身上。您应该——我认为这是一种责任——让他为了科学牺牲几年光阴。先生，我坚信这一点，而且我希望您也能坚信这一点。我知道每个人都有自己的想法，但是如果您像我一样，将医生这个职业看作是神圣的，是需要比从事其他职业付出更多牺牲的，那么您接受我的观点又有什么不好呢？”[3] 一位老师对科学的执著和对学生的热爱莫过如此啊！

对于如此短暂的接触和如此匆忙的告别，小詹姆斯·杰克逊心中也有万般不舍。跟随路易斯学习的一年里，他已经将这位仁慈的长者视为自己的父亲了。离开巴黎时，年轻人将离别的痛苦化作文字向父亲倾诉：“再有两个小时我就要离开巴黎了，我不会试着去向您描述离开路易斯给我带来的苦楚。他是我的第二位父亲，上帝知道‘父亲’这个称呼人们是不能轻易使用的。我不会去说服您像我一样将他看作为一位科学家，但是我希望您在心中可以将他看作为兄弟，因为他几乎像您一样疼爱我。虽然没有血缘关系，但是他对我的生活、学习和爱好都给予了很多照顾，这种疼爱我不敢奢求从我父亲之外的任何人处获得，而且我会永远将这种疼爱看作是我一生中获得的最光荣、最珍贵的奖项。”1833 年的秋天，小杰克逊回到美国，开始为哈佛大学的学位考试做准备。不过，这位前途无量的青年刚刚毕业不久便永远地离开了人世。3 月 27 日，小詹姆斯·杰克逊死于痢疾，这一年他仅有 25 岁。老杰克逊对孩子的早亡悲痛不已。也许是为了怀念逝者，他开始翻阅小杰克逊在巴黎学习期间所做的笔记，通过儿子的眼睛，他终于发现是什么曾令儿子如此着迷，以至于三番五次请求留在巴黎继续学习。之后，这位年过 60 岁的医生成为数学方法的热诚追随者，路易斯的思想通过他得以在美国的新英格兰地区广泛流传。

路易斯的学生众多，他们将老师的思想火种带回了自己的国家，其中一些人的工作十分值得一提：1832 年，一些路易斯的美国学生在波士顿创建了医学观察学会；英国医生威廉·法尔从法国学成回国后开始致力于进行生命统计工作，他与另两位同门威廉·盖和威廉·巴德于 1834 年共同创建了伦敦统计学会；他的另两名学生奥利弗·温德尔·霍姆斯和小乔治·沙特克，以及沙特克的学生爱德华·贾维斯于 1851 年创建了美国统计学会。在 1905 年巴黎召开的国际肺结核大会上，美国代表团团长威廉·奥斯勒爵士在位于蒙帕纳斯公墓中的路易斯的墓碑前致辞，充分肯定了这位医学前辈的研究以及美国医生中那些“受到过路易斯影响的最智慧的头脑”对美国医学的发展所产生的深远影响：“我们欠他们所有人（路易斯的所有美国学生）一个诚挚的感谢。他们从巴黎带回了热忱，他们让我们坚信未来，坚信我们选择的职业，他们也带回了正确的方法和对真理忠贞的热爱。继承了老师的精神和热情，他们将他的伟大讯息带到新大陆。不仅如此，被路易斯身上那些让他如此受人爱戴的优良品质所感动，他们成为所有美国后世医学生们的光辉典范。”

“医学的艺术在于观察”，这句座右铭可以说是路易斯一生心血的结晶。在观察的基础上，他在研究放血疗法的作用时建立的判断疗效的数学方法是临床流行病学的开端，也是循证医学的基石。下面就让我们来详细了解一下路易斯是如何用这种方法将放血疗法拉下神坛的。

你知道为什么今日所有理发店门前的招牌都是一个由红、蓝、白三色条组成的旋桶吗？其实，这其中还有一个关于放血疗法的小故事。与现在不同，中世纪时的理发师不仅可以打理客人的头发，还能够为客人施行放血术和拔牙术。一般医生只负责为病人开具放血治疗的医嘱，而具体的操作则由理发师完成，这种分工产生了最早的内、外科医生之分。为了让客人们清楚地知道哪个店铺里可以进行治疗，理发师们设计出一种独特的红、白两色的条纹柱标志，红色代表放出的血液，白色代表包扎用的止血带，而柱子本身则代表病人在接受放血治疗时为了扩张静脉而握在手中的木棍。在这个基础上，理发店标志逐渐演变成为如今的模样。

那么，什么是放血疗法呢？放血疗法又是怎样产生的呢？古希腊医神希波克拉底提出的体液学说认为，人体由血液、黏液、黄胆汁和黑胆汁四种体液组成，只有当它们处于相对平衡的状态时，人体才能保持健康。体内血液过剩会导致异常躁动、发热或头痛，根据体液学说的理论，对于这类疾病，最简单的疗法便是放掉多余的血液了。不过虽然在希波克拉底的时代放血术已经开始被应用于医学实践中，医神本人似乎并没有尝试过它，他的著作《论流行病》中也没有用这种方法治疗发热性疾病的任何记载。古罗马医学家盖伦真正确立了放血疗法在早期西方医学中的地位。他认为人体中的血液是不能被循环利用的，每时每刻都有新的血液被合成出，同时有旧的血液被耗竭掉，而当生成的速度大于消耗的速度时，多余的血液会滞留于四肢，因此放血不会对健康造成持久的危害，就如同适量引用河水灌溉不会导致河流枯竭一样。希波克拉底的体液学说为放血疗法奠定了理论基础，盖伦的血液循环学说进一步为其奠定了解剖基础，从此，一把小小的柳叶刀[1]近乎成为包治百病的法宝。

放血疗法可以分为全身放血与局部放血两种。最常用的全身放血方法是在肘正中静脉处行静脉切开放血术，有时候医生们也会施行动脉切开放血术，不过由于比较危险，这通常只限于太阳穴附近的动脉血管。上述两种方法被认为能够对病人全身进行净化，起到改善整体状态、治疗甚至是预防感染的效果。局部放血的方法主要有划痕术和水蛭两种。医生先用刀具将病人的皮肤划破，再将圆形的已经预热过的玻璃罐子吸在伤口上，血液在负压的作用下就会流到罐子中，这种方法有点像中医里的拔火罐。19 世纪时，巴黎医生弗朗索瓦·约瑟夫·维克多·布鲁塞提出，所有发热都是由特定器官产生的炎症所导致的，他极力推荐将水蛭放在靠近炎症受累器官的皮肤表面，以通过吸血排除局部炎症。之后，水蛭得到了广泛应用。当时这种疗法究竟有多流行呢？据记载，19 世纪 30 年代，仅法国一个国家每年医用水蛭进口量就能够达到近 4000 万只，要知道考虑到当时的人口数量，这简直是个天文数字！

稍有些现代医学知识的人都知道，失血过多会导致身体虚弱、休克甚至器官衰竭，这些对患者都是非常有害的，但在当时一些医生却认为，只有大量放血，甚至放到病人因失血而晕厥的程度才能够有效治疗疾病。在翻阅早期医学家的著作时，经常能够发现一些惊心动魄的有关放血疗法的案例描述。英国医学家托马斯·西德纳姆记述了这样一段传闻：在萨默塞特郡邓斯特地区的一个军营里出现了瘟疫，一个刚刚从国外旅行回来的外科医生获得军营将军的准许对士兵们进行治疗。他的治疗方法是让士兵站在空地上然后开始放血，一直放到他们站都站不住了，才准许回到帐篷里休息。士兵们的血直接流到地上渗入土中，不一会儿治疗场便成了一片血海。不仅是士兵，当时社会中的上层人士也逃不掉被放血的厄运。英王查理二世在刮胡子的时候突然出现脑卒中，医生们立即从他的左前臂放掉 16 盎司[2]（相当于 452.8 毫升）血液，又用玻璃杯吸出另外 8 盎司（相当于 226.4 毫升）。之后，国王接受了催吐药、灌肠药、泻药以及芥末硬膏等一系列治疗，不过由于疗效不佳，医生们

[1] 柳叶刀：医生们用来进行放血的工具。

[2] 盎司：英制重量单位。1 盎司 ≈ 28.3 克。

只好继续从颈静脉放血，因此，在国王死之前，他至少流失了 24 盎司（相当于 679.2 毫升）血液。1799 年，美国第一任总统乔治·华盛顿在去世前 10 小时里被他的医生放掉了大约 125 盎司（相当于 3.5 升）血液，而他最初的疾病不过是咽喉炎。

既然放血疗法如此危险，又有诸多弊端，为什么它能够蒙骗医生们这么长时间呢？这与西方医学的发展历程息息相关。自盖伦之后，体液学说在医学界中一直占据主导性地位，从这种学说推导而出的放血疗法的正确性和合理性自然很少受到公开挑战。17 世纪之后，虽然西方医学的基础理论有了飞跃性的发展，但是临床医学中治疗方法的提高却极为有限。当时的治疗方法屈指可数，其中包括催吐法、利尿法、保暖疗法和冷疗法等。在这些根本就没有多大疗效的方法中，放血疗法的效果可以算得上是比较明显的，而且对一部分疾病来说放血也许确实存在益处，尽管这种益处是较为短暂的，或仅仅是一种安慰剂效应。比如说，血液量减少可以缓解心力衰竭病人的痛苦，也可以暂时降低血压，减轻高血压病人头痛的症状。因发热而出现躁狂的病人失血过多可导致身体虚弱，从而逐渐恢复平静，这很容易让人产生是放血疗法缓解了症状的错误印象。正因如此，在很长一段时间里，放血疗法就好似医学界中的“日心说”，被医生们认为是治疗疾病的最简单、最“完美”的方法。

不过，假象终究是经不起推敲的。自 18 世纪开始，医学界中的“哥白尼”们在实践中逐渐发现，接受放血治疗的病人与接受其他治疗，甚至是不接受治疗的病人相比，死亡数更多。他们不禁提出疑问：这是为什么呢？在这种疑问的影响下，人们开始了一些有趣的观察。在英国，军队、监狱和发热医院是应用放血疗法比较多的地方，但这些地方的死亡率远远高于其他地方。而且在一场流行病中，不同军队的死亡率也是不一样的，就连不是医生的坎伯兰公爵都发现，好像没有医生的军队中死亡率更低。约翰·米拉尔是坚决反对进行放血疗法的医生之一，他认为与其说痊愈的人是被“治好的”，还不如说他们是可怕的疾病和之后更加危险的不正确的治疗方法的幸存者，难怪发热性疾病的死亡率会那么高！为了说明放血疗法并不有效，米拉尔进行了一系列粗略的比较研究：他观察到最近的一次发热性疾病流行时有 70 名病人接受了放血治疗，他们之中只有 15 人在治疗过程中存活下来，不过在之后的 3 ～ 4 个月里，这些幸存者也陆续死于各种并发症。然而在希波克拉底的病例记录中，他对 35 个发热病病人只给予了适度的滋补疗法，其中只有 14 人死亡。

在像约翰 · 米拉尔这样的医生们的努力下，放血疗法的地位开始被动摇。1835 年，皮埃尔 · 查尔斯 · 亚历山大 · 路易斯发表的医学著作《关于放血疗法对一些炎性疾病的疗效研究》向它发出致命的一击，这种延续了长达 2300 年的错误疗法终于走下了神坛。

19 世纪的医学界普遍认为，放血疗法是炎症的标准治疗方法，但是路易斯在《关于放血疗法对一些炎性疾病的疗效研究》一书中却指出，在治疗肺炎、睑部丹毒和扁桃体周围脓肿这些典型的炎症疾病时，放血并不像医生们想象的那样管用，整个论证过程完美地体现了路易斯临床观察、数理方法和临床试验研究的思想精髓。

首先，路易斯在来巴黎慈善医院就诊的所有病人中挑选出 78 名确诊为肺炎的病人，他们的病情严重程度相似，接受的治疗相同，而且在患病之前身体都非常健康。78 人中有 28 人死亡，50 人康复。由于在当时放血是肺炎的标准疗法，因此所有纳入观察的患者都接受了这种治疗，那么应当用什么指标来评价这个方法的效果呢？路易斯推理道，如果说放血疗法可以有效治疗肺炎、改善预后，那么越早施行放血，患者就应该恢复得越快，他们的病程相应地就应该越短。顺着这个思路，路易斯将 50 例痊愈病人的病程信息统计成表 5-1 的形式。

表5-1 路易斯绘制的存活病例病程及放血次数统计表[1]

1		2		3		4		5		6		7		8		9	
10	3	7	3	19	3	19	3	28	2	13	1	24	2	19	2	35	1
12	2	10	2	29	3	12	2	17	3	16	2	12	4	12	1	11	2
14	2	12	2	20	2	15	2	40	2	23	3	19	2	18	1	17	2
				20		22	4	13	2	35	5	18	2	20	3	30	3
				16	3	12	4	21	2	17	2	15	2	13	2		
				17	4	21	2	13	2			27	2	21	2		
						25	3										

续表

1	2	3	4	5	6	7	8	9
			28 4					
			40 2					
			16 2					
			12 4					
12 $2\frac{1}{3}$	10 $2\frac{1}{3}$	20 3	20 8	22 2	21 $2\frac{3}{5}$	19 $2\frac{1}{3}$	17 2	23 2

注：上方第一横行代表患者第一次放血的时间，每列中左侧的数字代表患者病程，右侧的数字代表放血次数，下方最后一横行为每列的平均数。

从表格中的数据来看，似乎在就诊第 1 天或第 2 天里初次进行放血的病人与其他人相比病程要短许多。不过路易斯并没有轻易下结论，他指出，在同一天接受放血治疗的病人病程波动很大，就拿第 4 天的记录来说，最短的病程只有 12 天，而最长的病程则达到了 40 天，存在这样明显的差异说明放血的时间并不是影响病程的唯一因素。而且，第 1 天、第 2 天里接受放血治疗的病人人数较少，用这两组数据与其他数据相比较似乎也不合理。为了解决这些问题，路易斯将 50 名患者分为人数近似的两组：在就诊后第 1 ～ 4 天内进行第一次放血的 23 名病人被归入早放血组，在就诊后第 5 ～ 9 天内进行第一次放血的 27 名病人被归入晚放血组。早放血组病人的平均病程为 17 天，晚放血组为 20 天，两组相差较小。这说明放血疗法对肺炎的治疗作用是有限的。

可贵的一点是，在进行比较的过程中路易斯非常重视两组的可比性，他在治疗因素之外还分析讨论了年龄、病情严重程度、发病时间与恢复时间的确定、合并其他治疗方法这四个因素对结论的影响 [4]。在比较病情转归时，年龄是一个重要的影响因素，不过这两组肺炎病人的年龄相仿，早放血组平均年龄 33 岁，晚放血组平均年龄 36 岁，因此年龄应该不会对病程产生有偏干扰。那么，两组病人的病情严重程度会不会存在差异呢？根据路易斯给出的解释，当时的人们生病后很不愿意到医院看病，大多数人直到病情已经拖得很严重时才会入院就诊，因此早放血组病人的病情不会比晚放血组轻多少，可以忽略掉两组之间的差异。至于病程的确定，路易斯规定了明确的发病和恢复的临床判定标准，而且用同一标准衡量所有病例，在最大程度上保证病程的准确性。放血并不是50名病人所接受的唯一治疗，他们中的一些人也曾被施行过起疱治疗，不过当时人们已知起疱治疗不会显著改变病情的发展。总而言之，上述四个因素都不会对结论产生影响，这进一步说明放血疗法对肺炎的治疗效果是有限的。

将死亡病例纳入分析，发现有18名死者是在第1～4天内进行第一次放血的，有9人超过4天后才进行放血治疗。如此计算，早放血组的病死率为44%，晚放血组的病死率为25%，这说明尽早施行放血疗法不仅不能有效改善病情，反而能够增加死亡的风险！同时，路易斯发现放血也不能够缓解肺炎症状。他在临床观察时发现早放血组病人在治疗后疼痛会加剧，痰症也会恶化。相比之下，晚放血组病人这些症状的转归会比较好，不过这可能是由于这时病人已逐渐达到自然病程的终点所导致的，而不是由放血治疗所导致的。

放血疗法不能缩短病程，也不能缓解症状、改善预后，这和当时盛行的观点大相径庭，以至于路易斯自己对研究的结果都心存怀疑。为谨慎起见，他开始对脸部丹毒和扁桃体周围脓肿的病例进行分析，并于1830—1833年间收集了来自巴黎慈悲医院的29名肺炎病人的资料。所有的后续分析都得到了与之前相同的结果，路易斯终于确信放血不能有效治疗炎症，之前医生们所鼓吹的放血疗法的神奇功效只是他们的想象罢了。

这个结论的意义重大，它纠正了一个延续了2300年之久的错误观念。不过相比之下，这并不是路易斯著作中最耀眼的亮点，他在证明放血疗法疗效的过程中所运用的数理方法对后世医学的影响更为深远[5]。路易斯清楚地认识到，虽然人们一直在试图摸索临床医学的发展方向，但是治疗学仍旧处于婴儿阶段，医生们根本没有什么有效的方法来治疗疾病，也不知道怎样去找寻这些方法，而数理方法则是一种能够改善现今医学窘境的希望之途。通过将病人分组，人们能够比较出不同治疗的效果。数理方法并不会僵硬地抹杀掉研究对象的特点，使他们变成单纯的数字和符号。相反，合理利用数理方法可以通过将相似的病人分入同一组来突出他们的特点，并将这些特点在组间进行比较。运用这种方法的另一个好处是，由于一些测量错误在各组间是平均分布的，在比较时它们相互抵消，因此不会对结果产生影响。

路易斯的预感是正确的，之后，数理方法以及在其基础之上发展出的临床试验研究对医学的进步产生了举足轻重的作用。他的学生小詹姆斯·杰克逊曾这样评价老师的贡献："在他的手中，医学，或者至少是有关疾病表现和病理特征的这门学问，开始成为一种真正的科学。"至此，路易斯开启了临床流行病学的大门。

5.2 威廉·奥古斯斯都·盖的早期病例对照研究

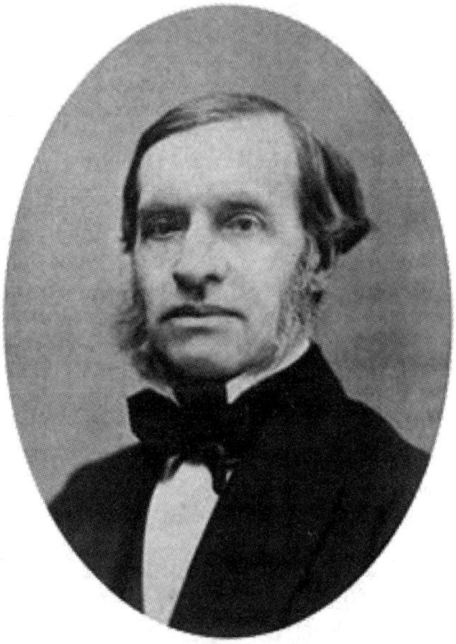

威廉·奥古斯斯都·盖

威廉·奥古斯斯都·盖是一名杰出的公共卫生改革家、医学统计学家和医生。1810年6月13日，他诞生于英国里彻斯特城一个传统的医学家庭，祖上已有三代人从事医学事业。威廉·盖的医学学习经历非常丰富，从小他就跟随祖父行医，后来进入基督医院开始系统学习，随后又在盖氏医院学习了5年。1831年，他发表了一篇有关哮喘的论文，后于1837年从剑桥大学彭布罗克学院毕业，获得医学学士学位。

犹如威廉·盖早年的学习经历，他的职业经历也是丰富多彩的，他先后担任过国王学院[1]的医学系主任、伦敦统计学会[2]主席等重要职务，参与组建了城镇健康委员会，在公共卫生、统计学、医学等多个领域成绩斐然。威廉·奥古斯斯都·盖一生中撰写了《法医学原则》《内科医师手册》《公共卫生学》等一系列著作，发表了《职业对健康的影响》《不同阶层的生存寿命》《节制与死

[1] 伦敦国王学院：1836年与伦敦大学学院联合创立伦敦大学。

[2] 成立于1834年，后改名为英国皇家统计学会。

亡的关系》《伦敦医院的死亡情况》《监狱膳食》《约翰·霍华德[1]的历史地位》等诸多经典的论著。他去世后，伦敦统计学会为纪念这位杰出的统计学家而创立了威廉·奥古斯都·盖奖章。

1843 年可谓是威廉·奥古斯都·盖事业的转折点，这一年他加入伦敦统计学会，任职学会的名誉秘书，开始了对统计学的探索与应用。很快，他就发表了《季节和气候对疾病和死亡的影响》和《职业对健康的影响》两份报告，其中《职业对健康的影响》这一经典论著目前被公认为最早的流行病学病例对照研究。

在《职业对健康的影响》的研究中，威廉·奥古斯都·盖充分利用国王学院附属医院的门诊记录，对资料的可靠性简要评估后，将肺结核病人当成病例组，所有非肺结核的其他病人当做对照组，层层深入分析，通过计算和比较不同职业分类的患病比，探索可能影响肺结核患病的危险因素。最终发现暴露于粉尘、不规律生活习惯可能导致肺结核患病人数增加，排除了固定工作姿势、高温作业和高湿环境为可能的危险因素，提出增强运动可能是避免肺结核的一种有利因素。在当时不知道肺结核致病菌和没有有效治疗的情况下，这些研究结果无疑是预防和控制肺结核的重要发现。

就流行病学方法学而言，该研究除了是观察性研究中有史以来的第一例病例对照研究外，研究者严谨的思维也有许多可圈可点之处。比如，在设计阶段，他就论述了研究中可能存在健康工人效应，并指出这种效应有可能会降低研究结果的真实性：

> 一些职业就其本身而言比其他职业不利于健康。这些不利于健康的职业所雇佣的工人往往具备有节制的、规律的习惯，从而表现为不易受职业伤害。

在选择对照时，他指出应尽可能进行较为精确的比较，这种看法类似于现代流行病学病例对照研究中所提倡的匹配的思想：

> 通过某些方法，建立更精确的比较也许对研究更有利。这些

[1] 18 世纪监狱制度改革的理论创新与实践者，被誉为狱政改革鼻祖，提出分类隔离、独居制、改善监狱卫生等监狱改革理念。

方法都是可以控制的。以印刷工人为例，处在某一固定位置的排字工人小幅、快速地使用手臂，印刷文字的工人则频繁、高强度地使用肌肉。而他们所工作的车间有相同的面积、热度、通风以及照明。甚至，多数情况下，他们工作于同一车间。

在对数据进行细致分析时，威廉·奥古斯都·盖敏锐地意识到年龄、婚姻状况等因素可能会影响研究结果的真实性，为了证实自己的这一猜想，他采取了一种类似分层分析的数据表示方法（表 5-2）。

表5-2 按照已婚或单身分类前后，不同职业肺结核与其他疾病患病比[6]

职业	已婚			单身			已婚和单身		
	肺结核	其他疾病	患病比	肺结核	其他疾病	患病比	肺结核	其他疾病	患病比
久坐	28	416	1 : 14.86	18	211	1 : 11.72	46	627	1 : 13.63
户内非久坐	115	1909	1 : 16.60	13	478	1 : 36.77	8	2387	1 : 18.65
户外	4	95	1 : 23.75	1	15	1 : 15	5	110	1 : 22
性工作者	—	—	—	4	32	1 : 8	4	32	1 : 8

威廉·奥古斯都·盖的《职业对健康的影响》研究为之后的流行病学病例对照研究奠定了良好的基础。

5.3 世界霍乱之灾

18 世纪至 19 世纪间，霍乱开始了它在人间的旅行。从霍乱的传播路径及传播速度中能够清楚地发现这种传染病的传播与人类活动之间的关系。首先，霍乱的行进足迹与当时的贸易往来之路十分相符，港口等一些重要的交通枢纽往往是首要攻击目标。其次，疾病的流行速度从没有超越过人类旅行的速度。凭借当时全球海上新航线和陆地交通，以及各国之间频繁的贸易往来，人类历史中一共出现了 7 次世界性霍乱大流行[7]。

第一次大流行开始于 1816 年，疫病首发于孟加拉，并很快波及了整个印度半岛。次年，驻东印度公司的英国医生将这种传染性、致死性极强的腹泻病命名为“霍乱”。从这个命名中能够看出当时的人们对这种新型传染病的困惑：“霍乱”（Cholera 或 Cholera Morbus）一词其实早已有之，当时的医生们用它来形容时常在英国流行的夏季腹泻病。它的词根“Choler”是体液学说中的黄胆汁的意思，由于这种腹泻病人的排泄物和呕吐物呈黄褐色，医生们认为这是体内黄胆汁过剩的表现，因此将这种疾病命名为“Cholera”。为了进行区分，后世将它改称为英国霍乱或假霍乱，而将原发于印度的霍乱称为亚细亚霍乱，也就是我们今天意义上的霍乱。霍乱于 1820 年向东传播到中国，向西北蔓延至波斯和中东地区，于 1823 年波及位于里海的阿斯特拉罕（俄国）。

1829—1851 年出现第二次霍乱世界大流行，与前次相比，这次的流行范围更广，持续时间更长，仅埃及一国因疫病死亡的人数就高达 15 万之多。1831 年春天，霍乱抵达波罗的海各港口。从这里，它乘坐着渡轮于同年秋季首次降临英国。它由英国东北部港口桑德兰市登陆，并迅速传播至附近的纽卡斯尔市。然而随着入秋后天气逐渐转凉，这一年英国的疫情得到了有效的遏制。1832 年夏天，霍乱再次出现，并向北蔓延至爱丁堡，向南蔓延至伦敦，纽卡斯尔市再次成为重灾区。在一年的时间里，整个英国有 5.5 万人死于霍乱，伦敦共死亡 6536 人。同年，法国巴黎和北美洲的魁北克、安大略、纽约等大西洋沿岸的城市也经受了霍乱的洗礼。在美洲大陆上，疫情沿着河流和蒸汽船的航线向内陆城市转移，并于 2 年后传至北美太平洋沿岸。1848 年，英国再次出现持续 2 年的疫情，这一次是伦敦历史上最严重的霍乱暴发，一共导致了 14 137 人死亡。1849 年，霍乱传入爱尔兰，对于原本就饱受饥荒之苦的爱尔兰人民来说，这无疑是雪上加霜。疫病随着逃难的爱尔兰移民船只再次踏上北美大陆，美国第十一任总统詹姆斯·诺克斯·波尔克[1]死于这次流行之中。

1852—1860 年第三次霍乱世界大流行的主要受累国家是俄国。伦敦似乎成为霍乱最喜爱光临的城市，1854—1855 年，这座不幸的城市第三次霍乱大流行，在不到 2 年的时间里，疾病夺走了 10 738 条生命。

[1] 詹姆斯·诺克斯·波尔克（President James Knox Polk，1795—1849 年）：1845—1849 年任美国第十一任总统。

然而乱世出英雄，也正是在这段时期里约翰·斯诺完成了他著名的宽街霍乱暴发调查和伦敦南方霍乱流行调查，并提出受污染的水源是传播疫病的元凶的理论。

1863—1875 年出现第四次霍乱世界性大流行，欧洲和非洲多地都相继受累。中国也于 1862—1864 年间第二次暴发霍乱，受累地区主要集中于太平军与清军征战不断的苏、浙、皖三省。在这一时期公共卫生改革运动的督促下，伦敦政府从 1854 年后开始逐步清理城市排水和供水系统，不过仍旧没能在新一波霍乱来袭之前切断所有的传播途径。

1881—1896 年，第五次霍乱世界性大流行袭来，欧洲大陆共死亡 25 万人。不过这可以算得上是黎明前的黑暗，因为迫于社会的压力，英国和欧洲大陆多国政府开始有针对性地迅速完善水供应系统，预防未来可能发生的疫情。由于进行了有效的干预措施，在之后 1899—1923 年间的第六次和 1961—1975 年间的第七次霍乱世界性大流行中，欧洲的疫情比美洲、亚洲和非洲的疫情要轻得多。

5.4 18 世纪至 19 世纪英国的公共卫生问题

> “这是最好的时代，这是最坏的时代；
> 这是智慧的时代，这是愚蠢的时代；
> 这是信仰的时期，这是怀疑的时期；
> 这是光明的季节，这是黑暗的季节；
> 这是希望之春，这是失望之冬；
> 人们面前应有尽有，人们面前一无所有；
> 人们正踏上天堂之路，人们正走向地狱之门。”[1]

狄更斯如此评价他所生活的那个时代的英国。18 世纪至 19 世纪，处于工业革命的英国社会发生了史无前例的巨变。随着生产方式的改变，英国人旧有的生活方式和价值观受到了时代变革的严峻挑战。城市为商人、小贩和投机分子提供了牟取经济利益的便利，城里各种新建的

[1] 引自查尔斯·狄更斯所著的《双城记》。

以蒸汽为动力的工厂为穷人、流浪者、失去了土地的农民和外来移民提供了大量的就业机会。随着涌入的人口越来越多，英国的许多大城市不可避免地快速扩张。利物浦一地在1840年后的10年中人口由原先的25万人增至40万人，涨幅高达60%。然而，过快的城镇化进程的弊端也是显而易见的，工业发展对环境的破坏相当严重，很多河流受到严重污染。恩格斯在提到西约克郡艾尔河时写道："这条河像一切流经工业城市的河流一样，流入城市时清澈见底，而在城市另一端流出时却又黑又臭，被各式各样的脏东西弄得污浊不堪。"这一时期的资本积累和英国人民的总体健康状况似乎也是背道而驰的。大城市中工人阶层的生活充满辛酸和无奈，为了获得更大的剩余价值，资本家们一方面努力降低优化工作环境所需的成本支出，一方面压榨劳动者的劳动报酬，这就意味着工人们往往需要在糟糕的环境中加班加点地工作，以挣取足够的工资养家糊口[8]。当时著名的激进派领导人老威廉·科贝特在1824年12月20日的《政治纪实》报刊中这样描述英国工人的工作环境："这些地狱般的场所不但毫无新鲜空气，而且大部分时间内还有令人厌恶的煤气毒臭，使热气更伤人。除了与蒸汽混合的煤气毒臭以外，还有尘埃和棉絮等微尘，可怜的人们不得不吸进去。尽人皆知的事实是，体格强健的人变老了，40岁就不能劳动，儿童也变得衰老畸形，未满16岁就数以千计地被结核病残害致死……"在乡下的一些矿场里，矿工们每一班的工作时间很长，为了节省时间，他们通常都要在矿井里用餐，但是矿场主并没有在井里提供充足的洁净水供他们洗手和清洗食物，因此在霍乱流行时期，这些地方往往成为疫病的重灾区。

工人们的工作条件无法得到保证，他们的生活条件会不会好一些呢？不是的。就如现在的北京一样，当时英国大城市的生活水平较高，由于人口密集，市里的房价和租金也不低，劳动阶级靠低廉的工资养活整个家庭是非常不容易的。他们通常以难以想象的密度蜗居在贫民窟中。据统计，在伦敦的拜特纳-格林地区，1400栋房子中居住着2795户家庭，人口总数高达12 000人，往往每户人家中丈夫、妻子、四五个孩子和祖父母全部挤在一间只有9～13平方米的屋子中。有人用笔记录下了当时利物浦市[1]里那些让人难以置信的场景："有许多地方的道

[1] 利物浦（Liverpool）：英格兰西北部的著名港口城市，现今英国第四大城市。

路起伏不平，都是坑坑洼洼的；秋天坑里有很多积水，死狗、死猪等和许多发臭的东西都被扔在里面，可是这里的水却被用于烧菜煮饭。我起初不相信这一点，以为是用来洗涤的，但后来我发现，较穷的居民确实是使用这里的水煮饭烧菜的。”[9] 工人居住的贫民窟里完全没有工业革命带来的繁荣兴盛的景象，映入眼帘的只有肮脏凌乱和疾病。街巷上堆放了几个星期的垃圾，招致无数蚊蝇，腐烂发酵的气味熏得过路人一阵恶心。为了节约土地，一栋栋房子凌乱地拼凑在一起，阳光都照射不进来。失去了明媚的阳光，这里居住的孩子们佝偻病的发病率极高，阴森的房屋里也常年散发着霉味儿。工业革命期间，城市里底层人民的生活条件普遍不如郊区的农民，甚至比“国外发现的原始人”还要差。

在英国境内，亚细亚霍乱的流行带有工业革命时期的显著特点：这位霍乱老兄就像位周游世界的旅行家，不用买票，更不需要签证，它随着各国的船只来到英国，每到一个新的港口都会登岸进行详细的实地调研，搅得当地风声鹤唳，鸡犬不宁。在港口玩腻了，它跳上繁忙的火车、汽车和马车，沿着英国新建的公路和铁路开始通往下一站的旅程。哪里人最多，霍乱就跟到哪里；哪里贸易最繁荣，它就到那里凑热闹。城市里人口稠密、卫生条件差、穷人聚居的区域是霍乱最喜欢的温床，一路奔波劳累的它如果打算暂作休整，就会在这里安下居来。英国人很快就摸准了霍乱的习性，它与贫穷的紧密联系使它几乎成为下层阶级的代言人，也充当了勇于揭露社会丑陋面的正义急先锋，它总是能带领人们走入那些他们最不愿看到、却又真实存在的黑暗角落之中。“霍乱是所有卫生改革家中最优秀的，它不遗漏任何错误，不原谅任何过失。”这是《泰晤士报》对它的公开“赞扬”。

5.5 霍乱的病因之争

霍乱到底是什么原因导致的？为什么每隔几年就会出现一次大流行？为什么穷人聚居的地方容易暴发霍乱？在很长一段时间里，人们并不清楚这些问题的答案。1845—1856 年，仅在伦敦就有大约 700 篇关于霍乱的著作被发表，然而正如 1853 年《柳叶刀》杂志的评论所说，虽然相关的研究如此之多，但是“什么是霍乱？这个问题仍然没有被解决。关于这个问题的最基本的认识都是模糊和令人困惑的，仅有一些含糊不清的理论和徒劳无功的猜测。它是一种真菌，一种昆虫，一种瘴毒，一种电气干扰，一种臭氧缺乏，还是一种消化道排出的致病污秽？我们根本不清楚。我们一无所知，沦陷于臆度的漩涡中”。

正如所有对未知事物束手无策的人们一样，很多陷入恐慌的英国人试图用自己的世界观解释疾病的自然现象。工业革命给社会带来的变革彻底颠覆了英国人民固有的生活方式，财富的诱惑使虔诚的宗教教徒摇身变为急功近利的资本家。为了迎战全国上下日益严重的信仰危机，教会人士不失时机地把霍乱大流行与道德的沦丧联系在一起。在他们看来，霍乱俨然成为上帝为了惩罚人类的罪过而派遣至人间的使者，是主对贪欲和恶行的警告，而道德则是医治霍乱的良方。由于霍乱和贫穷的紧密联系，一些人认为霍乱是一种阶层病，生活于恶劣环境中的社会底层的人们是这种可憎疾病的受害者和传播者，甚至有极端人士将它看作是解决人口增长过快的一种有效方式。当然，英国历史悠久的民族矛盾和种族歧视问题也在大灾面前暴露无遗。犹太人、爱尔兰移民和非洲黑人被诬蔑为霍乱传播的帮凶，他们的异教徒信仰也成为大众发泄怨恨的替罪羊。

从医学的角度来讲，某种特定的传染病是一种疾病，但是当它在人群中流行开来时，这种疾病就成为一种社会现象，并与其他社会现象产生共振。这种共振也许轻微到引不起任何人的注意，也许剧烈到导致政权颠覆、朝代更替。疫病流行期间人们的恐惧和道德底线的突破很容易引起不同社会阶层、不同民族之间的矛盾激化，单纯凭借医学知识已经不足以解决这些问题，而公共卫生学家和流行病学家则责无旁贷地成为调节社会危机、疏导恐慌等不良情绪的中坚力量。这就是为什么尽管现代临床医学日趋完善，对传染病的研究日渐透彻，但仍有必要重视公共卫生学科发展和人才培养的原因之一。

随着参与霍乱病因之争的学者数量不断增多，有关霍乱传播模式的著作陆续出版，英国医学界中逐渐形成了三派主流观点：非传染论，即认为霍乱的发病是由特定的天气、环境状况所引起的；传染论，即认为霍乱的“动因”是病人体内产生的“病毒”；以及机会传染论。

非传染论者的理论基础可以追溯至希波克拉底的医学思想，17世纪英国医学家托马斯·西德纳姆将希波克拉底的理论进行了总结、发展，形成对后世颇具影响力的“流行病特质”的医学观点。非传染论阵营中又分为两大派别：普遍非传染论和局部非传染论。普遍非传染论认为，温度、湿度、风力、气压等天气、环境条件以及人群身体状况与疾病（特别是传染病）之间存在紧密联系。不同发热性疾病的临床表现不同，是因为它们出现的地点、季节、当时天气情况和病人体质各异，这些外界因素的不同组合导致了伤寒、痢疾、霍乱等各种看似临床差异很大的疾患，但是它们的本质都是共通的，即它们都能够导致发热。由于季节-大气变化的影响范围广泛，瘟疫的流行特点往往是许多地区同时受累、大量人口同时发病。非传染论认为疾病并不存在人传人的现象，只有那些受到天气影响，并且体质对这种“流行病特质”比较易感的人才会出现症状，这也是为什么处于同一天气、环境下的人中只有一部分人发病的原因。最初，西德纳姆对“体质易感个体”的解释是疾病暴发时容易出现液体不平衡的人们，后世的医学家们将液体不平衡发展为化学物质不平衡。根据当时医学家们的观察，过度饮酒、情欲放纵、缺乏营养、居住环境拥挤、通风不良等因素都能够使人处于体质易感状态。在很长的一段时间里，非传染论者都致力于通过观察天气、环境条件的变化和疾病暴发的先后顺序来找寻二者之间的潜在关系。局部非传染论又称瘴气论，它的观点与普遍非传染论基本相同，但瘴气论强调除了天气、环境因素，一个地区的小环境因素更能够影响疾病的流行。例如，动物尸体在腐烂过程中会散发出许多有毒物质，形成瘴气，生活在附近的居民吸入这种带有恶臭的气体后便会患病。这种理论很好地解释了为什么疟疾常常发生于毒沼附近，而霍乱则时常发生于动物腐败物质蓄积的卫生条件较差的区域。

传染论者认为病人的体内能够产生一种“病毒”，这种“病毒”类似于植物的种子，可以在人际间传播。健康人直接接触到病人的身体，或间接沾染到被病人污染的衣服、被褥后就会发病，通过这种方式传播的典型疾病是天花。然而流行性感冒等疫病暴发时往往观察不到清晰的人-人传染链以及明确的患者接触史。为了解释这种现象，传染论者结合瘴气论的观点，提出了第三种传染途径：健康人吸入从病人体内挥发出的含有致病物质的瘴气后就会被感染。少数传染论者也认为，食入致病物质也能够导致传染，不过这种观点在当时并非主流。传染论在1831—1832年第一次霍乱大流行时一度得到了广泛的认同，但是在第二次、第三次大流行时却逐渐失去了说服力而被非传染论所取代[10]。

一些传染性疾病——例如天花——的传播特点明显，很容易就能够判断出是符合传染论还是非传染论观点，但在面对霍乱时医学家们却犯了难。霍乱确实存在人传人的现象：一个女孩患霍乱后回到老家养病，不久她的家人们也被传染了霍乱，不过附近的村子里没有出现一例霍乱病人。然而霍乱的发病存在显著的地域、季节、社会阶层差异，这些证据都指向非传染论一方。很快人们便发现两种理论都不能完美地解释所有问题，双方阵营都热衷于举证那些不能被对方理论所涵盖的现象，却难以完善本方的思想体系。1832年，前英国海军外科医生詹姆斯·约翰逊提出“机会传染论”，以试图调和二者的分歧。约翰逊认为，土地、动植物腐败物以及病人将有毒物质释放入大气，吸入这些气体后，那些体质易感的人们便会产生疾病症状。然而只有当具备一定的外界因素时，疾病才会在人际间传播。这些能够造成传染的外界因素有贫困、居住环境拥挤、污物聚集、通风不良等。

5.6 19世纪英国公共卫生改革运动

霍乱是一种在人类史中具有特殊地位的传染病，它给世界带来了挣扎的痛苦和死亡的恐惧，但是正如所有硬币都有正反两面，霍乱也为人类社会的发展起到了一些正向的推动作用，其中的一点就是19世纪英国的公共卫生改革运动。

英国的公共卫生是一个古老的问题，但是以国家为主体改善公共卫生的不断努力开始于1838年。可以说在1837年维多利亚女王登上王位时，整个国家甚至连公共卫生体系的雏形都没有，而这与工业革命时期科技经济发展和社会形态变化的脱节息息相关。工业革命之初，英国城乡的政治体制仍沿用中世纪遗留下来的模式，全国的城市可分为自治市镇和非自治城镇两类，乡村则划分为不同的教区分片管理[11]。自治市镇受到王室的特许，有权选举自己的市政委员，但是由于地方势力的存在，一些自治市镇沦为当地某些显赫家族的统治领地，政府官员往往凭借血缘和裙带关系上位，“民主”只不过是少数既得利益者欺上瞒下的伎俩。非自治城镇和乡村的政治体制基本相同，他们都以教区为行政区划的基本单位，每个教区设有一位治安法官，这些治安法官一般由当地的乡绅担任，他们是中央政府在地方的代表，可以在所管辖教区内行使行政权和司法权[12]。除了治安法官以外，教区中还设有教区执事、教区警察、济贫官员、道路检查员等行政职位，协助管理地方事务，然而这些职位并不属于国家编制之中，工作人员也基本上领取不到什么固定的报酬。

在这种各自为政的体制之下，各地的各种公共事务，包括公共卫生，是很难得到统一的[13]。就认识方面来讲，很多地方领导觉悟有限，他们很难意识到公共卫生对于辖区居民的重要性。就效益方面来讲，维持公共卫生是一项费时、费力却收益甚微的工作，由家族势力统治的自治市政府本身是为有产阶级服务的工具，它自然不会关心广大劳动阶级的福祉，特别是当这种关怀不能为上层阶级带来直接经济利益的时候。就能力方面来讲，即便地方政府和地方官员希望改善辖区内的公共卫生状况，没有中央政府的支持，他们也很难有足够的人力、物力完成如此庞大的工程。况且局部的公共卫生改革的收益是有限的，周边的教区、河流上游乡镇恶劣的卫生状况很可能会使某一个城镇的单方面改革努力付诸东流。当然，我们仍应对个别城市所采取的行动持肯定态度，霍乱传至英国引起大批人死亡，利物浦不堪其扰，市政当局终于在 1846 年成功地令议会通过了《利物浦卫生法案》，这是英格兰通过的第一个综合性卫生措施法案。

如果说 19 世纪的英格兰像一只雄狮，那么工业革命就好似它的狮头和前肢，以蒸汽为动力向前狂奔，政治体制和卫生状况则好似它的后肢，仍旧慵懒地坐在原地不动。霍乱的大流行无疑是一记鞭子，响亮地抽在英格兰落后的屁股上，使这头雄狮惊诧地回过头来，探寻到底发生了什么事情。正是这一鞭，抽出了英国近代公共卫生改革运动。

说到公共卫生改革运动，不得不从它的主要倡导者爱德温·查德威克说起。查德威克从小热爱法律，从 15 岁起便开始在一家律师事务所学习。1830 年，著名的功利主义哲学家杰里米·边沁注意到这位年轻人的才华，聘请他作为自己的秘书，查德威克一直陪伴着边沁直到他于 1832 年去世。在这段时期里，边沁所推崇的为最大多数人谋取最大利益的思想对查德威克产生了深远的影响，他之后对公共卫生改革持久的热忱与这位老师的教诲不无关系。1832 年，查德威克加入英国皇家济贫法委员会担任秘书一职，并于 1834 年开始参与制定新济贫法[14]。在法律实施过程中，他发现很多穷人陷入贫困并不是因为他们非常懒惰，而更多的是因为他们的身体状况差到无法找到合适的工作。设立的济贫院中总是挤满了生病的人，对这部分人的费用支出迅速成为济贫方案中最沉重的经济负担。1837 年，查德威克开始尝试通过预防疾病来减少政府财政支出，他认为，“放任是不恰当的，从长远来看，预防疾病要比遭受这些疾病带来的后果更加划算”。他和他的医学顾问托马斯·索斯伍德·史密斯相信，了解疾病与贫困之间关系的最好方法就是在国家范围内对相关信息进行统计汇编，统计结果可以作为国会制定公共政策的证据支持。在这种思想的影响下，一个名叫“登记总处”的部门于 1837 年应运而生。1839—1842 年，济贫法委员会在英格兰、威尔士和苏格兰开展了工人阶级的健康状况和卫生状况调查。在委员会调查结果的基础上，查德威克于 1842 年 9 月发表了公共卫生史上著名的《大不列颠劳动人口卫生状况报告书》，报告里反映出的伦敦劳动人群的卫生状况直接成为后来《公共卫生法案》的支持性证据。报告指出，工人的健康不仅与医生提供的医疗行为有关，更与清洁的城市环境息息相关[15]。

1848 年，在查德威克等人的不懈努力下和恰好在这一年来临的亚细亚霍乱疫情的“帮助”下，英国政府颁行了第一部《公共卫生法案》。法案规定建立由 3 个人组成的中央卫生理事会，并赋予各地方政府设立地方卫生理事会的权力，不过当一个行政区域内超过 1/10 的纳税人申请建立地方卫生理事会，或一个地区的死亡率在 7 年中超过全国平均死亡率时，将被强制要求设立地方卫生理事会。地方卫生理事会的职责范围包括处理供水，排污，厕所无害化管理，厌恶性行业的控制，食物质量，铺设街道，清除垃圾，检查居住环境，提供埋葬场地、娱乐场所和公园等。不过在执行过程中，法案所体现出的中央集权制度受到习惯了自由放任的政治制度的地方政府的强烈反感，有人甚至声称每个人都应享有“坐在自己粪便上的权利”。法案最终取得的结果令人失望，到1854年，全国仅设立了182个地方卫生理事会，其中只有13个建立了排水和供水系统，这一年里中央卫生理事会也遭到解散。

不过这次改革仍旧为英国留下了非常深远的影响。首先，对公共卫生知识的宣传使市民们逐渐意识到保持健康并不仅仅是独善其身的个人行为，维护环境卫生、清理污染物以控制疫病传播是所有公民的权利与义务。其次，这是一次由国家统一制定、实施公共卫生措施的大胆尝试，为之后公共卫生法案的发展奠定了基础。最后，改革过程中建立的管理体系为之后霍乱流行时的疫情调查和信息收集提供了良好的平台。

5.7 城市地下排水道

你知道吗，在我们生活的城市，地下埋藏着错综复杂的供、排水管道系统，这个系统一直默默无闻地守护着全城人民的健康。那么，你对它了解多少呢？

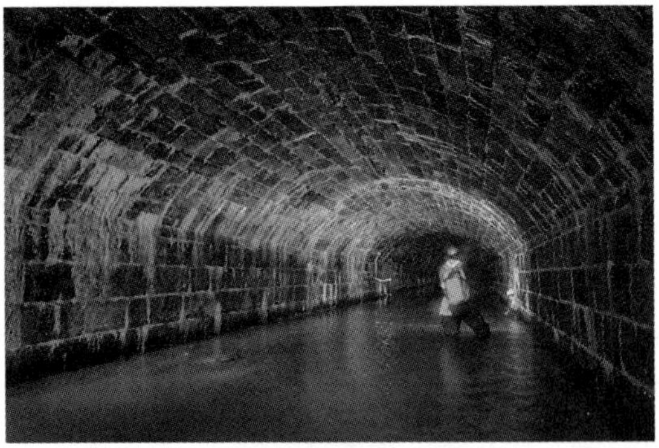

现代城市下水道

早在5000年前，生活在古巴比伦王国的人们就开始有意识地将排泄物排出居住场所了。当时每户人家里的厕所与今日农村里建造的旱厕有些相似，在一间单独开辟出的小房子的地上有一条裂缝，地下是由黏土片堆砌而成的直径为45厘米（18英寸）到90厘米（36英寸）的圆形粪池，污物顺着和粪池连通的黏土管子排放到外界。公元前2500年左右，印度河流域的文明古城摩亨佐·达罗[1]正处于鼎盛时期。根据古城遗址，

[1] 摩亨佐·达罗：早期古代城市，与古埃及、米索不达美亚、克里特岛文明同时期，城市名字的真正含义是“死者之丘”，位于今巴勒斯坦地区。

考古学家惊讶地发现这座城市的总体规划非常先进，当欧洲人还生活在茅草屋里的时候，这里的哈拉帕人已经建造出了世界上最先进的供水和排污系统。居民的房屋沿街而建，每家每户的厕所和洗浴室与街道上的排水系统相连接，最终排入当地的河流中，与之同时期的克里特岛的米诺斯文明和古埃及文明也有类似的排水系统。

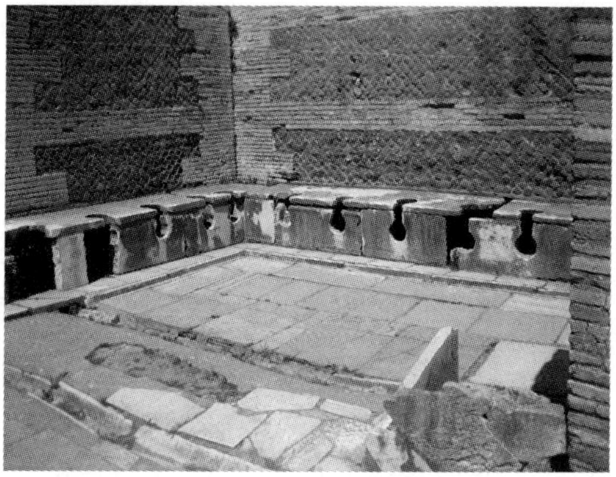

图古罗马的公共厕所

古罗马时期，城市排水系统出现了飞跃性的发展。公元前800—735年，罗马人建造了第一个下水道系统。当时各户人家的污水管道并没有被强制连入城市排水系统中，很多居民仍旧将垃圾直接倾倒在家门口的街道上。不过罗马市政建立了街道冲洗制度，有专人定期将公共场所的垃圾冲到下水道中排走。直到公元100年，政府才开始强制公民自费将家里的排污管道与城市下水道相连。古罗马人的生活富足而安逸，他们建造了大量富丽堂皇的公共浴室和公共厕所，这些公共场所不仅是进行自身清洁的地点，也成为民众的社交地。公共厕所设计讲究，长条形的便槽四周用石板或木板封闭，只在上表面留出等距的座孔供人排泄，便槽里有持续流淌的水流将排泄物冲走，公共浴室和公共厕所的废水和污物都会被排入埋于城市地下的下水道中，然后流入台伯河[1]。罗马城所用的是铅质管道，主干道马克西姆下水道由凿成的石头砌成，里面的空间大到能够跑一辆马车。

随着罗马帝国的覆灭，良好的个人和城市卫生习惯也一去不返。进入中世纪后，欧洲各国的公共卫生状况陷入了极其糟糕的境地，肮脏的房屋、臭气熏天的街道引起了一系列让人啼笑皆非的事故：当时房屋里的粪池一般位于木制的地板之下，1183年当神圣罗马帝国[2]的国王在位

[1] 台伯河（Tiber River）：意大利语称特韦雷河（Fiume Tevere）。意大利第三长河，全场405公里，流经罗马后最终注入地中海的第勒尼安海。

[2] 神圣罗马帝国（the Holy Poman Empire）：全称德意志民族神圣罗马帝国，是962—1806年西欧和中欧的一个封建帝国。

于埃尔福特的宫殿里宴请群臣时，大厅的地板突然断裂，很多宴会宾客掉进地板下面的粪坑里被淹死，不过幸好国王得救了。直到19世纪，英国仍旧没能很好地解决房屋下水问题，英王乔治四世[1]花大价钱重修白金汉宫，但是这座富丽堂皇的宫殿却是名副其实的臭气熏天，国王不得不命人在宫殿各处摆放香炉。之后的维多利亚女王为了改善白金汉宫的难闻味道，甚至不在宫中为来访宾客们设立卫生间，以至于客人们在来参加女王晚宴前的24小时里都不敢乱吃乱喝。

19世纪的霍乱大流行使欧洲各国不得不面对日益严峻的城镇卫生问题，在英国，以爱德温·查德威克为首的公共卫生改革家们极力呼吁改水改厕，修建城市供水和排水系统、完善相关法律法规成为他们与中央政府和地方政府博弈的主要论题。约翰·斯诺得出的霍乱是由受霍乱病人排泄物污染的水源而传播的研究结果在这场改革中起到了举足轻重的作用，直接催化了英国供、排水系统的升级改良。同期，法国也在各主要城市兴修地下排水工程。1850年，欧仁·贝尔格朗开始在巴黎指挥建设复杂的下水道系统。到了1870年，整个新修的下水道长达500公里，所有的城市废水排到巴黎郊外的阿谢尔野地，不过让人难以置信的是，这片面积达5000公顷的排污地并没有形成臭气熏天的泥沼，而是成为当时的“模范花园”，这里一片郁郁葱葱，而且生长出全法国最大的蔬菜。到了1930年，全部工程修缮完毕，每一条街巷都拥有一条与自己的街名相同的下水道。阴渠清洁工成为一项正式的职业，游客们可以登上他们的小船一览神秘错综的地下水道。正是在这样的背景下，法国著名侦探悬疑小说家加斯通·勒鲁于1911年出版小说《歌剧魅影》，讲述了一位歌剧女星和居住于下水道中幽灵般神秘男子之间的故事。后来安德鲁·劳埃德·韦伯[2]在1986年将其改编为音乐剧，让这个神秘凄婉的爱情故事享誉全球。

---

[1] 乔治四世（George Ⅳ of the United Kingdom）：乔治三世的长子，1820年正式即位，1830年6月26日去世。

[2] 安德鲁·劳埃德·韦伯（Andrew Lloyd Webber，1948年至今）：英国音乐家，代表作有《歌剧魅影》《猫》《万世巨星》《日落大道》等。

5.8 生命统计学家威廉·法尔

1807年11月30日，威廉·法尔出生在英国什罗浦郡的一个名叫肯丽的小村子中。他是他父母的第一个孩子，这对初尝为人父母滋味的年轻人虽然十分疼爱小威廉，但生活的窘迫使他们不得不向现实低头。以他们的经济条件，不要说为孩子提供良好的教育，就是供养孩子平安长大都很困难。经过艰难的抉择，在儿子2岁大的时候，夫妻二人含着泪水将他过继给隔壁道林顿村里的一位乡绅约瑟夫·普莱斯先生[16]。对于每一位有着同威廉·法尔一样经历的人来说，失去双亲都是他们生命中无法填补的缺憾，不过上帝似乎特别偏疼这些不幸的孩子们，以作稍许的补偿。

约瑟夫·普莱斯是一位仁慈的老先生，他非常疼爱威廉·法尔，并尽自己最大的能力将这个孩子培养为一个有用的人。到了上学的年纪，法尔进入距离道林顿村6英里的什鲁斯伯里市的小学学习，在这里他接受了良好的基础教育，而继父家的藏书阁也成为他智慧的娱乐场和知识的启蒙地。1826年，已经19岁的法尔决定成为一名医生，于是便跟随着什鲁斯伯里市的一位名叫韦伯斯特的医生学习解剖学和外科学知识。3年之后，普莱斯先生与世长辞，他将500英镑积蓄全部遗留给养子威廉·法尔，以支付他今后的教育费用。

法尔没有辜负继父的期望，不久之后他利用这笔钱到法国巴黎的大学留学。这段时间正好是巴黎大学的全盛时期，医学定量方法的奠基人皮埃尔·查尔斯·亚历山大·路易斯正在这里宣讲自己用来解决临床问题的数学方法。法尔曾聆听过路易斯的讲学，这对他医学观点的建立影响很大。正是在这段留学期间，他开始对卫生学和医学统计学产生浓厚的兴趣。

1831年，法尔回到什鲁斯伯里市进行为期6个月的外科住院医师培训，然后进入伦敦的医学院校继续学习。1832年，他获得了伦敦药剂师学会颁发的医师证书。1年之后，法尔迎娶朗福德小姐为妻，婚后两人定居在伦敦格拉夫顿街上的一栋小房子里。虽然从小立志学医，但是法尔并没有成为一名真正的营业医生，他主要的兴趣点是当时医学领域中一些新兴的话题，包括卫生学、公共卫生以及生命统计，并通过写作和教授相关内容的课程赚钱养家糊口。法尔是较早涉及这些领域的学者，他的才华很快得到了同行们的赏识，当时《柳叶刀》的编辑沃克利医生便是其中之一，英国公共卫生改革家爱德温·查德威克也对他赞誉有加。

1837 年，法尔的妻子因结核病而去世。由于长期体弱多病，她没能生育孩子。自己身为一名医务工作者，却不能挽救爱人的生命，这令法尔非常悲恸。也许是为了祭奠妻子，同年他帮助詹姆斯·克拉克爵士写了一篇有关消耗性疾病的文章。这位勤勉聪慧的年轻人以及他定量化的医学思维模式给克拉克留下了非常深刻的印象，1837 年登记总处开始正式履行职责时，克拉克爵士和沃克利医生共同推荐法尔担任总处中数据摘录编纂官一职。这个年薪 350 英镑的工作给法尔的生活提供了可靠的保障，在此后的 40 年间，他将自己的绝大部分精力花在创建和发展出一个收集、处理和储存生命统计资料的国家登记系统上，这个系统为之后的很多公共卫生研究打下坚实的基础。

在统计死亡率时，法尔发现非常有必要对疾病进行规范化的分类[17]。1839 年，他写道："一个统一的疾病命名法虽然并不完美，但是它的好处是显而易见的。令人惊讶的是，在实施死亡周报表制度时居然没有考虑到这一点。举例来说，现在每一种疾病都被用三四种名词所表示，每一个名词也都会用来形容很多不同的疾病……疾病命名法之于死亡登记，就如同度量衡之于自然科学一样重要，这个问题需要尽快解决。"基于上述思想，法尔创造出了一种疾病的命名和分类体系，1864 年在巴黎举行的国际统计大会接受了他的分类方法，这就是现今我们所熟识的国际疾病分类（International Classification of Diseases，ICD）的雏形。

1841 年，法尔搬到伦敦北部的斯托克纽因顿地区，和一位名叫惠托尔的小姐再次走入婚姻的殿堂。婚后，二人一共育有 8 个孩子，3 个孩子早夭，1 个儿子和 4 个女儿顺利长大成人。法尔非常疼爱家人，据他的朋友回忆，他是一位宽容的父亲，一位慈祥的长者。同时，他也非常善于交流，他谦逊的态度和对科学、文学与艺术的热爱使他的身边从不缺少朋友。

1822 年，查尔斯·巴贝奇创造了第一台能够自动处理数学运算过程的差分机。1855 年，法尔在巴黎博览会上看到了在此基础上改进而来的舒尔策差分机，他想，如果能够用这种机器来处理登记总处收集上来的海量信息的话，该有多方便啊！经过法尔的一番游说，人们终于在英国也建造了一台舒尔策差分机。整个机器由 4320 个零件组成，重达 1000 磅，耗资将近 1200 英镑。法尔用这台机器将 1841—1851 年中的 470 720 个死亡记录编制成一张英国人的寿命表，成为第一个发表用机器运算出的数据的医学家。

法尔的成就并不仅仅局限于登记总处中，他的才华受到了当时医学界的广泛认可。1855 年，他当选英国皇家学会成员。1856 年，弗洛伦斯·南丁格尔从克里米亚战场回国后，提名他作为皇家专门调查委员会中的一员，对英国本土军队和印度驻军士兵的健康状况进行调查。1861—1871 年，他兼任英国人口调查特派员一职，并于 1871 年当选为统计学会的会长，这个组织之后改名为皇家统计学会。

1876 年，法尔的第二任妻子去世。1879 年，总登记官乔治·格雷汉姆宣布退休，不过令人遗憾的是，法尔没能如愿接替老上司成为新任总登记官。一年之后，他也辞去了自己的职位。1883 年 4 月 14 日，威廉·法尔与世长辞，享年 75 岁。

法尔对流行病学的学科发展做出了重要的贡献。首先，他建立了第一个出生和死亡登记系统，为当时开展的很多流行病学研究的数据收集提供了便利[18]。比如，约翰·斯诺利用登记信息调查了伦敦霍乱暴发的情况，格林豪完成了第一个职业流行病学领域的系统研究，西顿利用登记信息进行了有关天花预防接种的效果分析。这些研究中的很多结论逐渐被应用于疾病的预防之中，形成正向的社会影响。其次，这个登记系统为之后的人群监测打下了良好的基础[19-20]。那么，下面就让我们具体来了解一下法尔所创造的登记系统吧。

5.9 英国登记制度和登记总处的由来

1836 年，英国议会通过了出生死亡登记法案，法案决定成立登记总处，负责英格兰和威尔士的出生、死亡和结婚信息的民事登记[21]。这个法案最初的目的是保护拥有土地的贵族阶级在财产遗留和继承过程中的合法利益，不过登记总处的工作似乎很快便超越了它最初的职责范围。

自1837年7月1日起，登记制度开始执行。英格兰和威尔士被分为几个登记区，每个区由一名登记监督官负责领导区内所有登记官进行数据收集工作。填满的登记表被定期送到监督官处进行保存，监督官对信息进行汇总，并于每个季度向位于伦敦的登记总处汇报一次。这种登记制度的建立给英国民众的生活带来了一些改变，其中最明显的要数结婚习俗的变化了。在此之前，婚姻只需要在教堂进行登记，但现在婚姻也需要在地方登记处登记。犹太教和贵格会[1]的教堂获得了政府的认可，也就是说教徒们在这里举办一次婚礼，便可以同时完成教会和政府两方的登记任务。然而对于浸礼会教派、一位论教派等其他教派来说，相关手续则要复杂得多。这些教派的教堂需要向国家注册以获得举行结婚仪式的资质，而且只有在一名牧师和一名登记官的同时见证下才能够完成登记。这种制度一直延续到1898年。

在开始的一段时间里，英国的登记制度是存在缺陷的。拿出生登记来说，政府并没有对出生登记进行强制性的要求，因此为了避免孩子出外打工被追查年龄等麻烦，很多家长不愿意进行登记。据估计，早期的记录中可能漏登了1/3的人口出生信息。而且由于没有进行严格统一的规定，收集上来的数据也是五花八门的：一些人没有及时进行登记，之后补登时发现已经记不清孩子的出生日期了，于是就随便捏造一个；一些人写上的是孩子的洗礼日期而非出生日期，因为他认为二者之间没有什么区别，等等。1874年的出生死亡登记法案规定，父母必须在每一个孩子出生后42天内为其进行登记，否则将缴纳2英镑的罚款；死者的亲属必须在5日内进行死亡登记，并且需要出示有医生签名的死亡证书[22]。在政府的强制下，漏登的情况大幅下降。

虽然存在一些问题，但是登记制度和登记总处的建立对英国乃至全世界都有着深远的影响。英国至今仍保留着登记总处：1972年，登记总处被并入当时新成立的人口普查局中，后者又于1996年被并入国

[1] 贵格会（Quaker）：又称公谊会或教友派，是基督教新教的一个派别。

家统计局。2008年，政府执行了2007年通过的统计登记服务法案，将登记总处划归为英国身份与护照服务局下属单位。而一度是英属殖民地的澳大利亚、新西兰和中国香港的政府中也都设立了具有相似职能的登记总处。由于一代代登记官们的努力，大部分登记总处的历史资料被保存至今。现在，人们能够很方便地在总处的网站上浏览各年的出生、死亡和结婚证明，因此很多英国人通过这个信息系统发起了家族史寻根活动，他们也许甚至能够找到他们曾曾曾曾曾祖父的出生证明呢！

5.10 威廉·巴德的伤寒暴发调查

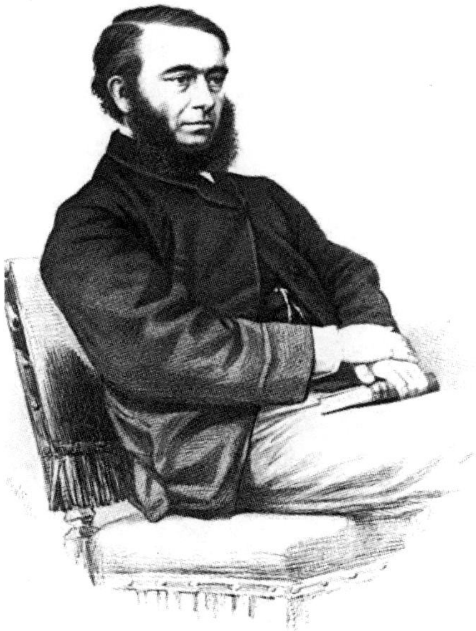

威廉.巴德（1867年，伦敦）

19世纪，在英国德文郡的一个名叫北托顿的小镇里，生活着一对幸福的夫妻。丈夫塞缪尔·巴德曾是英法战争中的海军外科医生，战后在北托顿镇当起了全科医生；妻子凯瑟琳是德文郡最古老的家族的成员。他们一共有10个孩子，所有的孩子都在家中接受早期教育，直到塞缪尔的祖父（英国圣公会的一个牧师）去世。祖父去世后，塞缪尔继承到一大片土地。之后，塞缪尔将孩子们送到当时有名望的大学学习。功夫不负苦心人，他的6个孩子成为医生，其中乔治·巴德和威廉·巴德的成就最为突出。

威廉·巴德在家中排行第六，最初他在父亲手下当学徒。16岁那年，威廉·巴德被送往著名的法兰西医学院学习。威廉·巴德师从皮埃尔·查尔斯·亚历山大·路易斯，对胃肠炎性疾病，特别是坏死性发热性胃肠炎进行了深入的研究和学习。另一个对巴德有重要影响的人是布尔多纳[1]。布尔多纳是一位非常善于观察的医生，他发现在某次疾病暴发中死去的学生身上有溃烂的皮氏结节，另一些存活下来的学生被遣送回家，而随行的侍从也患上了相同的疾病。威廉·巴德在法国的教育经历是非常重要的，这些所见所闻极大地激发了他对“疾病是怎样传播的”这一科学问题的强烈兴趣[23]。

返回英国后，威廉·巴德进入爱丁堡大学继续深造，于 1838 年获得医学学士学位，这一时期他的有关急性风湿病的论文获得了医学研究的金奖。毕业后，他在格林威治的海员医院当助理医师，但没过多久就患上了伤寒，差点丢掉了性命。威廉·巴德只好被迫辞职回家，在家中协助父亲行医。

1839 年，也就是威廉·巴德在家休养的这一年，北托顿暴发了伤寒。由于是在自己家乡，他熟悉几乎所有的医务人员和患者，这为他进行详尽的调查提供了非同寻常的机遇。于是，威廉·巴德开始钻研伤寒的起源和传播，这在后来也成为他毕生的事业。从伤寒暴发伊始，威廉·巴德就开始刨根问底地了解当时疫情的流行情况。

> 一开始，所有这些人中并没有出现任何传染的现象。然而，到第四例病例出现时，一个锯木匠把他的家迁到 9 英里以外，很快他的身体就每况愈下。他回到家中两天后，就因发热而躺下了，5 周后他就死了。10 天后，他的两个孩子也因发热而躺下了，而且情况都很严重，家中妇人的状况良好。
>
> 另一例锯木匠病例（第六位伤寒病人），当他有发热症状的时候，离开了村庄，他带病离家也在 9 英里左右。这个病例更有启示性。他的一个朋友在他最严重的时候看望了他，并被叫到床前帮助他。10 天之后，这位朋友出现了寒战，紧接着便是伤寒的其他症状，现在他也成了一个新的传染源。在他恢复健康之前，他的两个孩子以及一个居住相距有一定距离的、曾不断看望他的兄弟也都因发热而躺下。

1839—1842 年期间，威廉·巴德就是以这样的方式详细地记录每

[1] 19 世纪法国乡村医生，报告了发生在法国图尔市军事学校的一场疾病暴发。

一位病人发病前后所接触的人或物，以及接触的方式。按照这种方式，他一共调查了 80 多名伤寒病人，最终撰写了一篇题为《调查大不列颠和爱尔兰普遍存在的持续性发热的来源》的调查报告，并绘制了伤寒传播链图，描述了北托顿镇伤寒暴发的全过程，展示了在不同地区疾病是如何以一种特定的方式从一个发病者传播到另一个发病者的。污染的水源，下水道的空气，不洁净的手、床单和被褥，都充当着疾病的传播媒介。但威廉·巴德并没有立即把结果公布出来，直到 1859 年，他才把这些伤寒的观察结果发表在《柳叶刀》杂志上，题为《关于肠性发热》。

早在 1840 年，威廉·巴德就撰写了一篇非常优秀的文章《关于持续性发热的一些问题》，参与评选萨雷克奖[1]。该文的大致内容是，伤寒和斑疹伤寒是两种不同的疾病，但它们都是传染性疾病，两者都不是自发产生的。然而，这项大奖并没有授给威廉·巴德。在当时人们看来，巴德与萨雷克奖擦肩而过并非由于文章本身的科学性不强，而是“因为依最终的决定者约翰看来，这篇文章表明的观点实在是太新颖抑或太惊人了”[24]。

之前的章节中，已经介绍了有关疫病的“传染论”和“非传染论”之争。威廉·巴德一生中都是“瘴气学说”的坚定反对者；同时，他始终将传染论置于首位。他所写的几乎所有有关传染病的著作的主题也都紧紧围绕着传染病的性质。他常常使用“一个伟大的红衣主教真理”“一个基本命题”和“最核心的事实”这些字眼来描述这一理论，而证明

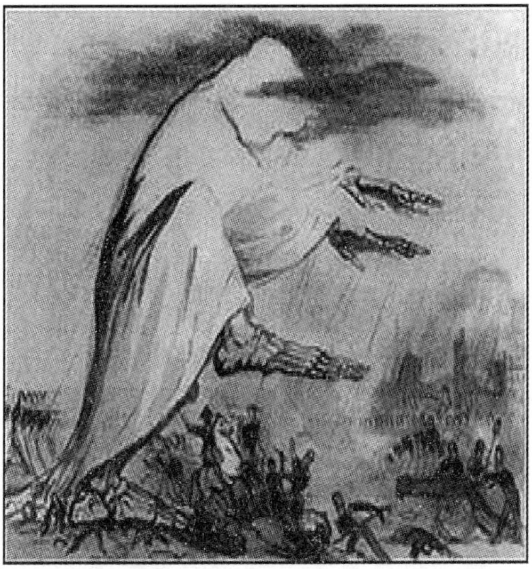

19 世纪霍乱由毒气传播的瘴气学说

[1] 《英国医学期刊》（BMJ）设立的医学奖，当时成功当选的人是戴维森（Davidson）医生，他的文章相对更正统，经福布斯（Forbes）校审后，附于 1841 年《英国和国外医学评述》。

传染论为真的有利证据则源自于他从布里斯托尔的霍乱暴发[25]、北托顿及其他地方的伤寒暴发以及威尔特郡的羊痘暴发中所总结出的流行病学经验[26-27]。

首先，值得一提的是威廉·巴德对感染的定义。虽然他用的是“contagious”一词，而非现代医学中常用的“infectious”，但是在他的诸多著作中，对感染的阐释还是非常明确的。

> 感染，就其广义来说，表示通过任何媒介，从已经患病的人传播给其他人，这些人会出现想调查的某种特定的发热症状。

1849年9月，威廉·巴德在发表的首篇文章《恶性霍乱：病因、传播的方式以及预防》一文中，就开始以教义般的口吻大胆断言：“引发霍乱的是一种独特的、活的微生物。”并对这种特殊微生物的性质、传播的条件和特点进行了简洁、清晰、全面的论述[25]：

> 1. 引发恶性霍乱的是一种活的、独特的微生物体。
>
> 2. 这种微生物通过吞咽的方式被摄入到大肠内，并通过自增长的方式无限繁殖，这是活的生物体的特征。
>
> 3. 这些在大肠内生存、繁殖和活动的微生物会导致某种特殊液体的流出，而这种液体是恶性霍乱的特征。
>
> 4. 这种新的微生物仅在人类的肠中繁殖。
>
> 5. 这些微生物仅通过社会传播：
>
> （1）在空气中，以无形的颗粒形式传播；
>
> （2）以接触食物传播；
>
> （3）主要还是以饮用感染地的水源传播。
>
> 无论何种疾病，进入到一个新的地区都需要时间发展自己。首先，或多或少会有一些不规律的病例发生，然后逐渐成倍出现，但是通常来说，呈最大毒力的暴发需要几个月的时间。显然，这不会是瘴气导致的瘟疫，瘴气会通过空气广泛传播，立即就会发挥全部的作用。

威廉·巴德的研究并不仅仅局限于伤寒和霍乱两种疾病，实际上，他对绵羊痘等动物流行病也进行了大量的探讨，并在整个过程中显示出了一位流行病学家的科学素养。1862 年 6 月，在威特尔郡起先只有一只牲畜患上了绵羊痘，然而在接下来的短短几个月中，疾病迅速传播到了其他 8 个农场中，范围扩大了几十平方公里。在大规模暴发停止前，已有 8000 ～ 10 000 只牲畜受到了感染，有数百只动物要么病死了，要么被杀了。在研究这场动物界的瘟疫时，威廉·巴德不仅仅讨论了疾病暴发的传染源问题，而且还探讨了更广泛的流行病学方法学的问题[24]：

> 为什么流行病学法则如此鲜为人知？主要有两大原因。其一，夸大了这个学科的难度；其二，想明确知道调查应遵循什么方法。作者们太固执于思考“流行性毒物”的神秘性和别称，以至于在尝试发现它的流行规律时感到无望。这种做法的调查结果令人沮丧，不利于科学的进步。更致命的是，这让他们以“真理是高不可攀的”为由对其产生一种偏见，因而无法找到事情的真相。
>
> 引发流行病的物质是肉眼观察不到的；控制这些不可见物质的法则也很难理解。但是，这些法则一定可以完美地从疾病暴发中弄清楚。那些自然界的无形力量，比如重力，就是我们的知识所能确定和明确的。

另外，威廉·巴德从来都不是一个只停留在理论上的人，他更是一个实干家。他坚持论证传染论的观点并不是因为他乐于或擅长学术式的论证，而是因为他非常确信一个事实，即采取适当的预防措施可以阻断疾病的传播。这正如他在多次控制传染病暴发的实践工作中所执行的那样。1866 年，布里斯托尔暴发亚洲霍乱，巴德积极对公众宣传煮沸饮用水、煮沸牛奶、用漂白粉清洗下水道等预防措施。通过这些措施，人们成功地阻止了疾病蔓延，扑灭了疫情，这也是霍乱暴发以来的少数几次人们通过积极的预防措施成功控制疫情的实例。同年，英格兰暴发了恐怖的牛瘟，巴德竭力呼吁用“一把战斧和一个生石灰坑”来解决眼前的困难。尽管在一开始他的主张备受嘲笑，不过这一建议最终还是被采纳。很快，牛瘟状况便出现了明显的好转。

5.11 约翰·斯诺：流行病学之父

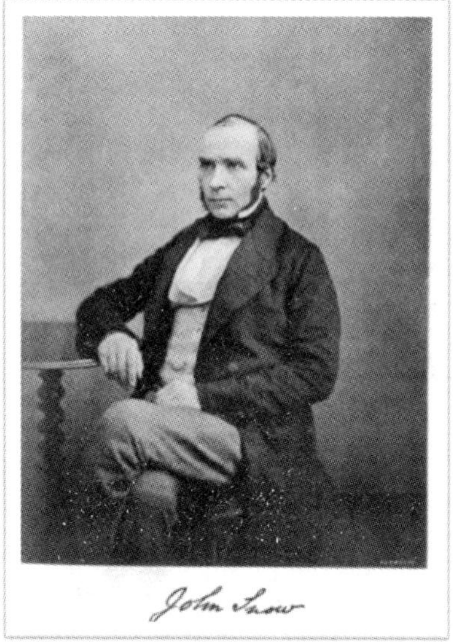

约翰·斯诺（John Snow）

在本章之前，我们已经向大家介绍了很多历史上为流行病学的建立和发展做出巨大贡献的人物。托马斯·西德纳姆对于临床观察的强调纠正了医学错误的发展方向，他对各种流行性疾病的客观描述为流行病学的建立打下了坚实的理论基础；约翰·格朗特和威廉·配第建立了“政治算术”方法，这种方法被后人进一步发展为统计学，他们的工作为将来的医学家和流行病学家提供了解决问题的利刃；皮埃尔·查尔斯·亚历山大·路易斯和威廉·法尔等将数学定量方法与临床实践有机地结合在一起，并且在探索科学评估临床治疗的方法时逐渐发展出了对比、控制混杂等一系列临床流行病学的基本思想，这些思想后来成为流行病学家们探讨研究的核心内容。

当人们在人类智慧史的海洋中艰辛地追溯着流行病学的起源时，一位英国医生的工作走进了人们的视野，是他用前人的知识砖瓦筑起了专属于流行病学的辉煌殿堂，也是他使流行病学从一种“不过是训练有素的和有组织的常识”发展为一门科学。这个人就是约翰·斯诺，伟大的流行病学之父。然而，约翰·斯诺的伟大并没有受到与他同时代的学者们的认可，他的著作也因此被埋没了近百年。1936 年，韦德·汉普顿·弗洛斯特出版了《斯诺论霍乱》一书，这一对约翰·斯诺的重新发现才令他的流行病学研究重见天日。之后，布莱恩·麦克马洪、亚伯拉罕·M·利林费尔德等著名的现代流行病学家都在他们的著作和讲学中提到了斯诺的研究，并肯定了斯诺对现代流行病学的贡献。2003年，在撰写约翰·斯诺的传记时，密歇根州立大学的学者皮特·云顿-约翰森和他的同事们将自己戏称为“雪花”（约翰·斯诺的姓氏“Snow”又译为“雪”）以表达对斯诺的热爱[9]。亲爱的读者，在看完本章之后，你会不会也成为一名“雪花”呢？

约翰·斯诺的母亲弗朗西丝·阿斯克汉姆是一个私生女，她的父母约翰·恩普森和玛丽·阿斯克汉姆在她出生的时候还没有结婚，因此她继承了母亲的姓氏。1791年，在弗朗西丝3岁的时候，约翰和玛丽在约克市近郊的埃克姆镇的教堂举行了婚礼，并在之后的9年中生养了另一个女儿和3个儿子。这个七口之家只能算得上当时英国社会中产阶级的下层，男主人曾经当过纺织工人，也当过绅士的仆人，一家人的日子虽然并不富裕，但是他们凭借诚实的劳动自力更生。1801年，恩普森一家人搬到了约克市北边的亨廷顿教区，在这里弗朗西丝遇到了她的白马王子威廉·斯诺。

1812年，24岁的弗朗西丝·阿斯克汉姆和29岁的威廉·斯诺在上帝的见证下交换了神圣的誓言。婚后，夫妇二人在约克市里诸圣北街的一所小房子中定居。诸圣北街毗邻流经约克市的乌斯河。与威廉·斯诺一样，这条不宽的街道上的住户大多是工人，他们有的是船工，有的是放牛郎，有的是皮革工或纺织工。1813年3月13日，弗朗西丝和威廉的长子约翰·斯诺呱呱落地，诸圣北街的布朗牧师在小家伙出生当天为他进行了洗礼。在之后的15年里，斯诺家又陆续迎来了8个孩子，其中3个是女儿，5个是儿子。斯诺夫妇非常重视对孩子们的教育。虽然作为一个工人家庭，他们的收入非常有限，但是夫妇二人想方设法让每一个孩子都接受了基本的学校教育，这样的壮举在当时来讲是非常难以想象的。1820年之后，斯诺家的家境有所改善。从斯诺夫妇第三个儿子以及之后的孩子的洗礼登记记录来看，威廉·斯诺在1819—1828年之间从事的职业为运货马车车夫。这个工作的收入颇丰，很快他便攒够了钱把全家搬进了惠灵顿街的一栋新房子里。这段时期是斯诺家的转折点，在全家人的努力下，这个工人家庭变得越来越殷实。

大约在1819—1827年间，约翰·斯诺进入学堂学习。皮特·云顿-约翰森在为斯诺著传时写道，根据当时的种种证据推测，约翰·斯诺就读的学校应该是约克市内的道兹沃斯学校。道兹沃斯学校是一所主要面对来自贫穷家庭的孩子的私立学校，几乎不收取学费，不过教授的课程与普通的日间学校是相同的，包括阅读、写作、算数、圣经、教会要理问答，以及祈祷书的应用。

14 岁生日的时候，约翰结束了学校学习，他的父母开始为他找寻合适的学徒机会。最终，威廉·斯诺为儿子找到了在泰恩河畔纽卡斯尔市的一个医学学徒的实习机会。接收学徒的是威廉·哈德卡斯尔，一位外科医师兼药剂师，同时也是约翰·斯诺的舅舅查尔斯·恩普森的好友。

当时，医学学徒的工作是非常繁重的，通常一个学徒每天要很早起床，在开店之前将店铺收拾干净妥当。营业时，他们的工作内容繁多，包括洗刷瓶子、记录药物库存清单、按处方为病人抓药并将药物送到病人家中，以及准确地记录就诊病人的姓名、住址、职业、症状、治疗方案等信息。没有历史资料能够告诉我们约翰·斯诺在学徒期间的具体情况，但是有证据显示哈德卡斯尔是一位认真负责、稍许严苛的老师。说他严苛，并不是因为哈德卡斯尔像小说中描述的雇主那样对他的学徒进行了剥削，而是因为他对学生的要求很高。哈德卡斯尔经常督促斯诺在工作之余阅读大量的医学书籍，并且确保他能够尽快地独立处理各种临床问题。学徒时期的医学学习经历对斯诺的影响极大，在这段时期他不仅积累了大量的临床经验，同时也掌握了拉丁文和希腊文。很快，斯诺便形成了自己独立的医学思想和观念。

17 岁的时候，约翰·斯诺研习了约翰·弗兰克·牛顿的医学论著《回归自然：为素食疗法的辩护》，作者提倡严格的素食食谱，他认为动物性的食物和经发酵酿造的饮品是一切疾病的根源，只有植物性食物才是适合人类的天然食品。同时，洁净的饮用水对保持健康也非常必要，但事实是，人群聚集的大城市卫生状况糟糕，水源基本都已被污染，因此唯一的解决办法是将水蒸馏之后再饮用。牛顿每次饮水前都要对它的洁净程度进行测量，“向一杯水中滴入几滴硝酸铅”，如果蒸馏得彻底，液体会保持透明，如果出现云雾状沉淀则说明有污染，需要再次蒸馏后才能喝。这本书对斯诺的影响很大，在之后的十几年中他一直严格地践行着牛顿的饮食方案，直到晚年时他的健康每况愈下，斯诺才在医生的建议下开始进食少量的动物性食物。研究霍乱的传播时，斯诺很有可能是受到牛顿净化饮用水的理论的启发，才开始研究疾病和供水之间的关系的。

1831年秋，亚细亚霍乱随着来自德国汉堡的船只登陆英国桑德兰港口，当人们还在讨论这个疾病是否是一种新的传染病时，疫情开始迅速向英国全境蔓延。1831年11月，纽卡斯尔出现了第一例霍乱死亡病例，同年12月7日当地卫生相关人员正式确认霍乱已经在城中开始流行。1832年8月7日，斯诺的老师哈德卡斯尔被圣约翰教区任命为传染病流行期间的济贫法医疗官，负责区内的医疗卫生工作。这时，处于哈德卡斯尔职责范围内的一个名叫基林沃思村的小村子里也出现了霍乱病人，分身无术的他将还是学徒身份的约翰·斯诺派往了这个村子，作为他的助理为病人进行医治，这是斯诺第一次独立行医。

1833年4月，斯诺结束了在纽卡斯尔的学徒生涯，为了攒够钱到伦敦接受医学教育并成为注册医师，他在一个名叫博诺田的小村庄找到了一份工作，成为药剂师约翰·沃森的助理。不过这里和他学徒期间所熟识的医疗环境大不一样。初到博诺田小诊所的时候，斯诺被这里的杂乱无章吓了一跳。到任后他所做的第一件事情，就是彻底清除这个地方的积垢。他写道："我脱下大衣，将每一个抽屉清空，把柜台上不必要的覆盖扯掉，重新标记了药瓶标签，将所有东西都归置得整整齐齐。"出乎斯诺的意料，这样的举动并没有给老板留下什么好印象。沃森一定是一个非常节俭的人，因为当他发现他精心收藏的那些以前的病人用剩下的起疱剂被斯诺一股脑地全部烧掉了的时候，这位老先生开始像葛朗台一样大吼大叫起来。

一年之后，由于实在无法忍受繁重的工作和低廉的薪水，斯诺辞去了博诺田的工作，回到了老家约克市。家里的一切还是老样子，有慈祥的父母，咋咋呼呼的兄弟姐妹，款款流淌的乌斯河，也许还有那儿时爱慕过的姑娘。约克市的一切净化了斯诺的心灵，经过短暂的休息后，这位21岁的小伙子踏上了新的旅途。他来到位于西约克郡的佩特布里奇小集镇上，并成为一位名叫约瑟夫·沃伯顿的药剂师的助理。这里的工作依旧很辛苦，斯诺负责的病人大多住在偏远的教区，他出诊时的路途十分艰难曲折，而且时常需要在夜间访视病人。不过比起沃森来，他现在的老板为人公正。在佩特布里奇的日子虽然辛苦，但斯诺积累了很多全科医生的经验。除了治病，这段时间里斯诺最主要的医学学术活动是参与提倡戒酒运动。由于信奉牛顿的素食主义，斯诺本人滴酒不沾，他坚信饮酒对身体有毒害作用，会导致机体过热和过度兴奋。1836 年 6 月，他在佩特布里奇镇进行了戒酒演说，明确表达了自己的医学观点。不久之后，他再次回到约克市。时隔两年，当斯诺再次走在老家市中心的时候，他惊讶地发现原来家乡的人这么爱喝酒。他意识到向约克市市民推广戒酒理念的重要性，并很快与其他几位支持者一起创建了约克市禁酒协会。到 7 月 6 日的时候，这个协会已经发展出了 21 名会员。

1836 年 8 月，斯诺离开家乡来到伦敦，在亨特利安医学院接受了 18 个月的医学训练。1838 年 5 月 2 日，他参加了英国皇家外科学院的考试，根据当月伦敦医学公报的通告，他的成绩在 114 位通过考试的考生中名列第七。斯诺凭借优异的成绩成为英国皇家外科学院中的一员，并于同年 10 月通过了药剂师资格考试。之后，斯诺在弗里斯街上租下一间公寓作为诊所，开始了全科医生的行医生涯。他的诊所所处的安妮苏豪教区是维多利亚时代伦敦最拥挤繁忙的地段之一，这里居住着不同社会阶层的居民，各种商铺和民居混杂在一起。由于伦敦并不缺乏医疗资源，因此对于这个来自约克市、在伦敦没有一点根基和背景、又不是剑桥和牛津毕业的外科医生兼药剂师来说，想要在这里独立行医并不容易，更何况距离斯诺诊所几个门脸的距离内就有另外 4 个外科医生的诊所在开张营业。更糟糕的是，斯诺天生不善与人交往，用现代的话说就是，与智商相比，他的情商似乎相对较低。“一个安静的人，非常缄默……不容易被人理解，是一个奇怪的人”“他习惯用非常沙哑的声音说话，刚开始听他这样说话会觉得很不愉快”，这是人们对他的普遍看法。因此，在伦敦行医的最初几年中他的生意一直不好不坏。不过斯诺并没有将自己的全部精力放在收治病人上，在工作之余他热衷于医学研究。他是威斯敏斯特医学学会中活跃的一员，在入会后的前 5 年里，斯诺参加了超过 90% 的学会每周六晚举行的例会。当时，政府和医疗机构不会提供专项资金供医生们探讨医学问题，研究者们大多要自掏腰包。斯诺为人节俭，在饮食方面也非常节制，因此虽然收入不高，他还是可以攒下足够的钱来支持他的学术活动。

1839 年之后，斯诺开始着手对一些他感兴趣的医学问题进行全面细致的研究，他的研究领域主要为呼吸病生理学、吸入性气体的理化性质以及助产学。当斯诺在 1839 年 3 月的威斯敏斯特医学会例会上聆听了戈尔丁 · 波德医生关于碳酸气体对动物的致死效应的研究报告后，他立刻对小鸟和小白鼠进行了一系列研究。他把实验动物关入充满以不同比例的二氧化碳、氧气和大气混合制成的气体的罐子中，观察它们的反应。他发现氧气在一定程度上可以充当二氧化碳的解毒剂，并且推测二氧化碳的破坏作用可能是由于“对空气细胞黏膜的持续刺激”所导致的。为了探讨窒息的机制，斯诺曾经进行过动物解剖实验。他将一只豚鼠淹死，1 小时后开始对尸体进行解剖。豚鼠心脏的右半边充血膨胀，左半边则因缺血而变得很瘪，然而令人惊讶的是，虽然豚鼠已经死亡了 1 小时，但是它的右心房还在轻微地蠕动；当剪开气管开始人工呼吸的时候，心室逐渐开始恢复跳动，甚至能够看到富含氧气的鲜红色的动脉血从肺部流入了左心室。斯诺把从动物实验中获得的信息与临床实践有机地结合起来。在为妇女接生的时候他发现，大约 20 个新生儿中会有 1 个在出生之后无法自主呼吸，这些婴儿随时有窒息而死的风险。那么，从豚鼠中得到的有关窒息的病生理学知识可不可以被用来进行产后抢救呢？ 1841 年，斯诺发表了一篇题为《死产新生儿复苏术》的论文。在文中他介绍了自己设计的一种由两个针管组成的复苏装置，其中一个针管罩在婴儿的嘴上用来将肺部的气体吸出，另一个罩在鼻子上用来将外界的气体打入肺中。这篇论文在威斯敏斯特医学会中引起了不小的反响，学会会员们在 10 月 23 日和 30 日的例会上就文中所提到的复苏方法进行了热烈的讨论，不过讨论的内容比论文中的内容要丰富得多。有些人开始讨论复苏方法是否可以应用到对溺水人员的抢救中，还有一些人迫切地想要了解停止呼吸多长时间之后就无法复苏成功了。从《死产新生儿复苏术》这篇论文中我们能够看到斯诺作为一位医学研究者的素养，他提出了有关窒息的理论，恰当地统一了临床观察结果和动物实验证据，而且尝试着将理论应用于实践之中。斯诺对呼吸的研究并没有就此停止，两个月之后他向威斯敏斯特学会呈递另一个他新设计的装置——胸腔穿刺抽吸器，并于 1843 年发表论文《毛细血管循环》，文中探讨了毛细血管与周围组织的物质交换过程，及其与呼吸之间的关系。1843 年，斯诺在伦敦大学获得了医学学士学位，并于次年获得医学博士学位[28]。

1844 年美国人克尔顿发现一氧化氮的麻醉作用并将其用于临床后，各种麻醉剂及其麻醉作用很快受到了英国医学界的广泛关注。1846 年 12 月 19 日，伦敦牙医詹姆斯·罗宾逊在为病人朗斯代尔女士拔牙的时候展示了乙醚的用法。他将浸有乙醚的海绵放到一个连接着一根塑料管的玻璃容器中，塑料管的另一头与吸嘴相连。病人通过吸嘴吸入药物气体，不久便失去了意识。罗宾逊在她醒来之前迅速把一颗磨牙拔掉，整个过程只用了不到 3 分钟，而病人没有感到一点疼痛。12 月 28 日，当罗宾逊“最成功的朋友们——斯道克先生、斯诺先生和芬尼先生都在场时”，他再次展示如何在麻醉剂的协助下进行牙科治疗，这是约翰·斯诺第一次亲眼看到乙醚的神奇作用。不过他发现乙醚的麻醉效果并不稳定，有些病人吸入气体后会进入稳定的昏迷状态，有些病人则会出现不同程度的喊叫、挣扎。斯诺发现，当时的大部分医生认为这是由于吸入器结构不完善和病人个体差异所导致的，很少有人意识到也许这种现象与乙醚气体的理化性质有关。斯诺把之前积累的大量有关呼吸病生理学、窒息、吸入性气体理化性质、临床研究和动物实验的知识在脑海中进行梳理整合，形成了一整套探索乙醚麻醉作用的研究方案。经过几个月的努力，斯诺收集到大量的动物实验和理化实验数据，并于 1847 年 9 月出版了《论外科手术中乙醚气体的吸入》一书。他指出，空气中乙醚的饱和浓度与温度直接相关，其麻醉效果不佳主要是因为药物剂量不足，而不是因为个体差异。他甚至对自己进行人体试验，以确定乙醚的最佳用量。斯诺创立了乙醚门诊，许多公立医院和私人诊所时常邀请他作为麻醉师协助治疗。他根据乙醚的理化特质发明出一种可以精确定量排放乙醚的装置，实践证明这种吸入器的麻醉效果更好，对病人的危害更少。由于丰富的知识和实践经验，斯诺很快成为乙醚麻醉方面的专家，这项工作在为他带来名誉的同时，也为他带来了不少额外的收入。

1848 年，斯诺的研究重点转移到了氯仿的麻醉作用上[29]。他认为氯仿好似乙醚的浓缩形式，它的作用更强，起效更快，但是刺激性更弱，危险性更小。氯仿的用药量更少，更加经济。在向学会呈现自己的研究之前，斯诺在自己身上对氯仿进行了试验。他将一块怀表放在桌子上，坐下，然后开始吸入气体。很快他就感觉到一种愉悦的醉酒感，再看怀表时，却发现秒针已经不见了。直到他把自己的鼻子贴到表面上时，才又看清了它。由于这许多优点，在不到一年的时间里氯仿便代替了乙醚，成为医生们最青睐的麻醉药。然而，医学界对氯仿的接受似乎过于迅速，人们在还没有清楚地了解它的毒性和合适的用量之前就已经开始将其广泛地应用到临床实践中。很快，氯仿麻醉导致死亡的病例接二连三地出现，英国、美国、法国都出现了类似的报道。为什么氯仿更加容易引起死亡？乙醚和氯仿之间存在着什么关联？为什么两种不同的物质都能够产生麻醉效应？是否还存在其他化学物质也具有这个性质？为了解决这些问题，斯诺开始进行一项新的研究：《论吸入性气体的麻醉作用》。在研究中，他发现硝酸乙酯、二硫化碳、苯、二氯乙烷都有麻痹动物中枢神经的作用，这些化学物质都属于“吸入性麻醉气体”这个大家族，不过它们并不是乙醚和氯仿的合适替代品。血液中麻醉气体的浓度越高，病人被麻醉的程度就越深，而麻醉气体的用量则与其在血液中的溶解度成反比。他将研究结果以 18 篇系列论文的形式发表在 1848 年 5 月至 1851 年 12 月的伦敦医学公报上，其中的 12 篇发表于 1849 年 8 月之前，后来的一段时间里斯诺转而研究伦敦的霍乱疫情，直到 1850 年春天才重新继续麻醉研究。

斯诺对呼吸病生理机制以及麻醉剂的研究为之后他的霍乱研究做了充分的准备工作。看到这里你也许会问，麻醉剂和霍乱根本是两个风马牛不相及的医学门类，它们之间怎么可能会有交集呢？其实正如微波可以用来加热饭菜，也可以用来治疗癌症一样，不同领域的知识最终都是相通的，人类的智慧也从不被古板的学科分类所禁锢。在解决科学问题时，我们往往只注重寻找一步将军的杀招，却时常忘记也许只有跳出棋局才能够看到通往成功的坦途。

1831—1832 年间，英国全境霍乱大流行，当时的斯诺还只是纽卡斯尔市的一名医学学徒。时隔 17 年后，霍乱于 1848 年夏季再次来袭。10 月，伦敦出现了第一批受感染的病人，面对突如其来的疫情，很多医生开始探索针对性的治疗方案。在当月伦敦医学学会的会议上，亨利·克拉特巴克医生介绍了一种他在救济院做出访医生时看到的那里的住院医生治疗霍乱的新方法，具体的治疗方案是：让病人卧床休息，裹上温暖的毯子保持体温，饮下一杯伴有糖和香料的白兰地，摩擦他的身体并施以温热疗法，然后让病人持续吸入氯仿，直到出现不良症状为止。也许是因为对氯仿的这一特殊应用感到好奇，也许是为了紧随英国医学界研究重心的转移，斯诺从1848年秋天开始对伦敦霍乱的流行情况产生了浓厚的兴趣。1849年8月，他自费出版了自己的著作《论霍乱的传播方式》(后简称《论霍乱》)。根据他对吸入性气体性质和呼吸病理生理学的理解，斯诺指出当时医学界普遍认同的霍乱是通过瘴气传播的理论是不正确的，人们很有可能是因为食入被污染的食物和水才患病。

霍乱风波过后，斯诺重新拾起对氯仿的研究，他很快成为伦敦市里小有名气的麻醉医生。通过为不同的病人进行麻醉，斯诺逐渐结交到很多著名的医生和一些上层社会中的权贵。广泛的人际关系不仅保证了他宽裕的生活，也为他打通了通往更高层次的医学社团的道路。1850年斯诺成为伦敦病理学会的一名会员，1851年被聘为布朗普顿消耗病及胸部疾病医院的内科医师。为了感谢他对医学做出的贡献，伦敦医学会先后选举他作为学会1852—1853年期间的演讲人，1853—1854年期间的学会副会长。1855年，斯诺被选举为伦敦医学会会长。同时，斯诺还是伦敦流行病学会的创始人之一。在这段时间里他也没有放弃研究霍乱，相反，作为流行病学会的元老，斯诺的身影经常活跃在学会会议上。他时常将自己有关霍乱的最新研究报告在学会上宣读，这些报告后来被整理纳入第2版《论霍乱的传播方式》中。由于经济状况的改善，1852年斯诺购下了萨克维尔街18号的房子，并且成功说服了他原来房东的仆人辞去旧工作，成为他的新管家。

也许1853年4月7日是约翰·斯诺一生中最难忘的日子，因为这一天他在维多利亚女王分娩利奥波德王子的时候为她施行了麻醉术。斯诺用笔记下了他人生中这伟大的一刻[9]：

4月7日星期四：在女王分娩时为她施以氯仿麻醉。星期日开始，女王感觉隐隐的疼痛。这天早上9点钟，洛可克医生被请来，女王开始出现更加剧烈的疼痛，洛可克医生发现子宫颈开始有些扩张了。10点多一点点，我从詹姆士·克拉克阁下那里收到一张字条，请我去皇宫。我一直与詹姆士·克拉克阁下、弗格森医生和（大部分时间里）洛可克医生待在距离女王家很近的一间公寓里，直到12点。12点20分时，我在女王的一间房子里开始在她每一次出现疼痛时把量好的15量滴[1]氯仿倒在折叠手帕上给她吸入。当开始使用氯仿时，分娩的第一阶段已经快过去了。施用后女王陛下松了一口气，子宫收缩的疼痛变得非常轻微，在两次收缩的间期疼痛完全消失……根据屋子里的钟表（比准确时间快了3分钟），婴儿在1点13分时出生。

从此之后，斯诺不可避免地名声大振，1853年10月他又被请到兰贝斯宫，在坎特伯雷大主教[2]的女儿分娩时为她进行氯仿麻醉。

1853年9月，伦敦第三次暴发亚细亚霍乱大流行。自从1849年开始，斯诺一直怀疑霍乱是经粪口途径在人群中传播的，然而苦于证据不足，他在《论霍乱》中提出的观点并没有引起广泛的反响。1853年，斯诺没有放过解答这个困扰了他4年之久的疑问的机会。霍乱暴发后，斯诺放下手中的工作，进入伦敦的几处传染病重灾区开始艰辛的实地调查。根据斯诺的案例汇编来看，那年7月1日到8月10日，斯诺平均每天看1.58个病人，但是8月11日到9月30日开始进行实地调查后，他每天平均只看0.57个病人。经过一个多月的努力，斯诺完成了宽街霍乱暴发调查和伦敦南方地区霍乱流行情况调查，两项研究的结果都显示受到霍乱病人排泄物污染的水源是引起霍乱暴发的罪魁祸首。斯诺将这些内容加入到《论霍乱》中，并于1854年12月出版了第2版《论霍乱的流行方式》。这个之前只有三十几页的小册子一下子膨胀成162页的论集，它奠定了斯诺流行病学之父、流行病学现场调查方法创始人、标点地图先驱的地位，在近现代流行病学史中具有重要的意义。

不过有讽刺意味的是，虽然后世大多数学者认为斯诺医生做出的最卓越的贡献是他的霍乱流行病学调查，但是斯诺本人和与他同时代的人们却并不这样认为。斯诺生前受到的赞誉更多来自于他卓越的麻醉技

[1] 约0.9毫升。

[2] 坎特伯雷大主教（Archbishop of Canterbury）：全英格兰的牧首，也是全英国教会的主教长。兰贝斯宫是坎特伯雷大主教在伦敦的居所。

术和关于麻醉气体的研究，而他的霍乱传播理论似乎只为他招致了麻烦甚至是公开的斥责。虽然在今天我们很容易理解斯诺提出的经水传播理论，但是对于当时以非传染论论调为主导的英国医学界来说，这种说法简直可以算是有违常识的荒谬言论。在很长一段时间内，斯诺深陷于无休止的争论之中，他倔强地坚持己见，不肯对非传染论者做出任何让步。

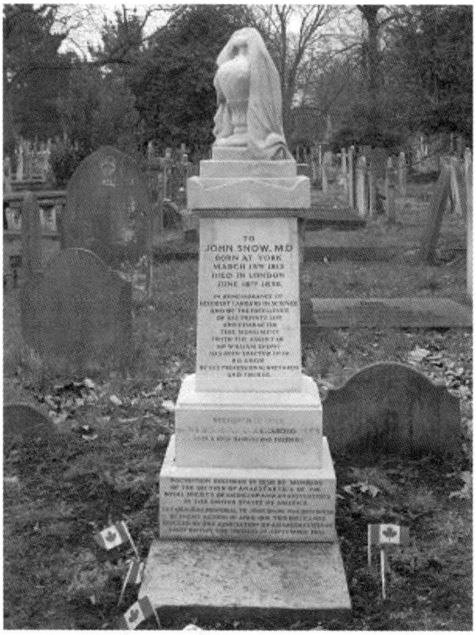

斯诺位于布朗普顿公墓中的石碑

1857年4月8日，斯诺再次被召唤入白金汉宫，为女王生产施行麻醉，这次维多利亚女王诞下一名女婴，也就是之后的碧翠丝公主。女王对斯诺医术的信赖明证了他的杰出。然而谁也想不到的是，当斯诺的事业正渐入佳境的时候，他的生命却已经走向了终点。1858年6月10日星期三，斯诺正在家中书写巨作《论氯仿及其他麻醉剂》，希望能够用笔尖记录下这十几年来自己应用氯仿进行麻醉的心得体会。正当他写到老朋友外科医生弗格森的名字时，一阵剧痛像雷击一样穿透他的身体，“哐噹！”，斯诺的整个身体从椅子里重重地摔到了地上。闻声而至的管家被眼前这一切吓得不知所措，颤抖着将主人扶到最近的沙发上休息。险些昏迷过去的斯诺咬紧牙关强忍着疼痛，努力地用清晰的语言指挥管家寻找药品，为自己进行治疗。斯诺不知道自己患了什么病，他当时并不认为病情很严重，心想这可能只是由于过度劳累而引发的微恙，他吸入了一点乙醚止住疼痛，并希望休息一天后病情会有所好转。然而，上天并没有怜惜这位曾在霍乱暴发中拯救过无数生命的人。第二天，又一次更严重的卒中加重了斯诺的病情，他开始吐血，神志时而清楚时而糊涂。到了星期五，当管家将他的好友乔治·巴德医生和查尔斯·默奇森河医生请来的时候，斯诺的左半边身体已经瘫痪了。我们不知道斯诺在弥留之际对他身边的朋友们嘱咐了什么，他一生没有结婚，膝下无儿无女，只有弟弟托马斯参加了他的葬礼。这位略显孤僻的医生似乎从来没有羁绊于这些人世间温馨的诱惑，他将自己全部奉献给了他的事业。也许在将要离去的时候最令他放不下的，是那本只完成了一半的著作，那是他一生心血的结晶。6 月 16 日下午 3 点，年仅 45 岁的斯诺永远地闭上了双眼。

斯诺生前的身体状况一直不好，据他的朋友约书亚 · 帕森回忆，斯诺常常会感到体力不支，这可能与他长期坚持吃素有关。斯诺从 17 岁开始成为一位绝对的素食主义者，这就意味着他不仅不吃肉类食物，也不吃黄油、牛奶和鸡蛋。在当时的社会条件下，这样挑剔的食谱很容易导致贫血、维生素 D 缺乏、免疫力下降等一系列问题的产生。年轻时的学徒生活和非常辛苦的乡镇医生工作，再加上身体营养状况本身就不好，20 多岁时斯诺患上了结核。经过调养和治疗，病情发展得并不严重，直到 1845 年，他“开始不能进行工作……出现了严重的急性肾功能紊乱的症状”。经好友推荐，斯诺接受了当时两位著名的肾病医生理查德 · 布莱特和威廉 · 普劳特的医治，并且在医生们的劝导下开始饮用少量的红酒[30]。不久，他的身体有所恢复。

斯诺的早亡直接归咎于两次卒中发作，而之后的尸检结果显示他的肾已经严重萎缩变形，其内布满了颗粒状硬块、囊泡以及结核发作后留下的瘢痕，因此后人推测斯诺可能长期患有慢性肾衰竭，肾功能下降导致血压升高，进一步导致卒中发生。密西西比医学中心的莫森教授在观察斯诺于 1857 年拍摄的全身像（本章最前面的图片）时发现，他的右手手指呈水肿状态，这个细致的发现从另一个方面证实了慢性肾衰竭的推断[30]。斯诺的肾病早期很可能是由结核分枝杆菌所导致的，之后他在自己身上进行的各种麻醉剂的试验则无疑加速了疾病的进程。现在我们已经不能准确地知道斯诺总共吸入了多少毫升的化学气体，也许他本人也早就记不清楚了，不过有一个记录是准确的，那就是他在 1845—1855 年间曾经进行过乙醚、氯仿、硝酸乙酯、二硫化碳、苯、三溴甲烷、溴乙烷、二氯乙烷、戊烯 9 种有害气体的自身试验，这些气体对肾、中枢神经系统、生殖器官和肝都有一定的损害。他真是个疯子！是的，正是这样一个个科学界中的“疯子”用他们的健康甚至是生命，换来了今日人类的文明。让我们向所有为真理而疯狂的人们致以最崇高的敬意！

斯诺的遗体落葬于伦敦的布朗普顿公墓中，时至今日，人们仍能够在那里看到他的墓碑。与很多其他历史名家相比，斯诺并不是一位多产的学者，在他短暂的一生中，只全心全意地做好了一件事情：拯救千万大众于疫病和痛苦之中。没有隆重的葬礼，没有夸张的哭悼，没有诸如“人类失去了一位最杰出的儿子”之类的惋惜之词，斯诺离去得十分平静。然而，尽管没能被他的时代所铭记，但约翰·斯诺的名字将会在历史的涓涓细流中郁郁常青。

斯诺的霍乱传播理论

约翰·斯诺在他的著作《论霍乱的流行方式》中通过列举各种证据，详细地阐述了自己对于霍乱传播方式的观点，然而后世学者在谈及他的贡献时，往往只着重介绍这本著作中有关宽街霍乱暴发调查、标点地图以及伦敦南方霍乱调查等与流行病学息息相关的研究内容。其实，斯诺所做的工作并不仅仅局限于流行病学领域，他的推理论证扎根于他常年的行医实践和医学实验经验积累，而有关疫情的实地调查则是验证假说的一种方法。那么，斯诺是怎么发现霍乱与水污染之间的关系的呢？

想要探讨这个问题，我们首先要从斯诺的生活习惯讲起。从 17 岁起，他受到约翰·弗兰克·牛顿的论著《回归自然：为素食疗法的辩护》的影响，开始坚信动物性食物、发酵酿制的酒类和不洁净的饮用水是一切疾病之源。从此，斯诺发展出一套独特的饮食习惯：严格的素食食谱，只喝煮沸蒸馏后的水，滴酒不沾。在这种思想的潜移默化下，当他听说几个霍乱疫情严重的村庄井水都泛着污水的臭味时，自然会联想到疾病的暴发可能与饮用水受污染有关。

当时，这并不是一个全新的观点，瘴气论者认为污染的水源泛出的恶臭能够形成瘴气，从而导致周围的居民患上霍乱。但是作为一名传染论的支持者，斯诺并不认同他们的观点。斯诺将其他医学家有关霍乱的研究结果和自己长期的麻醉实践经验进行综合，从理论上推导出霍乱经水传播的生理学、病理学和临床医学基础，使观点更加合理化。在对各种麻醉性气体进行实验时斯诺发现，由于气体在肺部直接被吸收入血液，因此吸入过量的气体所引起的症状往往是头晕、多汗等全身性症状。如果霍乱是通过空气传播的，那么由它推导出的两个推论都应为真：第一，霍乱病人的肺部有特殊的病理改变；第二，病人在病程中会出现由霍乱毒素侵入血液系统所导致的全身性症状。但是现有证据并不完全支持上述推论。病理结果显示，霍乱病人只有胃肠道出现了病理性改变，其他器官并没有受到什么损伤。病人的临床表现则成为人们争论的焦点。霍乱的主要临床表现为呕吐和典型的淘米水样腹泻，一些重症病人会出现头晕、昏厥、脉弱等全身性症状。瘴气论者认为这些症状就是霍乱毒素入血导致血液失活、毛细血管充血的明证，但是斯诺则认为这些全身性症状并非由毒血症所导致，而是由于消化道受到刺激排出大量液体，造成体内水分大量流失、血液量急剧下降所导致的。1849 年，加罗德医生和帕克斯医生对血液的组分进行了定量测量，他们发现正常人的血液包含 78.5% 的水分和 7% 的盐分，但是霍乱病人血液中水分的含量降至 73.3%，盐分比例上升至 11%。失水导致血液浓缩变稠、流动缓慢，从而很难经过毛细血管到达各个器官，当血液量低于维持身体正常功能所需要的最小量时，病人就会出现头晕、昏厥、脉弱。如果这个病生理过程的假设是正确的话，那么缓解上述症状最直接有效的办法是向静脉中注射温盐水，而如果上述症状是由血液中的霍乱毒素所导致的，注射治疗则不会产生明显的疗效。事实证明，注射温盐水是有效的，霍乱的全身症状不是由霍乱毒素血症所导致的，霍乱经空气传播的观点站不住脚了。

其实在斯诺之前有人曾怀疑过霍乱是经口传播的。为了证实这个猜测，1831 年华沙的一名法国医生吞下了霍乱病人的排泄物，但是那位医生后来没有得病，因此在很多年中人们逐渐淡忘了这个理论。不过斯诺并没有让它埋没太久。由于霍乱的临床和病理证据都指向消化系统疾病，斯诺提出霍乱是经粪口途径在人间传播的观点：饮用被霍乱病人的排泄物污染的水源是最主要的传播途径，照顾病人后没有及时洗手而在不经意间食入毒素、食入用不洁净的水冲洗的果蔬也可以导致霍乱感染。为了进一步证实自己的理论，斯诺开始搜集大量的证据，并亲自在宽街和伦敦南部城区开展实地调查。下面就让我们详细了解一下这两个流行病学史上的著名研究。

约翰·斯诺的伦敦宽街霍乱暴发调查

位于圣詹姆斯教区的黄金广场区是伦敦一个普通得不能再普通的社区，这里没有上流社会的铺张奢侈，也没有贫民区的昏暗破败，在这里生活的人们大多是城市中的中产阶级，他们并不富裕，但是通过诚实的劳动赚取报酬，过着平淡祥和的日子。1854 年的夏天和其他夏天一样，温和湿润，久违的阳光懒洋洋地洒在人们身上。斯诺的家住在紧邻黄金广场区东侧的苏豪区里，步行到这里所用的时间不过 5 分钟。在出诊的途中，他曾无数次经过这个社区，街上的一切仿佛从来都是老样子：每天一早第一个开始热闹的地方就是位于宽街 40 号房子门前的水泵，这里从清晨开始就排起了长长的队伍，母亲们等着用打来的水给睡眼惺忪的孩子和丈夫做早饭，咖啡馆的伙计等着用水为顾客冲泡咖啡，小卖部的老板娘等着用水为上下学时路过的孩子们配制果子露。随着太阳慢慢升起，大街小巷渐渐醒来。杂货铺、肉铺、裁缝铺的老板们开张做起了生意，雷管厂、啤酒厂和牙科材料厂的工人们陆续走上岗位，孩子们三五成群地在街上相互追逐嬉戏，玩累了就直接掬一捧宽街泵井里的新鲜水一饮而尽。和所有坚韧的劳动人民一样，黄金广场附近的居民们用博大的胸襟包容着生活带来的一切幸福与不幸。

但是对于宽街 40 号里的住户路易斯一家人来说，这可真是个难挨

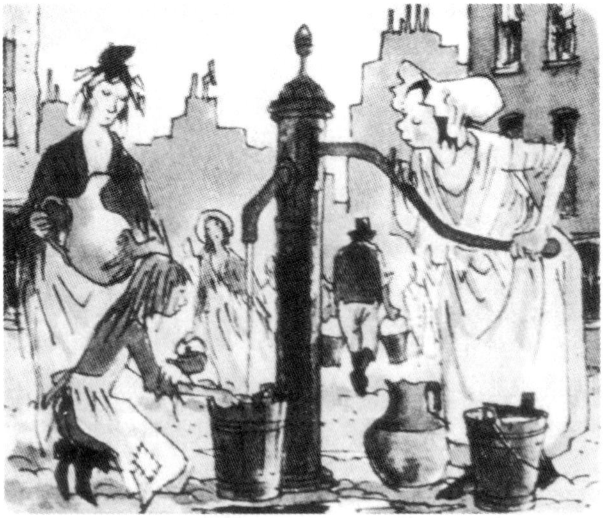

19 世纪英国的水泵

的夏天。1854 年 8 月 28 日，莎拉·路易斯年仅 5 个月大的女儿又生病了。由于没有进行母乳喂养，这个小家伙从一生下来体质就很弱，这次的腹泻病来势汹汹，不知道孩子能不能挺得过去。满面愁容的莎拉一边想着一边将洗过女儿尿布的废水泼在房子门前，如果能够把烦心事像水一样泼出去该有多好啊！

1854 年 8 月 31 日星期四，住在黄金广场附近的居民开始生病，经医生和登记总处的工作人员证实，这一天附近居民里有 4 人死于霍乱，而在接下来的两天里死亡人数激增至 79 人。恐惧的传播速度似乎比疫情还要快，几乎所有的居民都在第一时间意识到了一个事实：霍乱来了！这时的斯诺正专注地在伦敦南部进行实地研究，不过他怎么能忽视家门口的新发疫情呢？

1854 年 9 月 3 日，斯诺开始调查黄金广场区霍乱的流行状况。他并不是唯一关心这里疫情的人。9 月 5 日，继查德威克之后的中央卫生理事会新任主席本杰明·霍尔爵士来到宽街视察卫生状况和防疫措施，并派遣由大卫·弗瑞泽医生、托马斯·休斯先生和 J·M·拉德洛先生三人组成的调查组到宽街进行疫情暴发的实地调查[31]。在霍乱暴发前不久，宽街的西北角正在进行新修下水道工程，工程地点正好是 1665 年伦敦鼠疫暴发时期的一个尸体填埋坑，因此很多居民怀疑施工时翻刨土壤使鼠疫病亡者尸体中的毒素重新释放到空气中，这些毒素形成瘴气，进而导致了霍乱的流行。为了平息当地居民的怒火，伦敦下水道委员会于 9 月 11 日派遣工程师埃德蒙·库珀到宽街调查霍乱流行是否与下水道工程有关。1854 年 11 月 23 日，圣詹姆斯教区委员会在例会上通过了爱德温·兰基斯特有关全面调查教区内霍乱疫情的提案，组成了拥有 8 名成员的霍乱调查

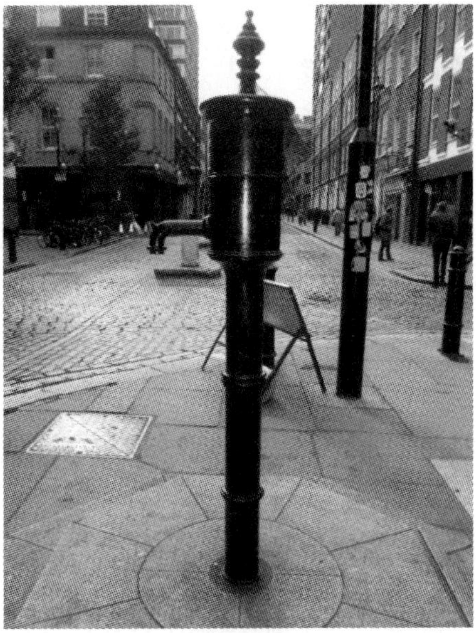

伦敦宽街的水泵

委员会。由于工作量较大，不久后兰基斯特又吸纳了另外 8 名调查员入组，其中包括约翰·斯诺。这个平台帮助斯诺将之前由于自己精力所限未能完成的调查工作进一步细化。总结来说，黄金广场霍乱暴发后，除了斯诺本人的调查外，一共有 3 个调查小组在这里进行了独立的流行病学调查：由中央卫生理事会直接委派的调查组，即 GBH 调查组；由下水道委员会派遣的调查组，即 CS 调查组；以及由地方政府委派的调查组，即 CIC 调查组。

由于斯诺在那段时间里一直研究饮用水污染和霍乱传播的关系，因此斯诺从调查伊始就把目光集中在宽街井水的水质上。当时很多住户反映他们这几天并没有感觉到宽街的井水有什么明显的不同，不过据一位名叫约翰·古尔德的鸟类学家回忆，当他周六（9 月 2 日）从外地回到家里后，他立刻从宽街水泵中打了些水回来，新抽出来的水肉眼看上去还是很透明的，但却有股难闻的味道。古尔德的助手也注意到了这一点，因此他们都没有喝井水。9 月 3 日至 9 月 5 日，斯诺连续收集了 3 天宽街水泵的水样，发现其中漂有肉眼可见的白色棉絮状物质。斯诺将水样带给当时非常著名的显微镜学家亚瑟·希尔·哈索尔医生，哈索尔在显微镜下看到水样中存在很多有机物质和一些以有机物为食的椭圆形“微小动物”。

不出所料，宽街的泵井水真的存在污染。斯诺马上与登记总处取得联系，索得一份霍乱死亡登记信息副本，记录显示在 1854 年 8 月 27 日至 9 月 2 日的 1 周中，黄金广场区、贝里克街和圣安妮区一共登记了 89 例霍乱死亡病例，其中 6 例发生于这周的前 4 天里，4 例发生于 8 月 31 日，79 例发生于 9 月 1 日和 2 日。根据病人死亡时间，斯诺推测霍乱暴发发生于 8 月 31 日，因此他将之后出现的 83 例死亡病例算作暴发病例，对他们进行了详细的调查（表 5-3）。调查显示，大部分死者住得离宽街水泵非常近，只有 10 人的住所与另一个水泵之间的距离短于他们与宽街水泵之间的距离。在全部 83 人里，81.9% 的人在死前曾经饮用过宽街水泵里打上来的水，有 9.6% 的人明确表示没有喝过宽街的井水，不过这些人自报的信息并不一定准确。要知道，咖啡馆里的咖啡是用井水冲泡的，白兰地是用井水调制的，就连孩子们爱吃的果子露里也兑有井水，人们很有可能在毫不知情的状况下喝下致病水源，9.6%

这个数字似有高估之嫌。根据这个现象，斯诺得出结论：黄金广场区里的霍乱暴发只发生于饮用过宽街泵井水的人群中。

表5-3 83例死亡病例饮用宽街水泵水的情况（例）

	宽街水泵供水范围内	宽街水泵供水范围外	合计
喝过	61	7	68
未喝过	6	2	8
不清楚	6	1	7
合计	73	10	83

接下来斯诺列举了很多典型的例子，以进一步论证上述观点。位于宽街 8 号至 9 号的牙科材料制造工厂里死了 7 名工作人员，他们平常每天都会喝半品脱[1]到 1 品脱的宽街井水，另外 2 名不喝井水的工人只得了轻微的腹泻。相隔不远处的狮牌啤酒厂的情况则好得多，厂里的饮用水由新河供水公司和厂里自己挖的深井供应；此外，由于工人们被允许免费喝厂里制作的麦芽酒，他们每天喝的水很有限，因此厂里的 70 名工人没有一例死于霍乱。虽然斯诺提倡绝对禁酒，这个例子却帮助他有力地反驳了瘴气论。瘴气论认为，长期饮酒会增加个体对霍乱的易感性，但事实证明这些啤酒厂的工人们患霍乱的比例比正常人要低得多。波兰街上的一家济贫院的情况与啤酒厂相似，535 名被收容者中只有 5 人死亡。如果这里的死亡率和周围街道的死亡率差不多的话，应该至少有 50 人死亡。调查发现，济贫院有自己的水井，同时由大章克申公司供水。这个现象也很难用瘴气论进行解释，因为根据瘴气论，济贫院里无家可归的穷人应该是霍乱的主要攻击对象。况且，如果霍乱真的是由某种气体所导致，为什么在这么小的范围内死亡率会出现这么大的不同呢？

在对死亡病例进行逐一调查的过程中斯诺发现，一些家不住在附近的死者与黄金广场区唯一的联系就是宽街的井水。9 月 1 日，一位住在波兰街 6 号的男士死于霍乱，他的哥哥被叫来看死者最后一眼。哥哥在弟弟家里待了 20 分钟，饮用了些掺有井水的白兰地，等哥哥回到位于本顿维尔的家中后，他也患上了霍乱，第二天晚上就死了。埃利兄弟在

[1] 品脱（pint）：容量单位，主要于英国、美国及爱尔兰使用。1 英制品脱约等于 568.3 毫升。

宽街38号拥有一家雷管工厂，他们年已59岁的母亲苏珊娜·埃利在丈夫去世后搬到伦敦北边的汉普斯特德郊区居住，由于老人家喝惯了宽街甘甜的井水，她的儿子们坚持每天派马车将从宽街水泵打上来的新鲜水运给母亲喝。9月2日，埃利夫人因霍乱去世。还有一位军官到住在沃德杜尔街上的朋友家吃晚饭，期间喝了些宽街井水，结果不久之后也死于了霍乱。

调查至此，一切证据显示凶手只有一个——宽街井水。9月7日，斯诺将自己的调查结果呈现给圣詹姆斯教区当局，并建议立即移除宽街水泵的手柄。第二天，这个建议得以执行，宽街水泵被正式停用。

随着宽街霍乱疫情逐渐好转，斯诺将主要精力再次转向他在伦敦南方的霍乱研究上，不过他仍然非常关心家门口的疫情。疫情平息后，他统计了8月19日至9月30日期间宽街居民中每日死于霍乱的人数(表5-4)，并利用威廉·法尔收集的所有死亡病例的住址信息绘制出一张标点地图。他在1854年12月4日的伦敦流行病学会会议上第一次将这张地图展示给观众，之后他将之纳入第2版《论霍乱的流行方式》中。图中每一条黑色的横线代表住在这个地址里的一名死亡病例，横线越多，某栋房屋里的死者就越多。从图中我们可以直观地看到，似乎距离宽街水泵越近，霍乱死亡人数越多。

表5-4 约翰·斯诺统计的宽街霍乱暴发期间每日死亡人数[32]

日期	死亡病例发生数*	死亡数*	日期	死亡病例发生数	死亡数	日期	死亡病例发生数	死亡数
8.19	1	1	9.3	54	76	9.18	3	2
8.20	1	0	9.4	46	71	9.19	0	3
8.21	1	2	9.5	36	45	9.20	0	0
8.22	0	0	9.6	20	37	9.21	2	0
8.23	1	0	9.7	28	32	9.22	1	2
8.24	1	2	9.8	12	30	9.23	1	3
8.25	0	0	9.9	11	24	9.24	1	0
8.26	1	0	9.10	5	18	9.25	1	0
8.27	1	1	9.11	5	15	9.26	1	2

续表

日期	死亡病例发生数 *	死亡数 *	日期	死亡病例发生数	死亡数	日期	死亡病例发生数	死亡数
8.28	1	0	9.12	1	6	9.27	1	0
8.29	1	1	9.13	3	13	9.28	0	2
8.30	8	2	9.14	0	6	9.29	0	1
8.31	56	3	9.15	1	8	9.30	0	0
9.1	143	70	9.16	4	6	不详	45	0
9.2	116	127	9.17	2	5	总计	616	616

* 注：死亡病例发生数指之后出现的死亡病例中有多少例是在这一天发病的，死亡数指在这一天中有多少病例死亡。如：8 月 19 日有 1 个患者死亡，这个患者是 8 月 19 日发病的；8 月 21 日有 2 个患者死亡，其中一个患者于 8 月 20 日发病，另一个于 8 月 21 日发病。

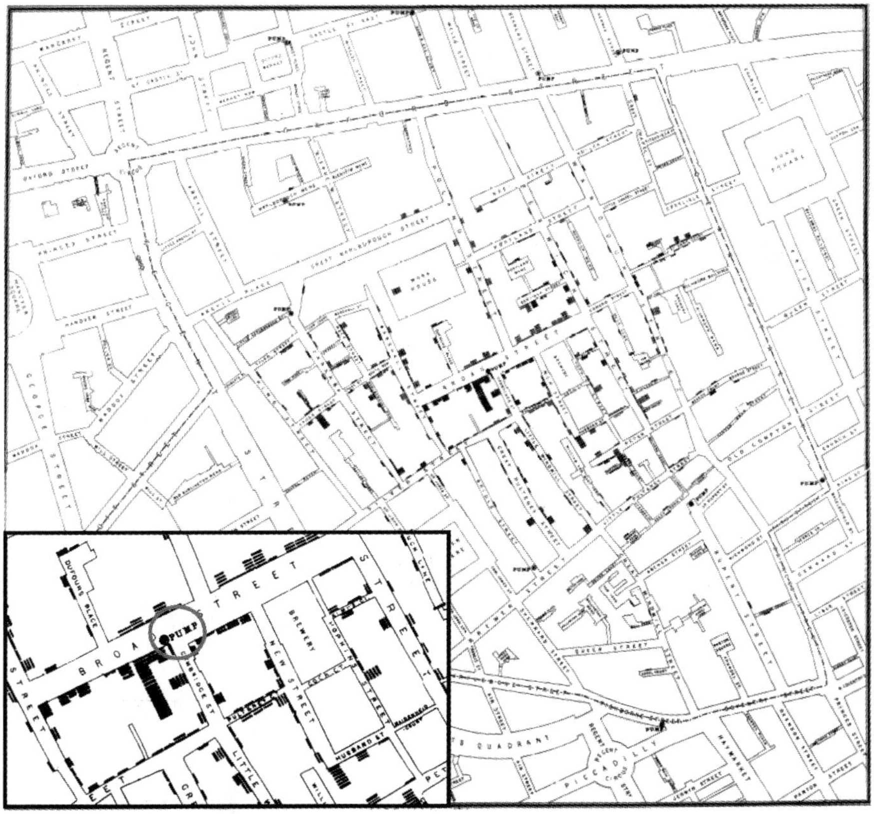

注：圆圈圈出的是宽街上的问题水泵。

斯诺绘制的宽街霍乱暴发标点地图

虽然斯诺的伦敦宽街霍乱暴发调查在流行病学学科发展史中占有重要的地位，但是对于斯诺来说，这只不过是他在《论霍乱的流行方式》一书中的开场白，是对之后更重要内容的铺垫。斯诺对宽街的研究并不满意，他认为其中存在一些缺陷：首先，疫情暴发之后当地很多居民迅速逃离疫区，但是他们之中一些人已经感染了霍乱，不久便客死他地。有些人生病后被转送至附近的医院，最终病死在医院中。他没能够询问这些死者是否曾经饮用过宽街的井水，而且由于疾病发展得过于迅速，很可能威廉·法尔的调查员也没能来得及询问他们的家庭地址，这在一定程度上导致了信息的丢失和对当地死亡病例数的低估。不过斯诺认为，这些情况应该对地图的绘制影响不大。其次，在调查中，他发现有些人在宽街上班但并不住在宽街井水供应范围之内，他们在上班的时候饮用过问题井水，之后患霍乱死亡。这些人的霍乱病情和井水的关系并不能用标点地图很好地表示，甚至会令结果偏向于相反的方向。

同时期其他人的宽街霍乱暴发调查

GBH 调查组的三位调查员都是瘴气论的支持者，因此他们的目光主要集中在黄金广场区的大气环境、建筑及街道的通风情况、是否存在对环境有害的交易、难闻的气味、公厕与粪池、人们的卫生习惯、供水的数量与质量等方面。在调查期间他们走访了 800 多家房屋，闻到了各种各样难闻的味道。他们发现确实存在饮用宽街井水后立即发病的情况，事实上斯诺了解到的很多典型案例都是从弗瑞泽医生那里听说的。但与斯诺不同的是，他们同时也观察到不少人饮用井水后什么事情也没有，或者仅仅出现了轻度的腹泻，很快就恢复了健康。调查组专门查看了宽街水泵的地下部分，并没有发现井壁上存在裂缝和阴湿的地方，得到污水不可能泄漏入水源的结论。GBH 调查组并不认同斯诺的观点："经过仔细调查，我们认为没有理由接受这种（约翰·斯诺的）观点。我们没有证据确认水由他所声称的方式所污染，也没有足够的证据显示这个地区喝这口井水的居民患病的比例大于喝其他水源的居民。"在最终的调查报告中他们指出，瘴气和小环境污染是霍乱发生的主要原因。

CS 调查组主要针对黄金广场区的排水道和霍乱发生的关系进行调查研究。为了说明下水道与霍乱发生的关系，埃德蒙·库珀以黄金广场区下水管道铺设路线图为基础，绘制了一张标点地图。从图中可以清晰地看出，距离霍乱暴发前的下水道工程施工地点比较近的房子里的死亡人数并不比远处的多，而且一个明确的瘟疫时期尸体填埋坑的附近也很少有人死于霍乱。填埋坑附近的污水经下水道向北流至瑞金特街，这里也很少有霍乱病人。由此可见，霍乱与下水道施工根本没有关系，瘟疫瘴气致病的说法很难站住脚。当时街区的排水系统分为两部分：一部分是各家的下水道系统，每家房屋地下有 1 个粪池，平日里做饭、洗东西、上厕所的废水通过下水道流入粪池，这一部分由每家每户自己负责；另一部分是公共排污水道，即城市的下水道系统，它与各家的粪池连通，将所有垃圾汇总到一起冲走，最后排放到河流里面，这部分下水道由政府负责下水道的部门管理。调查显示公共排污水道没有问题，不是引起霍乱流行的原因。和 GBH 调查组一样，入户调查时库珀发现，每户人家自己的下水道系统常常比较脏，泛着异味。很多家里粪池的砖墙已经破损，存在渗漏的情况。由于各种原因，一些住户并没有把自己家的下水道系统和公共下水道系统相连接，粪池储蓄量增大导致内部压力过高，很容易发生污水外泄甚至是下水管爆裂。最终埃德蒙·库珀得到的结论是：霍乱流行与城市下水道系统无关，而与各家的下水道卫生状况有关。家庭内部的环境受到污染，从而引发疾病流行。

1855 年 2 月 20 日，圣詹姆斯教区霍乱调查委员会成员亨利·怀特海德在斯诺的研究基础上进行了新一轮的霍乱调查。怀特海德开始并不支持霍乱是经宽街井水传播的说法，因为他认为斯诺非常草率地只根据死亡病例饮水的情况就得出了这个结论，而没有调查霍乱康复病例及健康人的饮水情况，这样的论证过程存在缺陷。如果说这三组人饮用宽街井水的比例是一样的，斯诺的理论就站不住脚了。

为了解答这个问题，怀特海德开始挨家挨户地进行调查，斯诺成为他的指导老师和研究顾问。其实他这时的调查基本上是在重复斯诺在 1854 年 9 月的第一个星期里所做的调查，只不过调查得更加深入细致一些。宽街上共有 896 名居民，其中有 90 人死于去年夏天的霍乱。由于很多人在疾病暴发后都逃离了宽街，怀特海德往往需要花费很多时间才能追踪到这些人的新住址，然后根据由斯诺和兰基斯特编纂的调查问卷询问他们的饮水情况。他最后设法追查到了 500 人，这些人的反馈信息再次验证了斯诺的理论。58% 饮用宽街井水的人患上霍乱，只有 7% 未饮用过的人得病。换言之，霍乱病人中有 80% 的人饮用井水，20% 的人不饮用。非霍乱病人中有 17% 的人饮用井水，83% 的人不饮用。

根据霍乱的发病特点，怀特海德将宽街泵井的传染期确定为 8 月 31 日到 9 月 6 日。但是是哪位霍乱病人的排泄物污染了水源呢？回过头调查 8 月 31 日前后的死亡登记时怀特海德发现，9 月 2 日宽街 40 号里路易斯家的小女孩死于霍乱样症状。给孩子看病的医生并没有将她确诊为霍乱病人，因为孩子并没有出现典型的淘米水样便。看到这些记录后怀特海德立即询问路易斯夫人当时的情形，当他听说她在 8 月 28 日早上给孩子洗完浸有排泄物的尿布后，把水直接倒到家门前的污水沟里时，怀特海德恍然觉醒，很有可能就是这次泼洒污染了正好位于宽街 40 号门口的泵井，导致之后的霍乱暴发。

1855 年 4 月 23 日，另一名霍乱调查委员会的成员约沙法·约克对宽街水井进行了第二次细致的检查，这次他发现排污管和水井之间存在渗漏和污染，水井的砖壁并不像 GHB 调查组所说的那样完好无损。1855 年 7 月 25 日，斯诺、怀特海德和约克在霍乱调查委员会的会议上分别汇报了自己的调查结果，委员会得到如下结论："委员会一致同意，'霍乱区域'和邻近周边地区霍乱的死亡率显著不成比例……在某种程度上可归因于使用了宽街水井中不干净的水。"至此，宽街霍乱暴发之谜真相大白。

约翰·斯诺的伦敦南方霍乱调查

泰晤士河旁的伦敦平静安详，塞纳河畔的巴黎婀娜多姿，基菲索斯河和伊利索斯河款款流经雅典，多瑙河伴着"音乐之都"维也纳的旋律翩翩起舞，上海在长江的涛声中崛起于东方……似乎大部分人类史中著名的城市都在河流的陪伴下生生不息。

如果把城市比喻成一个有机体，那么河流就是它的主干血管，每一户人家就是一个细胞，城市地面之下的供水和排水网络就是毛细血管。河水经过供水管道流入各家各户，为他们输送新鲜的养分，生活废水和污物顺着排污管道重新排入河流，最终汇入大海。读到这里聪明的你可能已经发现了，不对啊，河流和血管并不完全一样，因为为城市供、排水的是同一条河流，而人体里的血管却有动脉和静脉之分！没错，正是这一点不同曾经为伦敦引来了大麻烦。

自古以来，伦敦市民的日常用水一直由泰晤士河供应。伦敦最早的泵供水系统是由荷兰人彼得·莫里塞于1582年建造的，由于当时的供水设备大多是木制品，整个系统在后来1666年伦敦的大火中被彻底摧毁。1609—1613年间，在英王詹姆士一世的资助下，修·米德尔顿开始修建从赫特福德郡向伦敦引水的工程，并成立了伦敦第一家自来水公司——新河公司。1723年，切尔西自来水公司成立，主要为切尔西区和皮米里科地区供水。伯恩自来水公司和朗伯斯自来水公司分别建立于1770年和1785年，它们位于泰晤士河的南岸。进入19世纪后，为了满足伦敦不断增长的人口的供水需求，西米德尔塞克斯自来水公司、东部伦敦自来水公司、大章克申自来水公司、肯特自来水公司相继成立，之前的4家自来水公司的供水范围也相应扩大，伯恩自来水公司更名为萨瑟克自来水公司，并于1845年与沃克斯豪尔自来水公司合并为萨瑟克-沃克斯豪尔自来水公司，简称S&V自来水公司。开始的时候各家公司达成协议，他们将伦敦分成不同的几个区域，每家公司只供应某一

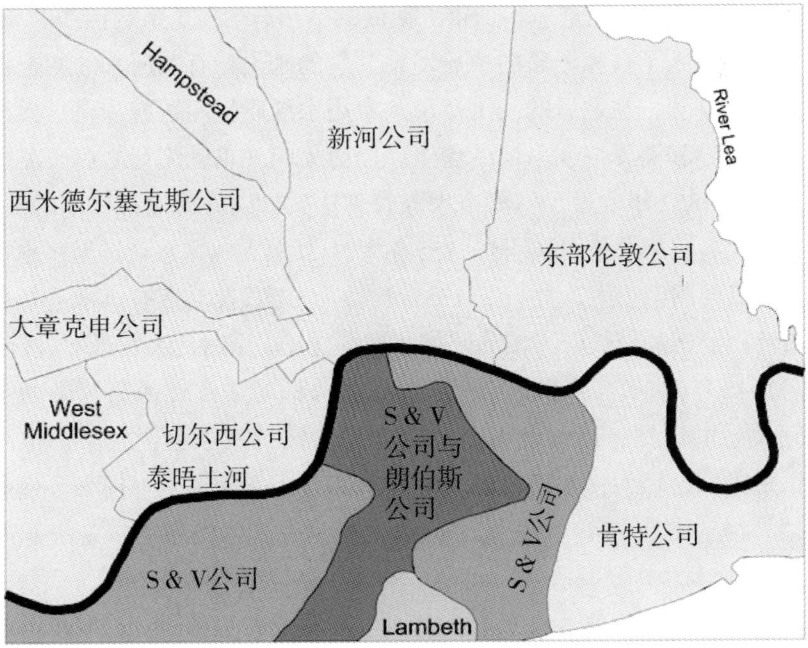

伦敦不同供水公司覆盖区域图。引自 **Peter Vinten-Johansen** 等所著的 *Cholera, Chloroform, and the Science of Medicine: A Life of John Snow* 一书

区域中的住户，彼此互不相犯。但正如其他垄断行业一样，很快人们就开始抱怨不断上涨的水费和不断下降的自来水质量。之后，政府开始要求不同公司在同一地区招揽顾客，以增加公司间的竞争。

虽然建立了自来水公司，但是泰晤士河的水源污染仍旧是令人头痛的大问题。随着工业革命进程的不断加速，越来越多的工业废水和生活垃圾被直接倾倒入泰晤士河中，河水变得越来越脏。1820 年，鲑鱼从泰晤士河里消失，它们无法游过如此缺氧的河水到达上游的产卵地。实在忍受不了臭气熏天的泰晤士河的伦敦居民们强烈要求政府进行干预，政府承受不住压力，终于在 1828 年成立了皇家水供应调查委员会来调查伦敦饮用水水质问题。在威廉·拉姆医生看来，泰晤士河的河水已经不仅仅是不清洁和臭味的问题，水中所包含的有害物质"能够耗竭生命的基础，使很多人过早步入坟墓"，河水的污染问题和给健康带来的损害已经是"不争的事实"。让人啼笑皆非的是，地下排水系统的完善和家庭自来水供应量的增多使排污水量增加，特别是当查德威克等人极力推广用抽水马桶取代旱厕后，人们的排泄物没等发酵完全就能够被快速冲入泰晤士河中，这进一步加重了河流的负担，增加了疾病传播的风险，公共卫生陷入了自相矛盾的尴尬境地。总的来说，有关河水的调查在伦敦的反响剧烈，在之后的几十年里，家用水源质量问题成为科学界、医学界、政界和商界持续争论的焦点。经历了两次霍乱流行之后，英国国会终于于 1852 年通过了《都市水务管理法案》以确保城市供水的清洁。法案规定各自来水公司必须在 1855 年 8 月 31 日前将采水口迁至污水排放口泰丁顿河闸的上游，并且于 1855 年 12 月 31 日前对所有供水进行有效的过滤。斯诺的伦敦南方霍乱调查就是在这样一个时代大背景下进行的。

1848 年之后，斯诺就一直在找寻能够证明霍乱传播与污染的水源之间关系的证据。1851 年 6 月 3 日的伦敦流行病学会例会上，他开始尝试从不同区域的供水质量的角度来解答这个问题。卫生理事会成员理查德·格兰杰在 1849 年霍乱流行时曾绘制过一张伦敦的霍乱患病率统计分布图，图中用一系列深浅不一的蓝色表示不同地区的患病率高低。斯诺将这幅图与伦敦各自来水公司覆盖区域分布图相比对，发现由水源受到下水道排污污染的公司供应的区域霍乱患病率最高。也许这是一个研究霍乱传播方式的不错的新思路？不要着急，答案即将揭晓。

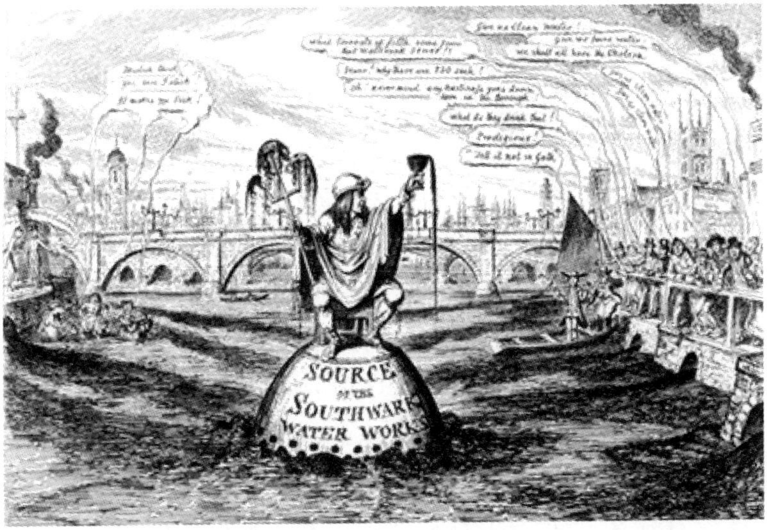

人们谴责 S&V 自来水公司供应受污染自来水的讽刺画

1854 年伦敦第三次霍乱大流行时，斯诺抓住了一个验证他的理论的天赐良机。为了满足《都市水务管理法案》的要求，朗伯斯自来水公司于 1852 年将采水口移至泰晤士迪顿，这里处于远离污水排放口的上游，水质相对干净。然而当霍乱发生的时候，S&V 自来水公司仍旧从泰晤士河污染带取水，两家公司的水源质量自然形成鲜明的对比。朗伯斯公司和 S&V 公司都位于泰晤士河南岸，他们的供水区域存在部分重叠。其中，12 个区域由 S&V 公司单独供应，3 个区域由朗伯斯公司单独供应，16 个区域由两家公司共同供应。两家公司独立供水的区域并不是理想的调查场地，因为在朗伯斯公司单独供水的地区中，住户大多比较富有，社区环境也更加健康，而在 S&V 公司单独供水区里，穷人比较多。但是在二者重叠供水的区域中，情况则有所不同。这里的住户可以自由选择购买哪家公司提供的水源。两家公司的竞争异常激烈，他们各自埋在地下的自来水管道纵横交织在一起，每栋楼房，甚至每栋楼房的不同住户选择的供水公司都是不一样的，通常一户人家由某家公司供水，他的左邻右舍则由另一家供应。在斯诺看来，这片区域自然形成了一个再完美不过的实验：首先，这里住着不同性别、不同年龄、不同职业、不同社会阶层和经济状况的居民，总数超过 30 万人，两家公司的用户的人口学特征没有差异；其次，两家公司的用户居住地点穿插在一起，如果他们的霍乱死亡率确实不同的话，这种结果很难用瘴气论解释；最后，朗伯斯公司水质洁净，S&V 公司水质受到污染。因此，只要调查每个霍乱死亡病例家里是由哪家公司供水的，就能够明确霍乱与水源污染之间的关系！

意识到这一点后，斯诺开始着手完成这样一项伟大而艰巨的任务。他从登记总处要得混合区域霍乱死亡病例住址的信息后开始进行入户调查，发现当年 8 月 12 日之前，肯宁顿一区和肯宁顿二区中有 44 人死于霍乱，其中 38 人的家中由 S&V 公司供水，4 人由朗伯斯公司供水，2 人饮用泵井水。斯诺将这个结果告诉给威廉·法尔时，法尔非常震惊，他当即决定要求登记总处的调查员今后在登记伦敦南部的死者信息时也要询问他们家中的供水公司是哪家。不过这个决定一直到 8 月 26 日才得以执行。为了收集到完整的资料，斯诺承担了从霍乱开始流行到 8 月 26 日之间的 7 周里的死亡病例调查工作。

不过这个看似简单的工作其实并不容易完成。斯诺很快便发现，很多居民并不清楚自己家的自来水公司名称，直到他们翻箱倒柜地找出水费收据时才能够确定。另外，租房子住的房客并不负责缴纳水费，所以根本不知道这些信息，而房东又往往住得很远，很难追查得到，这可如何是好呢？斯诺强大的实验功底再次派上了大用场，他通过一个很简单的方法解决了这个难题：由于两家公司的采水口不同，他们提供的自来水里氯化盐的含量是不一样的。将硝酸银滴入 1 加仑[1]朗伯斯公司的水中能够得到 0.15 克[2]氯化银，而滴入 1 加仑 S&V 公司的水中能够得到 5.82 克[3]，二者具有显著差别。这真是个快速确定供水来源的好办法，不过为了减少错误，斯诺只将它作为万不得已时的辅助确认方法。

由于工作量太大，斯诺雇佣了约翰·约瑟夫·怀廷先生作为帮手，共同完成这项任务。斯诺亲自收集了 7 月 8 日至 8 月 26 日（即霍乱暴发后的头 7 周）里朗伯斯公司单独供水区和两公司混合供水区的信息。怀廷先生完成了 7 月 8 日至 8 月 5 日（即霍乱暴发后的头 4 周）里发生在 S&V 公司单独供水区域里的死亡病例调查，但之后他没能将这个工

[1] 加仑：英美制体积单位。1 英制加仑≈ 4.55 升。

[2] 原文中写的是 2.28 grains。grain 是英美重量单位，1 grain=0.064 克。

[3] 原文中写的是 91 grains。

作继续下去。斯诺根据前 4 周的数据推算出 S&V 公司单独供水区 8 月 6 日至 8 月 26 日的资料，不过他自己也承认随着霍乱传染模式从点源传播逐渐变化为人 - 人传播，这种估算可能并不准确。

伦敦南方霍乱调查不同地区不同时间段数据收集方式

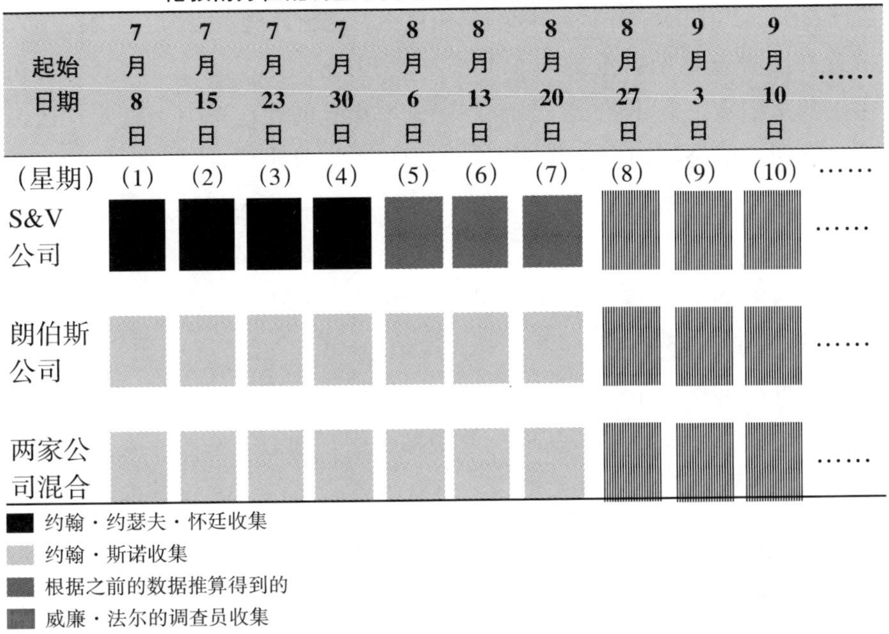

由于霍乱暴发最初 4 周的数据比较准确，斯诺首先对这部分数据进行了分析。有 334 位死者住在 S&V 公司和朗伯斯公司的混合供水区域内。在这些人中，286 人的家中由 S&V 公司供水，14 人的家中由朗伯斯公司供水，22 人直接从泰晤士河取水，4 人取用泵井水，4 人取用沟渠水，4 人用水来源不明。分子已经调查清楚了，那分母应该怎么确定呢？斯诺原本希望得到两个公司在各个区域中的供水房屋总数，以便分析霍乱流行状况的全貌，但是议会收到的报表数据比较粗糙，只有各公司在伦敦的总供应房屋数，没有各区数据。S&V 公司供水房屋数为 40 046 栋，朗伯斯公司为 26 107 栋。当时一栋房子中平均居住 6.65 名人口，这样换算一下就得到了两家公司供水的总人口数。根据这些数字，S&V 公司供水人家的霍乱死亡率高达 10.8/ 万，朗伯斯公司供水人家霍乱死亡率仅为 0.8/ 万。斯诺指出，饮用由 S&V 公司供应的不洁净

水的人群死亡率是饮用由朗伯斯公司供应的洁净水的人群死亡率的 13.5 倍，可见他已经在应用“风险比”这个概念了。

如果将 S&V 公司供水住户与伦敦所有非 S&V 公司供水住户的死亡率相比较，又会得到什么结果呢？在前 4 周里，伦敦上下共有 563 人死于霍乱，其中的一多半由 S&V 公司供水，这个比例着实惊人（表 5-5）。最近一次普查显示，伦敦内总共有 327 391 栋房屋，刨去由 S&V 公司供水的房屋数，剩下的 287 345 栋房子里霍乱的死亡率为 1.5/ 万。这说明虽然朗伯斯公司用户也住在泰晤士南岸的霍乱高发地区，但他们的死亡率并没有高于伦敦居民的平均死亡率，甚至相对偏低。这个结果有力地反驳了瘴气论。

随着时间的推移，S&V 公司用户和朗伯斯公司用户的死亡率差异逐渐减小（表 5-5）。前 4 周二者的比值是 13.5，第 5 ～ 7 周下降到 7，之后一直稳定在 5 左右。斯诺认为，这是因为疫情初期霍乱主要通过泰晤士河的河水传播，当霍乱病人逐渐增多后，通过人 - 人传播、食物传播等途径感染霍乱的人开始增多，这些人稀释了两个公司供水用户之间的死亡率差异。

表5-5 暴发不同时间不同地区霍乱死亡率比较

地区	房屋数	总人口数	第 1 ～ 4 周		第 5 ～ 7 周		第 8 ～ 14 周		总计	
			N	‰	*N*	‰	*N*	‰	*N*	‰
S&V	40 046	266 516	286	10.7	977	36.6	2 353	88.3	3 616	135.7
朗伯斯	26 107	173 748	14	0.8	98	5.6	302	17.4	400	23.0
其他地区	261 238	1 738 598	263	1.5	1 422	8.2	—	—	—	—
总计	327 391	2 178 868	563	2.6	2 783	12.8	—	—	—	—

原来霍乱毒素真的是通过下水管道传入了千家万户！这样一个看似简单的工作却耗费了斯诺大量的心血，在不到 1 个月的时间里，他一个人徒步对 658 个死亡病例进行了入户调查。在英语中，人们形象地称这种调查方式为“磨鞋底调查”（Shoe Leather Inquiries），对于身体一直不是很好的斯诺来说，这真不是一份轻松的活儿，不过从中我们也看到了一位真正痴迷于探寻真理的医学家的热忱。功夫不负苦心人，霍乱传

播之谜终于被合理地解释了，这位辛劳的探秘者在研究的最后忍不住得意了一把：“(这个研究) 为此医学问题提供的统计学证据可能比之前所有研究提供的都要多。”这是一位流行病学家的自豪，也是后世所有公卫人的骄傲。

约翰·斯诺是一位真正意义上的流行病学家，他在调查霍乱疫情过程中发展出的一套流行病学研究方法至今仍是现场流行病学的主要方法之一。不过，斯诺绝不仅仅是一位流行病学家。在后世公共卫生学家讲述他的研究时，他们大多着重于介绍他的流行病学思想，而忽略了其他很多事实：约翰·斯诺首先是一位医生，具有扎实的解剖学和临床医学功底；他也是一位出色的麻醉师，甚至曾有幸为英国女王进行过两次麻醉；他还是位严谨的实验者，精于化学和病理生理学实验。因此，在论证“霍乱经水传播”的观点时，斯诺给出了化学、病理学、生理学、临床表现、临床治疗、流行病学等各个方面的证据，形成了一套立体的思想体系，仅仅从流行病学的角度解读他对霍乱的研究是有失偏颇的。斯诺认为人体不是分裂的，而是一个从微观到宏观的有机整体。在研究疾病的时候，他的着眼点能够微观至分子层面，宏观至国家甚至洲际层面。因此在探索霍乱的传播模式时，他并不将自己的证据局限于某一个特定的方面，也不像同时代的威廉·巴德那样认为在显微镜下找到霍乱的致病因子才能够证明传播理论的真伪。不仅是在研究霍乱的时候，在他有关吸入性麻醉气体的医学著作中也体现出了这种训练有素的思维方式。在斯诺的思想体系中，流行病学的研究无疑具有重要的地位。他将自己亲自完成的伦敦南方霍乱调查视为一个最完美的试验，具有无可辩驳的说服力，这充分体现了一位流行病学家的自信。

然而，让斯诺非常郁闷的是，同样的思维方式，应用于研究麻醉气体这种能够被观察到的、且能定量给予的物质时可以顺利地被当时的医学界所接受，但应用于导致霍乱的看不见、摸不着的致病因子时却并不那么管用。虽然在之后不久，医学界普遍接受了霍乱经水传播的观点，但是当斯诺刚刚完成他的研究时，周围质疑之声不断。斯诺遇到的困窘说明在当时虽然公共卫生的重要性日渐提升，但是多数人还不认可流行病学的研究方法，一些流行病学证据常常被认为是不充分的而遭到忽视，人们还没有完全意识到与基础医学特别是微生物学相比，流行病学所具有的优越性和它在防控疾病方面能够发挥出的重大作用。

从人类与疾病的斗争史来看，一个新的疾病出现后，人们往往需要花费几十年、数百年甚至上千年的时间才能够确定病因：鼠疫在人类2000年的历史中曾形成三次大流行，夺走了数以亿计的生命，1894年亚历山大·耶尔森才揭开了这场屠戮的元凶的面纱——鼠疫耶尔森菌；1817年印度首次出现霍乱流行，直到1883年，德国细菌学家罗伯特·科赫才成功地分离出霍乱弧菌。但是，人们只有在明确了病原体之后才能够遏制疾病吗？从新病种出现到明确病因之间的这段空白时间里，人类只能任其宰割吗？流行病学家给出的答案是：不！通过合理的流行病学调查，我们完全能够在不清楚最终病因的情况下斩断病魔的利爪，拔除瘟神的獠牙。1796年，英国医生爱德华·琴纳在全然不知天花是由天花病毒引起的时候成功地发明了牛痘预防接种法，挽救了无数人的生命。中国传染性非典型肺炎（SARS）流行时期，在世界卫生组织将病原明确为SARS冠状病毒之前，中国政府已经针对其传播特点采取上报病例、隔离观察等一系列防控策略，减缓了疾病的蔓延。而对于艾滋病（获得性免疫缺陷综合征）来讲，即便早已找到了人类免疫缺陷病毒（HIV），但由于目前仍没能找到治愈的方法，公共卫生防控措施依旧是遏制艾滋病患病率增高的主要手段。流行病学是医学知识链条中不可或缺的重要一环，然而可悲的是，随着现代医学研究的不断深入、细化以及传染病威胁的降低，流行病学似乎越来越不受到医学界的重视。诺贝尔生理学或医学奖从没有青睐过流行病学家，虽然他们中的很多人为医学做出的贡献并不亚于基础医学家和临床医学家。不过，每一位流行病学家仍应以约翰·霍普金斯大学公共卫生学院的一句名言自勉：

> 救万民于一疫[1]。

作为约翰·斯诺、威廉·巴德以及之后的理查德·多尔、奥斯丁·布拉德弗德·希尔等流行病学先驱的继承人，我们的事业是伟大而崇高的。

[1] 英文原文为“Saving Lives Millions At A Time”。

5.12 英国流行病学会的建立

1986年，伦敦卫生和热带医学学院著名的流行病学教授杰弗里·罗斯写道："如果说要给流行病学成为一门医学分支的那天一个确切的时间，那么应该是1850年。这一年见证了'流行病学'（epidemiology）第一次在英语中出现，它被应用在'英国流行病学会'这个名字之中。"不同于历史中的许多学术团体，如果说英国流行病学会诞生于人类对知识的渴求与对纯智力活动的膜拜，不如说它诞生于人们对受苦难者的悲悯和欲挽狂澜于既倒的勇气。也正因如此，英国流行病学会的命运从一开始便与人类的命运绑束在一起。

19世纪中叶，英国的工业革命进展得如火如荼，在不到100年的时间里，英国人的生活环境发生了翻天覆地的变化。1851年的人口调查显示，当时英国的城镇人口已经史无前例地占到总人口数的一半左右。与急速的城镇化一同而来的是公共卫生与居住条件的迅速恶化，以及由此所导致的疫病横行和人群总死亡率上升[33]。1848年，英国出现了持续两年的第二次霍乱流行，这是伦敦历史上最严重的霍乱暴发，一共导致了14 137人死亡。这次疫情使英国各界人士意识到疾病是一种公共威胁，而不仅仅是某一个阶层的苦难。霍乱像一根导火索，引爆了公众对疾病与公共卫生的反思，也直接导致了英国流行病学会的诞生。

1848年2月，当人们还在争论第二次霍乱流行是否会来临时，《柳叶刀》杂志上发表的一篇读者来信发人深省："霍乱这可怕的苦难会不会再次降临我岛？如果是的话，医务工作者们是否已经做好对它发动反击的准备了？"紧接着，这位署名为"佩特"的来信人还提议在不同地点举办有关这个疾病的讨论会，而且建议不同的医学杂志对死亡与恢复的病人的统计数据进行报道。1849年7月28日，《柳叶刀》再次发表了来自这位"佩特"的一封题为"霍乱——对其治疗方法进行讨论的医学会议提议"的来信。"佩特"的初衷原本十分具体："请允许我通过贵刊杂志提议举行一系列会议来探讨已经使用过的和建议使用的治疗方法，并将经过大家讨论后赞成的治疗方法呈递给卫生局或医务工作者大会，使这些治疗方法能被应用于实践之中。”不过，似乎信件中另一个更加宏观的设想激起了更广泛的共鸣：“……成立一个新学会，它应该被冠名为小亚细亚霍乱医学会，或者是传染病医学会，其目标应是调查各类传染性疾病……”这位神秘的“佩特”的真名是J·H·塔克，在他的倡导下，第一次会议于1850年3月6日在距离宽街水井不远的汉诺威广场附近举行。

1850年7月8日，《柳叶刀》杂志发表声明：“这个主旨为调查流行性疾病的学会在缓慢但持续的组建之中。”两周之后，“这个前途光明的学会的临时委员会已于1850年7月19日成立”。1850年7月30日，学会的第二次会议在主席安东尼·阿什利·库珀勋爵的主持下进行，约有200人与会，不过对此次会议主旨感兴趣的人远远不止这些，如果不是药剂师学会的晚宴也恰巧安排在同一天，会有更多的人参与其中[34]。这次会议确定了学会章程、学会创办会员以及学会行政官员名单。本杰明·盖·巴宾顿当选为学会第一任会长，伦敦盖氏医院当时极负盛名的两位医生托马斯·艾迪生和理查德·布莱特与其他14人当选为学会副会长，24人当选为委员会成员，其中包括年仅37岁的约翰·斯诺，以及刚刚被委任为伦敦市医疗官的约翰·西蒙。为了感谢塔克先生的倡导，他被选举为学会的第一任荣誉秘书。在这次会议上，学会被正式命名为“伦敦流行病学会”，并确定例会时间为每年11月份到次年7月份中每月第一个星期一的晚上8点整，会议地点为位于苏豪广场37号的皇家医学慈善学院。

为了更好地开展工作，学会确立了3个目标[35]：

1．开展严谨的研究调查能够影响传染性疾病起始、传播、消减和预防的因素与条件；

2．开展综合的原创性研究调查疾病的自然史和规律；

3．与政府和立法机关就传染性疾病的预防相关事宜进行交流沟通。

为了让学会的工作能够更好地被公众和其他专业人士所理解，学会创始人们主张：

1．发表原创性文章；

2．解答疑问；

3．发表报告；

4．制作统计报表；

5．准备说明性地图；

6．收集与流行性疾病有关的研究工作信息。

这次会议标志着伦敦流行病学会（London Epidemiological Society）正式成立，《柳叶刀》对其给予了高度评价：“（会议上的）演说十分得体且意味深长，听众们全神贯注地聆听演说，全场鸦雀无声……这次会议实际上是专业人士对大众的一次呼吁，希望他们能够为提高公众利益而做出巨大努力。会上发言的学者们坦白地承认了对流行性疾病本质做进一步调查的必要性，以及现今人们对此学科知识的匮乏。这甚至引起了很多非专业人士的注意，他们纷纷对专家的呼吁表示赞同，并积极慷慨地响应号召。”而副会长艾迪生医生则一语道破流行病学会如此令人着迷的原因：“学会允诺给它的支持者最好的也是唯一的奖励，是仁慈者的同情，是对善行的喝彩以及来自各方人士的衷心感激。”这个孕育于绝望之中却高擎着希望之光的学术团体注定将在今后的社会革新中扮演不朽的角色。

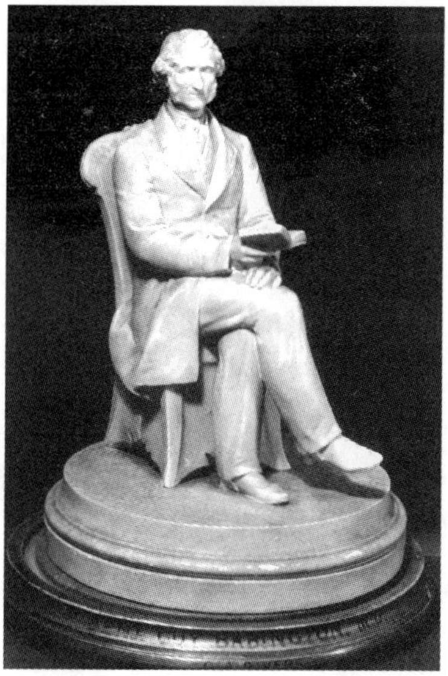

本杰明·盖·巴宾顿的蜡像，11.5 英尺（3.45 米）高，作者 C A Rivers, 1867 年。
引自 Alun Evans. Benjaming Guy Babington: Founding President of the London Epidemiological Society. International Journal of Epidemiology，2001，30:226-230.

学会主席安东尼·阿什利·库珀勋爵一生致力于揭露社会的丑陋，唤醒大众的良知。他是一位“有着一颗高贵的心的人，无论什么时候，即便是面对那些来自本应支持他的人们的偏见和反对，他也始终如一地全身心投入于对抗贫穷和压迫的斗争中”。在库珀看来，贫穷并非一种“存在即合理”的自然现象，也非不可预防与改变，他竭尽全力地提醒大众那些几乎已被上层阶级遗忘了的事实：现在居住于大城市贫民窟中的居民的生活条件和 75 年前监狱中的条件几乎一样差。1851 年，库珀成为第一任沙夫茨伯里伯爵。

学会第一任会长本杰明·盖·巴宾顿是伦敦盖氏医院的著名医生，也是当时医学委员会的成员[36]。在霍乱流行时期，医学委员会承担着针对霍乱流行情况为伦敦政府出谋划策的任务。巴宾顿于1794年出生于盖氏医院，他的父亲威廉·巴宾顿也曾是这里的著名医生。1809年，巴宾顿加入皇家海军驻哥本哈根和瓦尔赫伦岛部队服役，后又于英印政府就职，并很快成为一名小有成就的东方学者。他在印度居住了10年，之后因健康问题回到了英国。回国后他重拾起医学，于1825年在剑桥大学彭布罗克学院获得医学学士学位，5年后取得医学博士学位。1832年英国第一次霍乱大流行时，巴宾顿开始致力于研究传染性疾病，他将德国医生赫克所著的有关鼠疫和中世纪其他流行性疾病的书籍翻译成英文进行出版。由于他的勤勉，1840年巴宾顿成为盖氏医院的一名合格医师。

巴宾顿的爱好绝不仅仅局限于医学，他对气象学、地质学和鸟类学都颇有研究，也非常赞赏统计学在医学领域中的巧妙运用："统计学为我们提供了一个检验医学真理的新的强大的方法，我们从路易斯精确的工作中学习到将这种方法应用于传染性疾病的研究是多么合适。"巴宾顿对知识的广泛涉猎促成了他多学科融合的思考方式，他时常将钻研其他学科时收获的心得体会应用到流行病学的研究之中。在进行会长选举时，巴宾顿可谓是众望所归："第一次组建流行病学会时，巴宾顿的名字一下子被人们想起来，他是公认的最合适、最有能力领导这场运动的领袖。"

1850年12月2日，会长本杰明·盖·巴宾顿在位于伯纳斯街53号的内外科学会的会议室中召开了伦敦流行病学会的第一次学术性会议，共有约100名学会成员和嘉宾出席。会上巴宾顿重申了学会的主旨："我认为这个学会的目标是致力于借助现代科学之光去发现所有导致传染性疾病发生和传播的原因——去发现那些现在还不被人所知的原因，调查那些还不甚清楚的原因——去收集事实，在此之上牢固地建立科学研究——去清除阻挠研究进展的错误。因此，只要我们能够彻底了解我们敌人的堡垒，了解他们的进攻模式，我们就能够提出预防敌人进攻的方案，而且即便敌人们已经冲破我们的防守阵地，我们也能够找到有效对抗和驱逐他们的方法。”

担任英国流行病学会会长期间，巴宾顿一直致力于对流行性疾病的调查。1863 年，他应邀对济贫院系统中的残疾情况进行统计。在调查中他发现，“如果真实情况与官方公布的数据一致的话，全国有 3/4 的穷人之所以变成穷人，是由疾病直接或间接导致的”。1864 年，加文·米尔罗伊医生接替巴宾顿成为第二任会长，之后学会决议每两年进行一次会长换届选举。1866 年 4 月 8 日，巴宾顿因泌尿系统疾病去世，享年 72 岁。

伦敦流行病学会成立后的最初 10 年中，例会上所宣读的文章大多发表在《柳叶刀》《英国医学期刊》《医学时代》《卫生审查》等杂志上。1852 年，约翰·斯诺的好朋友本杰明·W·理查德森医生加入流行病学会，他自 1855 年起创办的《公共卫生杂志》也会发表一部分学会文章，不过 4 年后由于经济问题而停办。1860 年，学会开始创办自己的杂志，取名为《伦敦流行病学会汇编》，汇编一直持续出版至 1907 年。

伦敦流行病学会的会徽中央是一个圆形的地球图案，其下写有一行拉丁文：*venienti occurrite morbo*（英文：confront disease at its onset），即对抗疾病于发病伊始 [37]。这枚徽章高度概括了当时的流行病学家们的胸襟与志向。在创建学会后的最初 30 年中，共有 10 位秘书长来自国外或英属殖民地，当时伦敦流行病学会对世界医学的影响可见一斑。伦敦流行病学会从建立伊始便将控制全世界各个角落的疾病疫情视为己任，这从每年发表的会议论文的题目中也能够看得出来：《去年冬天在克里米亚半岛探险队中流行的胃肠道疾病病例》《1855 年佛得角的福古岛上霍乱流行情况》《1851—1852 年牙买加天花流行报告》《论赞比西河的发热病》《秘鲁的白喉病》《论塔斯马尼亚岛的流行病》《法国的流行性感冒》《论中国导致麻风病的生理和种族因素》等。其中很多文章都能让人们回想起发生在 19 世纪的那些大规模流行的疾病，以及同时代的著名医生们和他们的故事。

伦敦流行病学会下设有多个委员会，包括天花和免疫接种委员会、霍乱委员会、动物流行病委员会、医院委员会、持续性发热委员会、植物界疾病调查委员会和对是否应该在流行病或其他疾病时期为工人阶级提供护士的问题进行调查的委员会，他们在各自领域内进行的研究对社会产生了不小的影响。

19 世纪 50 年代，天花和免疫接种委员会牵头进行了一次调研，他们收集了 2000 多位英国医生对于天花免疫接种的观点，并向学会以及当时的内政大臣呈交了一份题为《论英格兰、威尔士以及其他国家的天花和强制免疫接种现状》的报告。英国上议院和下议院都非常重视这份报告。在它的基础之上，1853 年英国出台主要针对天花的强制接种疫苗法案，规定所有小于 3 个月大的婴儿都必须接种牛痘[38-39]。

为了更好地对霍乱疫情进行监测，伦敦流行病学会霍乱委员会一度致力于倡导全国各地（包括殖民地和驻外军队）的医务工作者将当地霍乱暴发时的详细数据信息上报至委员会，经统一处理后形成一篇较为权威的国家霍乱疫情报告。为了更便捷、准确地获取信息，一些学会成员甚至提出通过问卷调查的形式对各地医生进行调查，可惜这一想法由于操作难度过大、各地医生反响较小而搁浅。不过霍乱委员会的努力并非一无所获，英国女王在黑海和波罗的海的舰队向学会详细报告了 1854 年秋部队中流行的霍乱疫情。在巴宾顿看来，这些信息是非常珍贵的一手资料："……在一个舰队中，每一艘船都好似一个独立的城镇。如果记录准确的话，首发病例数应该就是出现霍乱流行的船只数。我们知道船上每一个人的工作是什么；我们知道他们都暴露于怎样的气候变化之中；我们能准确地知道他们每个人的食谱和饮品，每个人睡觉的地方在哪里。总之，不论我们多么勤奋地挨家挨户调查，我们对任何陆地上的居民的了解都不会胜过对他们的了解。"对疫情信息进行分析后发现，最有用的预防霍乱的措施包括"洁净、通风、恰当地穿衣和饮食（新鲜的食品）、戒酒、适度的运动和娱乐"。一个有趣的现象是，舰队中军官患霍乱的比例要远远低于船员患霍乱的比例。在寻找两个人群之间的差异时，人们发现军官大多喝葡萄酒而船员主要喝烈酒，霍乱与饮酒种类之间似乎存在某种联系。虽然伦敦流行病学会并没有给出准确的结论，但是在 19 世下半叶，"有益健康"已经成为葡萄酒销售的金字招牌。

1879 年，G·B·朗斯塔夫在学会会议上报告了论文《论猩红热、产褥热以及其他一些疾病之间关系的统计学指征》。文章根据统计分析结果指出，猩红热、产褥热、丹毒、脓血症和风湿病这些能够引起心脏感染的疾病很可能具有共同的病因。在细菌学说还没有形成的当时，能够仅凭借统计学证据便推断出这些疾病由同一病因所引起（之后被证明为是链球菌），这不得不说是统计学在医学中应用的成功典范。其实，伦敦流行病学会从成立之初就有着雄厚的统计学基础，因为学会中的很多成员同时也是成立于 1834 年的伦敦统计学会中的会员。

1889 年，在伦敦流行病学会的努力下，英国建立了传染病通告制度。在通告规定的地区里，每一栋除医院外的房屋或帐篷、货车、本国船只、棚屋等类似房屋的场所中出现传染病病人，家属须将病人病情通报至当地卫生医疗官处，接诊传染病病人的医生须向当地卫生医疗官呈递书面病例证明，包括患者姓名、住处及传染病种类等信息。违反传染病通告制度者将被处以 40 先令以下的罚金，而报告过程中产生的一切费用由政府机构承担。须上报的传染病包括天花、霍乱、白喉、膜性喉炎、丹毒、猩红热、斑疹伤寒、伤寒、肠热病、回归热、产褥热等。

1896 年，为了庆祝爱德华·琴纳成功进行第一例天花预防接种的 100 周年纪念日，伦敦流行病学会设置了爱德华·琴纳奖章，以表彰在流行病学领域做出过突出贡献的个人。这枚铜质奖章由艾伦·怀恩设计而成，它的一面是琴纳的头像，另一面是学会的地球样徽章。1898 年，爱德华·琴纳奖章首次由当时的会长帕特里克·曼森阁下颁发给当时的伦敦卫生官员威廉·亨利·鲍尔阁下，以表彰他在天花传播理论方面所做出的贡献。

从学会历年发表的文章中，我们能够看出当时医学的演变趋势。最初，学会的研究主题主要围绕天花、霍乱、流行性感冒等重要的传染性疾病，此时以约翰·斯诺和威廉·巴德等为代表的流行病学家的工作推动了现场流行病学的发展[40]。之后，随着路易斯·巴斯德的细菌学说的兴起，越来越多的学者将这一领域中的新发现带到学会会议上进行讨论。19 世纪末期，由于医学的进步和公共卫生状况的改善，传染性疾病得到了较好的控制，这一点从英国 1850 年、1907 年和 1963 年的人群死亡原因统计数据中可以看出（表 5-6）。在 1850 年曾猖獗一时的天花、麻疹、猩红热、百日咳、白喉、霍乱等传染性疾病，历经100多年后几乎销声匿迹。为了适应疾病谱的变化，学会的学术主题不再单纯局限于传染性疾病，坏血病、甲状腺肿大、黏液性水肿、营养不良等虽然不具传染性但流行率较高的疾病也成为讨论热点。

表5-6 1850年、1907年和1963年的死亡原因统计[35]

	1850	1907	1963
人口数（百万）	17.9	34.9	47.0
死亡人口总数	368 602	524 221	573 000
每百万人口死亡人数	20 350	15 001	12 101
死因（人）			
结核	60 385	56 201	2 962
天花	4 666	10	0
麻疹	7 080	12 625	127
猩红热	13 370	3 220	2
百日咳	7 770	10 255	36
白喉	5 435	5 732	2
腹泻	11 478	10 425	—
痢疾	2 036	233	35
霍乱	886	0	0
流行性感冒	1 380	9 257	3 214
斑疹伤寒与伤寒	14 296	2 344	5
丹毒	2 204	1 033	7
狂犬病	13	0	1
产褥热	1 113	1 465	3

1900年7月13日，在创会50周年之际，学会于特拉法加广场大酒店举办了一次庆祝晚宴。这时，学会的元老中只有两位成员还健在——约翰·西蒙和爱德华·西佛金。然而可惜的是，由于身体原因，两位先生都没能亲临现场，只能致信表示祝贺。

1907年，伦敦流行病学会与当时其他16个医学团体合并为皇家医学会。当时就职于伦敦市政议会公共卫生部门的布坎南医生与哈默尔医生于 1907 年 6 月召开了流行病学分会的第一次会议，在同年 10 月的学会会议上，亚瑟·纽肖尔姆被任命为第一任分会会长。这一时期学会的研究范围出现进一步的扩展。1907 年，第一次有学者汇报关于癌症的论文，预防由空气污染和吸烟所导致的呼吸系统疾病也逐渐受到了大家的重视。1913 年，流行病学分会和妇产科学分会联合对死产进行调查，不仅对死产进行了清晰的定义，而且还建立了一套死产登记制度。此时，学会将自己的目标定位于："调查流行病或流行性疾病的诱导因素、预防因素以及其他与疾病的出现、持续和特点类型改变相关联的因素。"为了与逐渐扩大的研究领域相适应，同年分会改名为皇家医学会流行病学与国家医学分会。

1918 年流感世界大流行时期，纽肖尔姆医生组织分会开展了一场有关流感流行与控制的大型讨论会，会上的讨论异常热烈，影响广泛。接种免疫一直是学会最为关心的内容，可以在 1930—1950 年间的很多文章中阅读到有关脊髓灰质炎疫苗、白喉疫苗、流感疫苗效果的报道。

1950 年以后，分会将自己的目标重新定位为"研究疾病的发生和性质，人群以及他们的预防方式"。1952 年，分会改名为皇家医学会流行病学与预防医学分会。学者们提出，传染病不是唯一可预防的疾病，心血管疾病、精神疾病、大气污染、职业损害甚至交通事故等意外伤害都属于预防医学的研究范畴。由于分会在职业暴露与职业健康领域所进行的杰出工作，1964 年职业卫生分会正式成立。1975 年，分会再次改名为皇家医学会流行病学与社区医学分会，然而"社区医学"一词的应用却受到了一些学者的质疑。1990 年，分会最终将名称确定为皇家医学会流行病学与公共卫生分会。

自 1850 年创建以来，伦敦流行病学会的名称随着时代的变迁几经变化，而一成不变的是传承自本杰明·盖·巴宾顿、约翰·斯诺、约翰·西蒙等众多流行病学家们的那份对疾病表现与致病方式的好奇，以及对流行病学哲理的渴求。伦敦流行病学会的建立是人类对抗传染病历史中的里程碑，它是医学家们普遍意识到在人群水平研究流行性疾病的重要性的起始，是流行病学正式成为一门独立学科的标志。然而虽然这门学科的建立始于传染病，但它并不会因传染病的销声匿迹而失去存在的意义。1965 年，皇家医学会流行病学与预防医学分会会长丹尼尔·托马森曾说：“复杂原因疾病似乎是生命本身的固有属性，它不断地变化着自己的外表。传染病很有可能会再次成为一个主要的健康危害，因为似乎流行的传染病不会一直纠缠我们，而且也不会以一种形式存在很久。致病病原经历许多变化和进化，一些现在看来没什么意义的变化有可能会让病原的毒力大大增加，从数量庞大的无致病性的病毒和细菌里也可能产生致死性的变种。而且谁能说清楚病原体在癌症病因学中所扮演的角色？”由此可见，人类对疾病的探索永无止境，世界各国的流行病学家们任重道远。

5.13 烟囱的诅咒——流行病学在职业病领域的早期应用

18 世纪六七十年代，随着工业革命号角的吹响，人类文明搭乘上迅猛行驶的列车。在工业革命始发地英国，一处处高耸入云的烟囱喷出滚滚浓烟，向人们昭示着一个国家的繁荣与昌盛；家家户户美观内砌的壁炉闪烁着明亮火光，传递着令人神往的浪漫和温馨。

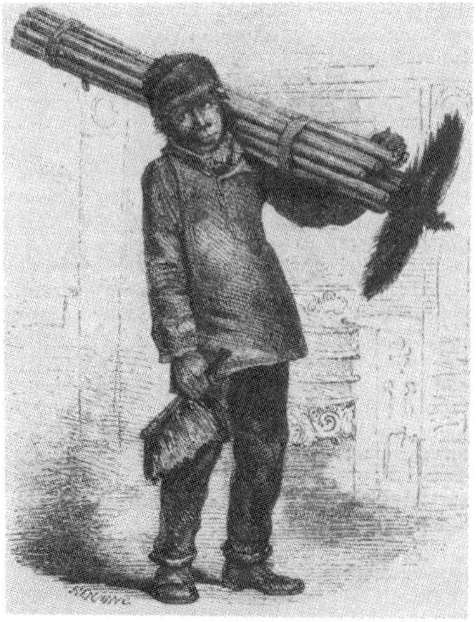

扫烟囱的童工

然而，待到清晨时分，常常有一群衣衫褴褛的孩子们饥肠辘辘地沿街叫卖，“扫烟囱了，扫烟囱了”，人们习惯叫他们“扫烟囱工人”。后来，为了改变扫烟囱的孩子们的凄惨命运，人道主义者们开始了长达近两个世纪的艰难斗争，其中流行病学家们所做出的贡献和努力更值得一提。

公元17世纪，伦敦大火几乎毁灭了整座城市。在城市重建中，为避免火灾再度袭扰，新建的烟囱采用了全新的设计，伦敦城内随之出现了大量聘用扫烟囱的童工的迫切需求。那时候的烟囱常常是狭窄而带角的，管道截面最大不超过（22.8×35.5）平方厘米，因此清洁烟道内灰尘的工作只能由身材瘦小的孩子来完成。这群孩子们经常赤裸着顺着烟道攀爬，用膝盖和手肘推着前行，如此一来，刮伤、擦伤自然也就是家常便饭，如果一不小心没有抓牢，他们甚至有命丧于烟囱内的可能。

英国著名诗人威廉．布莱克[1]写作的两首《扫烟囱的孩子》的诗歌记录下了这一段辛酸的历史。他在诗中深切关怀了扫烟囱的孩子所处的水火之境，痛斥了上层社会的冷漠与荒诞：

> 我母亲年轻的时候，我还小得很，我父亲把我卖给了别人，我当时还不大喊得清‘扫呀扫，扫呀扫’，我就扫他们的烟囱，裹着煤灰睡觉……因为我显得快活，还唱歌，还跳舞，他们就以为并没有把我害苦，就跑去赞美了上帝、教士和国王，夸他们拿我们的苦难造成了天堂。

噩梦还远不止这些，一个夺命的疾病——阴囊癌正在不远处潜伏着、等待着，伺机给烟囱工的生命更猛烈的打击，真可谓没有最可怕，只有更可怕。

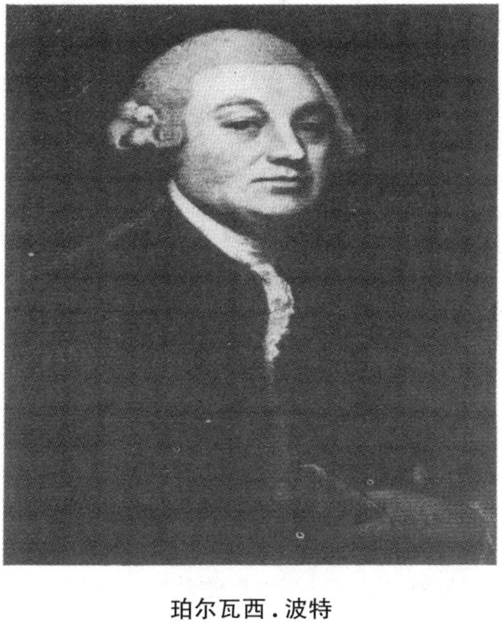

珀尔瓦西．波特

说起这更可怕的事，就不得不提到波特了。外科医生珀尔瓦西·波特是探究阴囊癌病因和治疗的第一人。1775年，波特出版了《波特的外科手术观察》[41]一书，其中有一篇文

[1] 英国浪漫主义诗人先驱、画家，主要诗作集有《天真之歌》和《经验之歌》。

章名为《阴囊癌》。他首先详细描述了当时的人们对阴囊癌的认识，包括发病原因、治疗方式等。显然，当时的人们对阴囊癌的认知并不正确，不过人们已经发现这种疾病主要发生在烟囱工人之中，甚至简单地称之为“烟囱工人癌”：

有一种特殊的疾病常常在一类特殊的人中发生，至少就我所知，它现在还不为众人所知，我说的是“烟囱工人癌”。

这种疾病首发部位见于阴囊的下部，会导致痛苦、表皮粗糙（ragged）、难堪的疼痛。行业里称它为烟灰疣。我从没有在青春期之前的孩子中看到过这种疾病。我猜想，其中的一个原因是在通常情况下，病人和医生都认为它是性疾病，从而用水银剂进行治疗。不久，它就会侵入皮肤，影响睾丸。当它达到腹部时，就会影响某些内脏，疼痛变得难以忍受。

这些人的命运异常悲惨。在小时候，他们经常遭受暴行，挨饿受冻。当时，他们挤进狭窄、炎热的烟囱中，他们会因此刮伤、灼伤，甚至窒息。待他们极不容易地熬到青春期，却又易于患上最害人、最要命的疾病。

之后，波特以敏锐的意识、细致的观察、理智的思考对一系列经他治疗的阴囊癌病人进行了严谨、周密的实际观察与考证，对阴囊癌的病因做了全新而准确的解析。他认为阴囊癌是由扫烟囱这个职业所导致的，并在施行手术时小心求证，积极倡导早期手术，不断寻求更人性化、结果更佳的手术方案[42]：

我们必须给予病人细致的观察，必须给予非常规、不常见的病症特别关注。也许，通过一种更细致而频繁的检查，我们会发现某些疾病并非如我们所想的那么罕见，也非那么棘手。在烟囱工人中，首先，阴囊癌并不是由某种习惯导致的疾病；其次，它似乎是源于沉淀于阴囊褶皱的煤烟灰。在其他癌症病人中，常常由于我们太关注性习惯，而不能正确认识病变部分切除术的作用，从而，我们不得不满足于现有的仅治标而不治本的方法。

然而，这些病人都是年轻人，而且一开始也都是健康人。致使他们发病的是他们的职业，很可能就是当地的职业，而且几乎每次发病都起始于同一部位。所有的这些都提示，这种疾病不同于那些由于年长而导致体液偏酸的老年人的癌症，也不同于绝经后那些出现相似症状的妇女疾病。

如果有机会阻止或预防这种悲剧的发生，必须及时去掉受累的部分，我意指阴囊疼痛的部分，甚至得全切。因为如果保留受累的部分直至病害入侵睾丸，就来不及了。

珀西瓦尔·波特是那个时代最著名的外科医生之一，盛名享誉海内外。关于烟囱工人阴囊癌的医学观察称得上是职业医学史的经典故事。就肿瘤病因学而言，这是报道肿瘤可由身体外部因素所致的第一篇文献；就职业医学而言，这是煤烟灰致癌的第一个职业流行病学调查，在研究中，波特第一次将某种特定肿瘤与某种职业因素联系在一起[43]。

从此，一场声势浩大的讨伐战开始向扫烟囱孩子们面临的“诅咒”发起漫长的攻击，直到彻底击败它为止。18 世纪末期，整个社会已经开始高度关注这群悲苦孩子的处境，并落实于行动。1803 年，为推广使用机械取代童工来清扫烟囱，英国社会中成立了专门的协会。

1817 年，英国下议院也开始有所行动，他们首先派出委员会调查了扫烟囱孩子们的职业情况，委员们给出了“禁止扫烟囱孩子的职业活动，用机器来解放他们”的建议。之后不久，下议院便在法案中通过了这个建议。

然而，新法案的确立经历了一番迂回曲折的过程，既得利益者们的精彩表演也开始纷纷上演。果然，为了维护自己的利益，扫烟囱孩子们的雇主们发出请愿，强烈抵制新法案，反对为童工购买保险。他们故意拉高腔调：“那些曲曲折折的管道修补，机械怎么能完成，非小孩们不可。”这些话虽然是强词，但也带着几分理。在那时，的确找不到如此智能的机械。新法案一路磕磕碰碰，到 1840 年才正式得以通过，法案中明令规定：“禁止 21 岁以下的人从事扫烟囱职业，不得收 16 岁以下儿童为扫烟囱学徒。”[44] 但是，该法案并没有立即被严格执行，到 1875 年，政府不得不出台补充法令：“扫烟囱工人必须持有执照许可，而且出现任何触犯法案的情况都将被撤销执照。”从此，该法案才成功地落地生根。近百年的斗争终于使扫烟囱孩子们彻底翻身，受到全社会的重视，孩子们的噩梦总算结束了。但要说扫烟囱职业的噩梦也随之结束了，恐怕还为时过早。要想彻底摧毁这个延续了百年的诅咒，还需要医学家们进一步揪出阴囊癌的“始作俑者”。

其实，在波特那个时代，阴囊癌的病因学阐释没有任何进展，甚至一开始，人们对他的观点充满了质疑和猜测。直到19世纪中期，“阴囊癌是由沉积在阴囊褶皱部的煤烟灰不断刺激而引发的”这一观点才开始获得认同和推广。的确，就当时的知识水平而言，让人们去理解和接受简单的煤烟灰刺激会导致阴囊癌这种十分抽象的说法确实很难，更何况几乎所有的扫烟囱工人或多或少都接触过煤烟灰，而最终只有少数人得病；况且，扫烟囱工人向来以不洁净而闻名，阴囊自然会长期沉积不少煤烟灰。如果煤烟灰真的如人所说的这么可怕的话，为什么最终大多数人却能幸免于难呢？这就更难让人理解了。

后来，布兰丝柏·库帕推测，煤烟灰仅对那些具有恶性疾病体质的人致病。这一假设得到了大家认同，但本质上这对病因的阐释并没有太多的促进。说到底，库帕的这种说法仅仅是把“煤烟灰怎么使人发生阴囊癌”这个问题换成了“煤烟灰怎么使癌体质者发生阴囊癌”这个问题而已[45]。

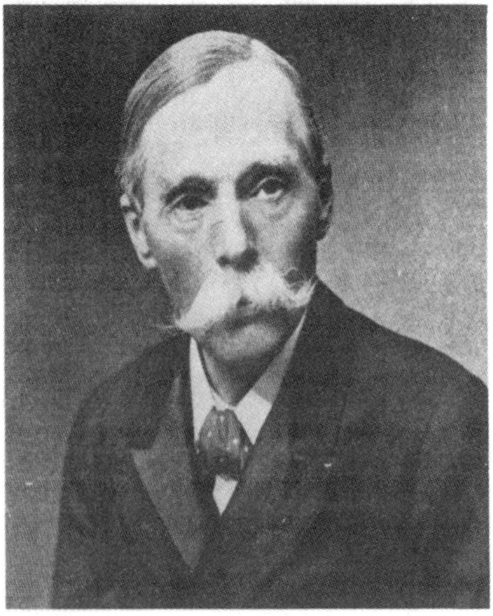
亨利·巴特林

正当人们苦苦搜寻合理解释的时候，一些人提出了自己的观点。1890年，斯宾塞宣称在扫烟囱阴囊癌病人的表皮深层细胞中发现了煤烟灰颗粒，正是这些细胞中的刺激物诱使阴囊癌发生。他的实验之后被证明是错误的，因为之后的研究表明他所找到的“煤烟灰”其实是实验中被染了色的某种物质。

为什么有这么多医学家在绞尽脑汁地追查阴囊癌的致病原因呢？原来，阴囊癌是一种具有“英国特色”的疾病。在当时，扫烟囱工的阴囊癌似乎只在英国流行，而在欧洲大陆其他国家、美国甚至在苏格兰，它都是一种不为人知的疾病。这一特色是被一名英国外科医生亨利·巴特林所发现的。

1889—1891 年间，巴特林全身心地投入到扫烟囱工阴囊癌的调查之中。在这三年中，他前往欧洲各国进行调研，每到一个地方他都要全面调查当地疾病的发生情况。他仔细考察了各地烟囱的构造，详细询问当地扫烟囱工人的工作环境、生活习惯等。经过仔细考察后他发现，在其他国家的扫烟囱工中，阴囊癌发病率确实非常低。于是他认真比较了英国和其他国家之间的差别，终于发现其中的奥妙。首先，在烟囱的结构上，不同于其他国家，英国的烟囱构造棱角更多，因而扫烟囱工人在工作过程中更容易受伤；其次，在着装上，英国的扫烟囱工人往往不戴头套，衣裤宽大松弛，身体直接裸露于烟道之内，而其他国家的工人却是全副武装，将全身裹得严严实实；最后，在个人卫生上，其他国家早在 1785 年就对烟囱工的职业卫生有了较高的重视，而英国到了 1851 年都还没能意识到这个问题的严重性。鉴于这些原因，扫烟囱工人的阴囊癌怎能不表现出所谓的“英国特色”呢？ 1892 年，巴特林将这些新发现发表在《扫烟囱工人或其他工人的阴囊癌》系列文章中 [45]。

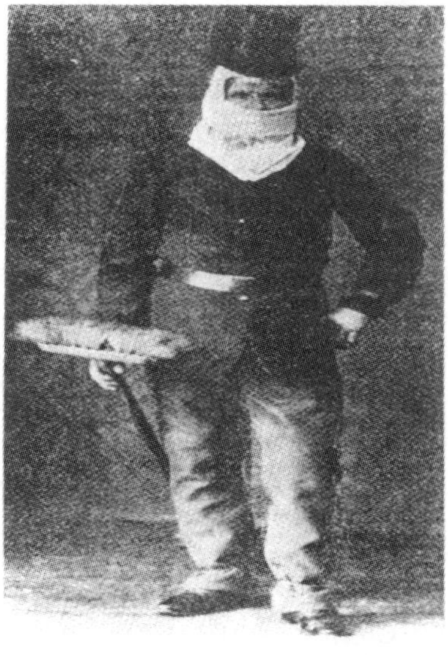

19 世纪德国扫烟囱工人着装

有关扫烟囱工人职业卫生的法案颁布后，英国便开始流行着一种看法，认为扫烟囱工人中阴囊癌的发病人数在逐年下降。然而，巴特林并不这么认为，他又一次认真调查了自己所在的圣巴塞洛缪医院在法案颁布前后的阴囊癌发生情况，发现阴囊癌的发病人数仍居高不下。1922

年，帕西将煤烟灰浸膏涂抹在小鼠身上，成功地诱导出肿瘤，从而证实了煤烟灰的致癌性。直到 20 世纪 30 年代，扫烟囱工人中的阴囊癌发病率才逐渐减少。1948—1952 年间，圣巴塞洛缪医院的 5000 名癌症病人中仅有 1 例是阴囊癌。

参考文献

[1] Louis PCA. Researches on the effects of bloodletting in some inflammatory diseases: and on the influence of tartarized antimony and vesication in pneumonitis [M]. Boston: Hilliard, Gray & Company, 1836.

[2] Best M, Neuhauser D. Pierre Charles Alexandre Louis: Master of the spirit of mathematical clinical science [J]. Quality and Safety in Health Care, 2005, 14 (6): 462-464.

[3] William Osler. Influence of Louis on American medicine [J]. The Johns Hopkins Hospital Bulletin. 1897, Nos. 77-78, August-September.

[4] Morabia A. Pierre-Charles-Alexandre Louis and the evaluation of bloodletting[J]. Journal of the Royal Society of Medicine, 2006, 99 (3): 158-160.

[5] Tröhler U. The introduction of numerical methods to assess the effects of medical interventions during the 18th century: a brief history [J]. Journal of the Royal Society of Medicine, 2011, 104 (11): 465-474.

[6] Guy W A. Contributions to a knowledge of the influence of employments upon health [J]. Journal of the Statistical Society of London, 1843, 6 (3): 197-211.

[7] （美）基普尔（Kiple,K. F.）. 剑桥世界人类疾病史 [M]. 张大庆,译. 上海：科技教育出版社，2007.

[8] Greenwood M. Occupational and economic factors of mortality [J]. British Medical Journal, 1939: 862-878.

[9] Vinten-Johansen P, Brody H, Paneth N, et al. Cholera, chloroform, and the science of medicine: a life of John Snow [M]. Oxford: Oxford University Press, 2003.

[10] Susser M, Stein Z. Eras in epidemiology: the evolution of ideas [M]. Oxford: Oxford University Press, 2009.

[11] Chester DN. The English administrative system, 1780—1870 [M]. Oxford:

Oxford University Press, 1981.

[12] Keith-Lucas B. Some influences affecting the development of sanitary legislation in England [J]. The Economic History Review, 1954, 6 (3): 290-296.

[13] Lambert R. Central and Local Relations in Mid-Victorian England: The Local Government Act Office, 1858—71 [J]. Victorian Studies, 1962, 6 (2): 121-150.

[14] Finer S E. The life and times of Sir Edwin Chadwick [M]. Taylor & Francis, 1952.

[15] Lewis RA. Edwin Ghadwick and the Public Health Movement, 1832—1854[D]. University of Birming ham.

[16] Dunn PM. Dr William Farr of Shropshire (1807–1883): obstetric mortality and training [J]. Archives of Disease in Childhood-Fetal and Neonatal Edition, 2002, 87 (1): 67-69.

[17] William Farr. Vital statistics: a memorial volume of selections from the reports and writings of William Farr [M]. London: Royal Sanitary Institute, 1885.

[18] Lilienfeld DE. Celebration: William Farr (1807–1883) —an appreciation on the 200th anniversary of his birth [J]. International Journal of Epidemiology, 2007, 36 (5): 985-987.

[19] FosterOS, Gangarosa E. Passing the epidemiologic torch from Farr to the world-the legacy of Alexander D. Langmulr [J]. American Journal of Epidemiology. 1996, 8 (144): 65-73.

[20] Thacker SB, Gregg MB. Implementing the concepts of William Farr: the contributions of Alexander D. Langmuir to public health surveillance and communications [J]. American Journal of Epidemiology, 1996, 8 (144): 23-28.

[21] Higgs E. Life, Death and Statistics: Civil registration, censuses and the work of the General Register Office, 1836-1952 [M]. University of Hertfordshire Press, 2004.

[22] The general register office [J]. British Medical Journal, 1937, 2: 1320-1321.

[23] Moorhead R. William Budd and typhoid fever [J]. Journal of the Royal Society of Medicine, 2002, 95 (11): 561-564.

[24] Goodall EW. William Budd: a forgotten epidemiologist [J]. Proceedings of the Royal Society of Medicine, 1932, 25 (3): 277-294.

[25] Budd W. Malignant cholera: its mode of propagation and its prevention [M]. Churchill, 1849.

[26] Budd W. On the Propagation of Typhoid Fever [M]. London: T. Richards, 1861.

[27] Budd W. Typhoid fever: its nature, mode of spreading, and prevention [J]. American Journal of Public Health, 1918, 8 (8): 610-612.

[28] The John Snow Archive and Research Companion. About John Snow. [2013-03-10]. http://johnsnow.matrix.msu.edu/index.php

[29] Maltby JR, Bamforth BJ. The Wood Library-Museum's 1858 edition of John Snow's On chloroform and other anaesthetics [J]. Anesthesia & Analgesia, 1990, 71 (3): 288-294.

[30] Mawson AR. The hands of John Snow: clue to his untimely death? [J]. Journal of Epidemiology and Community Health, 2009, 63 (6): 497-499.

[31] Cameron D, Jones IG. John Snow, the Broad Street pump and modern epidemiology [J]. International Journal of Epidemiology, 1983, 12 (4): 393-396.

[32] John Snow. On the mode of communication of cholera [M]. London: John Churchill, 1855.

[33] Mooney G. Professionalization in public health and the measurement of sanitary progress in nineteenth-century England and Wales [J]. Social History of Medicine, 1997, 10 (1): 53-78.

[34] Thomson D. Change in epidemiology and preventive medicine [J]. Proceedings of the Royal Society of Medicine, 1965, 58 (10): 831-837.

[35] UCLA Department of Epidemiology School of Public Health, London Epidemiological Society. [2013-04-22]. http://www.ph.ucla.edu/epi/snow/LESociety.html.

[36] Evans A. Benjamin Guy Babington: founding president of the London epidemiological society [J]. International Journal of Epidemiology, 2001, 30 (2): 226-230.

[37] Epidemiological Society of London. The Commemoration Volume, Containing an Account of the Foundation of the Society and of the Commemoration Dinner: Together with an Index of the Papers Read at Its Meetings Between 1855 and 1900 [M]. London: Bedford Press, 1902.

[38] Wolfe R M, Sharp L K. Anti-vaccinationists past and present [J]. British Medical Journal, 2002, 325 (7361): 430-432.

[39] Salmon DA, Teret SP, MacIntyre CR, et al. Compulsory vaccination and conscientious or philosophical exemptions: past, present, and future [J]. The Lancet, 2006, 367 (9508): 436-442.

[40] 卡尔·L·怀特. 弥合裂痕—流行病学、医学和公众的卫生 [M]. 北京：科学出版社，1995.

[41] Pott P. Chirurgical observations relative to cancer of the scrotum [J]. CA: A Cancer Journal for Clinicians, 1974, 24 (2): 110-116.

[42] James Earle. The chirurgical Works of PercivallPott [M]. London: Printed by Wood and Innes, 1808.

[43] Brown JR, Thornton JL. Percivall Pott (1714—1788) and chimney sweepers' cancer of the scrotum [J]. British Journal of Industrial Medicine, 1957, 14 (1): 68-70.

[44] Waldron HA. A brief history of scrotal cancer [J]. British Journal of Industrial Medicine, 1983, 40 (4): 390-401.

6

现代——繁荣

6.1 “病例对照研究”和“OR值”的来源

流行病学从诞生之初，就一直致力于疾病病因的探讨。在这个过程中，流行病学家们创造性地提出了很多研究方案，其中包括病例对照研究和队列研究。

人们最早提出的研究设计是病例对照研究。这种研究以患病状态为出发点，将人群分为患有某种目标疾病的病例组，以及不患有目标疾病的对照组，并在此基础上对两组人进行同样的回顾性调查。研究者们的假设是，如果某种因素能够导致特定的疾病，那么患病者在患病之前应该都接触过这种因素，而未患病者则几乎没有相似的经历。这种也许能够导致疾病或能够增加患病风险的因素，被称为暴露。病例对照研究的目的就是要判断暴露在病例组的发生频率是否比对照组大[1]，而用来衡量这一结果的指标就叫做OR值（odds ratio），即比值比。其中，比值指的是在某种条件下，某件事发生概率与不发生概率的比。而比值比为两种条件下的比值之比。

在前面章节提过的伦敦宽街霍乱调查中，约翰·斯诺通过标点地图法将致病的元凶成功地指向了宽街水井。然而，在这一过程中，他仅对病例的暴露情况——即霍乱患者是否饮用过宽街水井水——进了行调查。如果未患霍乱的个体中饮用宽街水井水的比例与霍乱患者差别不大，那么霍乱患者饮用宽街水井水的比例再高也不能说明暴露与疾病的因果关联。这就突出了对没有患特定疾病的个体（即对照）进行暴露情况调查的重要意义。

好在当地的一位官员亨利·怀特海德[1]在后续调查中补充了这一部分信息[1]。他发现死者中有45例明确饮用过宽街井水，13例未饮用过；对霍乱幸存者的调查发现，35例明确饮用过宽街井水，7例未饮用过。因此，怀特海德意识到，如果想要知道霍乱是否真的是由宽街井水所引起的，就要尽可能多地调查9月初在宽街居住但是既没有患霍乱、也没有患腹泻的居民。随即，他调查了336名未得霍乱者，其中279名不曾饮用宽街水井的水，57名有饮用史。根据这些调查结果，怀特海德得出结论："在霍乱患者中，饮用宽街水井水者与不饮用者的比值为80 ∶ 20；而在未患霍乱者中，该比值为57 ∶ 279。"怀特海德关于伦敦宽街霍乱的后续调查对病例对照研究的发展有着重要意义。他意识到仅仅关注病例是不够的，补充关于对照暴露情况的调查能够更加科学地说明暴露与疾病的关联。可以看到，怀特海德已经分别对霍乱病例和未患霍乱的对照进行了饮用井水与不饮用井水的比值计算，然而他并没有进行比值比的计算。同样，威廉·奥古斯都·盖于1843年在《职业对健康的影响》中，虽然也引入了对照的概念，然而并没有对病例或对照的暴露比值进行计算，也没有对比值比进行计算。

经过后续几代人的不断完善，比值比逐渐成为病例对照研究中的经典指标。1951年，杰罗姆·康菲尔德[2]认为，如果所研究疾病为罕见病，可以通过病例与对照组暴露比值相除来评价暴露的疾病效应，而无需获得该疾病在人群中的具体患病率[2]。实际上，康菲尔德提出的病例与对照组暴露比值相除的方法就是比值比的计算方法，只不过直到1959年才称这一指标为比值比[3]。1973，默文·萨瑟[3]对病例对照研究进行了详细的描述，并且提出可以用相对比（relative odds）或叉乘比（cross

[1] 亨利·怀特海德（Henry Whitehead）：1825年生于肯特郡多佛海峡的拉姆斯特海德。22岁时，任牛津大学林肯学院的助理教师。1854年伦敦霍乱暴发时，担任英格兰教会的教士和伦敦索霍区圣卢克教堂的助理牧师。

[2] 杰罗姆·康菲尔德（Jerome Cornfeild，1912—1979）：曾任美国约翰·霍普金斯大学生物统计学系主任和美国乔治·华盛顿大学生物统计学中心主任，先后任美国流行病学学会主席 和美国统计协会主席。

[3] 默文·萨瑟（Mervyn Susser）：前哥伦比亚大学公共卫生学院流行病学系主任。

products ratio）来描述关联关系[4]。1980年，亚伯拉罕·利林费尔德[1]在《法国对流行病学的影响》中将病例与对照暴露比值相除的指标命名为“odds ratio”，即我们现在所熟知的OR值[5]。1985年，奥利·米耶蒂宁在《理论流行病学：医学中关于事件发生研究的准则》一书中从数学角度对OR值及其置信区间进行了详尽的讨论，为OR值的应用进一步奠定了数理学的基础[6]。之后，病例对照研究逐渐成为研究暴露与疾病关系的重要研究方法，OR值的应用也越来越普遍。

6.2 “队列研究”的来源

病例对照研究的设计是以患病状态为出发点，探讨不同患病人群中暴露的发生情况，然而这并不是流行病学研究的最终目的。人们真正想知道的是，某种暴露因素是否是目标疾病的危险因素。为了达到这个目的，流行病学家们提出了另外一种研究设计——队列研究。

队列研究是将尚未发病的人群按是否暴露于某种可疑因素以及暴露程度分为不同的组，通过几年甚至几十年的观察追踪其各自的结局，比较不同组之间结局发生频率的差异，从而判定暴露因子与结局之间有无因果关系及关联大小的一种观察性研究。其中暴露可以是研究对象接触过的某种物质（比如核辐射），也可以是某种行为（比如吸烟），还可以是自身的某种固有特征（如性别、年龄）。结局可以是某种疾病、某种特征或某种行为。队列研究中常用的评价指标为RR值（relative risk），即暴露组结局事件发生率与非暴露组结局事件发生率之比。与OR值相比，RR值能够更合理地体现暴露对结局发生的影响。

队列研究中的“cohort”（队列）一词起源于拉丁文“cohors”，意指武士或共同经历一段时间的一群人，古罗马时期也用这个词来表示军团中的一个分队[7]。流行病学家将“cohort”一词加以借用，用来表示某个特定的研究人群组。根据研究者数据搜集的时点，队列研究可分为前瞻性设计与回顾性设计两种。二者在时序上都是由暴露到结局，都是按暴露程度分组，追踪结局的频率，只不过回顾性研究在进行研究时，

[1] 亚伯拉罕·利林费尔德（Abraham M. Lilienfeld）：曾任约翰·霍普金斯大学公共卫生学院流行病学教授。

结局已经发生，只能依靠已有的资料，研究的质量依赖于历史资料的完整性和可靠性。而前瞻性研究则是在研究对象发生结局之前开始收集数据。在基本具备历史性队列研究的条件下，如果从暴露到现在的观察时间还不能满足研究的要求，如结局事件还没有发生或没有完全发生，还需继续前瞻性观察一段时间，则采用双向性队列研究。

历史上第一个回顾性队列研究是凯斯（Case）和他的同事在 1954 年进行的苯与膀胱癌的研究[8]。当时，苯是颜料的成分之一，凯斯发现似乎接触过这种颜料的人更容易患膀胱癌。为了证明这个假设，凯斯等收集了英国自 1920 年开始接触过含苯颜料的工人的名单，并对这些工人 1920 年后的健康状况进行回顾。他们发现，与不接触含苯颜料的人群相比，这群工人中患膀胱癌和因膀胱癌而死亡的比率确实要高得多，从而初步确认了含苯颜料与膀胱癌之间的关系。该研究显示了在所需资料完整时开展回顾性队列研究的可行性。很快，回顾性队列研究被广泛用于雇佣和暴露情况登记完整的工人群体之中。

大型前瞻性队列研究的开展开始于 20 世纪 40 年代末至 50 年代初[9]。一些在那时启动的队列研究直到现在还在进行，比如美国的弗明翰心血管研究、日本原子弹爆炸幸存者研究、英国医师研究、科罗拉多平原铀矿工公共卫生服务的研究。这些研究规模大、数据丰富，着重于研究公众关注的健康问题，并且能够保证研究对象几十年来的稳定性，因此至今仍受到广泛的关注。

20 世纪五六十年代开始广泛开展双向性队列研究。这些研究主要针对特殊疾病或暴露，其中包括里查德·多尔关于石棉纺织工厂工人的研究，谢里科夫（Selikoff）等关于美国绝缘工人的研究，美国癌症预防协会研究，弗莱彻（Fletcher）等关于伦敦工人肺功能的研究等。

20 世纪 70 年代，队列研究规模开始扩大，研究的问题也更有针对性，主要涉及慢性病的危险因素探讨。这些研究通过收集暴露相关的信息并严格随访研究对象的结局来增强队列研究的有效性，其中包括强心研究等美国国家卫生研究院牵头建立的多中心前瞻性队列研究。这种多地点的研究因能够从全美国的社区来募集被试者而增加了研究的外部效度；另外，数据收集的标准化以及随后在中心的统一处理也进一步增加了队列研究的可靠性。

与病例对照研究相比，队列研究能够更好地论证暴露因素和疾病之间的因果联系。病例对照研究在研究之初，研究对象的患病状态已经确定，而暴露信息则是通过被调查者的回忆而获得的，由于存在回忆错误的情况，是否发生暴露及暴露是否发生于疾病产生之前，均没有足够的说服力。队列研究则是先确定暴露，通过少则数年多则数十年的观察，再确定疾病的发生情况，暴露与疾病的先后顺序一目了然。在进行病因的因果推断时，一定是原因在前，结果在后，因此，相对于病例对照研究而言，队列研究的证据强度要高得多。

然而，队列研究也不是完美的。首先，队列研究需要更多的人力、财力、物力资源，难度大，研究时间长。其次，不同性质的队列研究还有各自的难点。回顾性研究只有在历史资料的质量有保证的情况下才能开展，前瞻性设计只有在足够多的被试能够保留在队列中时才能成功。重复资料的收集往往要受到诸多因素的影响，如可行性、花销、被试负担等。随时间变化的偏倚也会给最终结果的解释带来困难。信息偏倚的影响会随着资料收集过程而改变，因为资料收集的质量可能会由于客观条件的变化及调查者间的差异而有轻微的改变。在明确这些局限性后，才能更有针对性地进行研究设计，更好地利用其优点，降低其缺点的影响。

6.3 “偏倚”的提出

在进行流行病学研究时，由于各种因素的影响，研究结果与真实情况之间总会存在一定的偏差。这一偏差可分解为随机误差与系统误差两部分。前者可以通过研究设计与统计学方法予以减少和评价，后者即为以下所要介绍的偏倚。偏倚，作为一种误差的来源，属于系统误差的范畴，它存在于流行病学研究实施过程的各个环节。从研究对象的选择、暴露和结局的测量到数据的分析和解释，由于研究对象代表性、测量工具等的问题，而使效应值系统地偏大或者偏小，这就是偏倚。

观察性医学研究开始后不久，人们就开始意识到偏倚的存在。当威廉·奥古斯都·盖在研究职业与健康之间的关系时，发现在排字工人中，肺结核与其他疾病的比值为 1 ∶ 3.47，而在印刷工人中，这一比值为 1 ∶ 5.12。这个结果说明排字工人中发生肺结核的人更多，而这可能是由于与印刷工人相比，排字工人在工作中身体运动较少所导致的。但是盖的思考并没有到此为止，他认为这个结果还可能有另外一种解释：身体弱的和生病的人也许更倾向于选择排字这种坐着时间更长的工作，在排除这种假设的可能性之前，还不能明确肺结核与工种之间的关系。可见，盖已经意识到偏倚的存在了[10]。

在流行病学研究设计不断被完善的过程中，出现了关于偏倚的重要讨论。墨菲和萨基特分别于 1976 年和 1979 年提出了偏倚的概念[5]。墨菲认为偏倚包括：无对照的研究、不同组间测量方法有重大差异、非同时性的对比、分析背后的假设的偏倚、假设检验的偏倚、报告偏倚等。尽管没有清楚地定义“选择偏倚”，但他给出了一个可划分为选择偏倚的例子：1950 年，伍德在对 233 例于伦敦治疗先天性心脏病的病例系列进行研究时，发现有 5% 的先天性心脏病患者有室间隔缺损，而省中心报告的估计结果是 35% ～ 37%。伍德对二者间差异如此明显的解释是：室间隔缺损在英国各等级的医院都可以诊断，而由于医疗条件所限，伦敦以外的医院不容易进行先天性心脏病的诊断。在计算“室间隔缺损人数 / 先天性心脏病人数”时，由于各地区能够确诊的先天性心脏病人数低于实际患病人数，而确诊的室间隔缺损人数接近实际人数，因而得出的先天性心脏病患者中室间隔缺损的比例要高于实际值。因此，将这两个地方的数据相比是没有意义的。

萨基特在 1979 年提出了偏倚的 35 种分类方法，根据发生环节，它们可以被归为六大类：①现场搜集数据时；②在具体选择研究样本时；③在执行操作手册时；④在测量暴露和结局时；⑤在分析数据时；⑥在解释分析结果时。在这 35 种偏倚中，萨基特又详细讨论了 9 种：①现患 - 新发病例偏倚：由于对暴露观察的滞后，导致疾病发生时暴露证据已经消失，或者由于对疾病的发生观察不及时而漏掉致死性、短病程病例。②入院率偏倚，又称为伯克森偏倚，由约瑟夫·伯克森于 1946 年提出，指的是由于暴露的病例和非暴露的病例入院的比例不同，导致在以医院为基础的研究中暴露的相对比值与假定的比值发生偏离。比如，肥胖同时患有高血压的患者住院的可能性比只患有高血压的患者大，由此单从数据上分析就会发现肥胖与抗高血压药之间的虚假联系。多种疾病患者在医院人群中的比例比在一般人群中大，如果以医院人群为对照的话，多种疾病患者相应的暴露状况就会被高估。③检出症候偏倚：如果一种暴露能够导致一种症状的出现，这种症状不是目标疾病发生发展过程中的一环，却会引导人们去进行医学检查，从而更容易发现目标疾病。尽管该种暴露不是目标疾病的病因，却可能被误认为病因。比如曾经一度认为良性乳腺疾病患者更容易得乳腺癌。有一种可能的解释是良性乳腺疾病患者会出现一些不适症状，引导她们去做更详细的医学检查，更有可能发现早期的乳腺癌。④选择偏倚：被萨基特认为属于团体成员偏倚的一种，即一个组中的个体所呈现的健康状况可能与一般人群存在系统差异。⑤诊断怀疑偏倚：根据假设及现有的知识，对研究个体暴露所引起结局的预判，可能会影响诊断的强度和结果。⑥暴露怀疑偏倚：根据研究个体是否患有目标疾病对暴露状况的预判，可能会影响对暴露求证的强度和结果。在歪曲测量结果方面，诊断怀疑偏倚和各种信息偏倚的影响是最大的。⑦健康工人效应：为易感性偏倚的一种，由威廉·奥格尔在 1985 年提出。他在研究不同工种死亡率时发现了两个问题：其一是某些工种的完成对肌肉力量及体力有一定的要求，如果某人的身体状况不允许继续从事这个工种，就会被调到更适合的岗位，或者辞退。其二是一些工种必须从比一般人群平均健康状况要好的男性中选拔工人。这种偏倚具体表现为当在特定时间段对某有毒、有害物质与作业工人健康的关系进行研究时，分析结果可能会发现暴露于该有毒、有害物质者目标疾病的发病率或死亡率并不比一般人群高，从而得出该物质暴露与研究疾病无关的结果。实际上，此结果可能是易感性偏倚导致的虚假现象。因为接触此类有毒、有害物质的工人，可能由于工作性质的需要，本身的健康水平就比一般人群高，或者对暴露毒物的耐受性比一般人强，因而表现出对某些疾病的易感性低。另外两种偏倚为回忆偏倚和家庭信息偏倚。

米耶蒂宁在 1985 年提出：“在这个非实验性的领域中，成功设计的关键在于对实验的仿真程度。”作为流行病学研究的金标准，随机对照试验的有效性表现为以下三个特征：①安慰剂的使用，也就是效应的可比性；②随机方法的使用，也就是人群的可比性；③盲法的应用，也就是信息在组间是均衡可比的。因此，他提议将偏倚分为对照偏倚、选择偏倚、信息偏倚三种。罗斯曼（Rothman）将选择偏倚定义为“由于对研究对象的选择过程，导致依据研究包含的个体所得出结果的效应与研究理想的整个目标人群结果的效应之间产生差异，产生对结果效应的歪曲。”类似地，信息偏倚实际上就是错分偏倚，研究对象被错分到两个组的机会不等。拿病例对照研究来说，假定一个人实际未接受过暴露，但在判定暴露状态时，被误判为接受过暴露的可能性因其是否患有目标疾病而不同，那么就产生了错分偏倚。上述的诊断怀疑偏倚与暴露怀疑偏倚就属于错分偏倚的范畴。

临床研究中还有一些特殊的偏倚。其一是威尔·罗杰斯现象。威尔·罗杰斯在研究 20 世纪 30 年代美国经济大萧条时期的移民潮时发现：俄克拉荷马州的居民离开家乡前往加利福尼亚州的举动把两个州的智力水平都提高了。尽管这样的评论有一些种族歧视的意味，但也说明了一个普遍存在的现象，比如一名来自好球队的水平一般的队员到一个整体水平差的球队，会同时提高两支球队的水平。在医学方面，威尔·罗杰斯现象与疾病的分期有关：如果诊断灵敏度提高，则癌症转移能更早被识别出来。转移早期就被识别出来的患者，分组从未转移组变为转移组。这些患者，尽管身体状况比未转移组差，却比原来就在转移组的患者要好。这样一来，即使每名患者本身的健康结局不改变，也会因此使两组的生存率都有所提高，造成由于运用先进检测手段而提高生存率的假象。其二是生存者治疗选择偏倚，这是在艾滋病研究中发现的，存活时间长的患者有更多机会选择进行治疗，而那些较早死亡的患者可能没有经过治疗。在这种情况下，即使某种治疗方式本身并没有效果，从表面看来也会造成该种治疗方式可以延长生存期的假象。以上两种偏倚的共同点是：即使每个个体自身情况不变或者暴露与结局间本无关系，依据错误的分析思路也会得出虚假的联系。

筛检中也存在一些特有的偏倚。1928 年，两位学者独立报告可以通过宫颈上皮的脱落细胞来进行宫颈癌的诊断。该项技术在第二次世界大战以后才被系统引进，用于宫颈癌的早期诊断以提高患者的生存期。早在 20 世纪 30 年代，为了降低乳腺癌死亡率，医生们就开始提倡对无症状的妇女进行乳腺的 X 线检查。在 20 世纪 60 年代，又引入了 X 线乳腺照相术，同一时期也开始了第一个随机试验。在考查对乳腺癌进行X线早期筛查的有效性时，不能忽略两种可能造成假阳性的偏倚。一种是病程长短偏倚。疾病呈急性进展的患者比绝大多数其他该种疾病患者更早死亡，因而更难出现在对人群的筛检中。也就是说，筛检项目倾向于选择那些生存期长的患者，从而产生筛检者要比未筛检者生存时间长的假象。另一种偏倚为领先时间偏倚。领先时间是指筛检诊断的时间点与未筛检而在临床诊断的时间点之间的时间间隔。即使由于筛检引起的早期治疗方式并没有效果，也会在表面上延长生存时间，而这实际是筛检导致诊断提前所致的偏倚。另外，过度诊断偏倚也会造成对筛检益处的高估。某些筛检出来的病变临床意义并不大，本身可能不会发展到临床期。由于筛检的存在，使这样的个体也被纳入患者的范畴，而这些个体本身的生存时间长，或者该种病变根本不会影响受检者原有的寿命，则会导致筛检能延长受检者寿命的虚假现象。

在进行流行病学研究设计时，包括研究对象的选择、暴露和结局的测量、数据的分析和解释在内的各环节都可能与理想情况发生偏离，需要认真加以考虑，并尽可能避免，否则会产生虚假联系，对研究结果乃至实际运用产生误导。

6.4 珍妮特·伊丽莎白·莱恩·克雷邦对流行病学方法学发展的贡献

1959年，曼特尔和亨塞尔（Mantel and Haenszel）二人在他们发表的经典论著《对疾病回顾性调查研究数据的统计分析》中赞扬了珍妮特·伊丽莎白·莱恩·克雷邦对流行病学方法学的发展所做出的贡献，其中第一句话便指出，“现代关于癌症的回顾性对照研究起源于1926年莱恩·克雷邦的乳腺癌研究”。下面就让我们来了解一下珍妮特·伊丽莎白·莱恩·克雷邦和她的研究吧。

1880—1914年期间，随着欧洲帝国主义的兴起，女性的社会地位和角色也有了翻天覆地的变化。在这个时代，女英雄、女豪杰层出不穷，其中杰出人物有玛丽·居里[1]、塞尔玛·拉格勒夫[2]、罗莎·卢森堡[3]和弗洛伦斯·南丁格尔[4]，而珍妮特·伊丽莎白·莱恩·克雷邦也正属于这个光辉的时代。由于莱恩·克雷邦在流行病学方法学上的开创性工作，她毫无疑问地成为杰出女性流行病学家的代表人物之一。

1877年，莱恩·克雷邦出生在英国林肯郡一个富裕的家庭中。1898年，她进入伦敦大学学习，于1902年获得学士学位，并获得优秀学生的荣誉称号。1905年，莱恩·克雷邦获得生理学硕士学位，5年后获得博士学位。

在学生期间，莱恩·克雷邦是第一位获得英国医学协会研究奖学金的女性。她的博士研究《关于卵巢组织学的变化和哺乳的激素控制》在著名的生理学家欧内斯特·斯大林的实验室中完成，她的研究成果在1910年马歇尔所著的《生殖生理学》一书中被广泛引用。1907年，莱恩·克雷邦加入了里斯特预防医学研究所，从事牛奶的细菌学和生物化学方面的研究工作。1909年，她获得了詹纳研究所的奖学金，并将其用于开展欧洲孕妇和儿童健康状况的调查研究中。在莱恩·克雷邦的职业生涯中，她主要从事流行病学研究、教育管理以及倡导妇女和儿童福利等方面的工作。

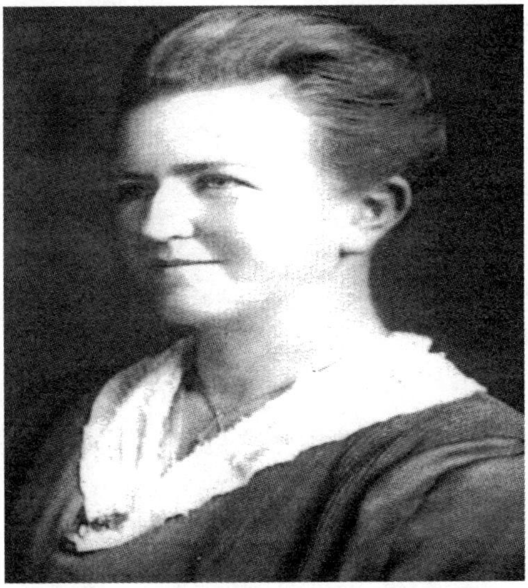

珍妮特·伊丽莎白·莱恩·克雷邦

1 玛丽·居里（Marie Curie，1867—1934年）：法国化学家和物理学家，放射化学和放射物理学的创始人和奠基人，发现并分离了钋和镭两种新元素。

2 塞尔玛·拉格勒夫（Selma Lagerlof，1858—1940年）：瑞典人，1909年诺贝尔文学奖获得者（第一位诺贝尔文学奖女性获得者）。

3 罗莎·卢森堡（Rosa Luxemberg，1871—1919年）：国际共产主义运动著名政治活动家和理论家，德国民族社会党领导人。

4 弗洛伦斯·南丁格尔（Florence Nightingale，1820—1910年）：近代护理事业创始人，被誉为“提灯女神”。

莱恩·克雷邦的婚姻生活也颇具传奇色彩，她直到52岁才开始婚姻生活。此后，当时社会中的行政职务对已婚妇女的诸多限制迫使她离开了工作岗位，于是她也中止了专业相关的活动而移居到了乡村。之后，她一直与丈夫平静、祥和地享受着乡村生活，直到1967年，90岁的她离开尘世[11]。

莱恩·克雷邦一生中共出版了3本书，发表了30篇论文，其中有2篇堪称流行病学的经典之作。其中的一篇经典之作于1912年发表，主题为比较和评价母乳喂养与牛奶喂养两种不同方式下婴儿体重的变化情况。在流行病学史上，该研究被认为是最早的历史性队列研究之一，在时间上，这篇文章的发表早于其他回顾性调查研究近30年。此外，论文中还首次使用了“Student *t* 检验”这种统计学方法来分析小样本数据[11-12]。研究结果证明和阐述了婴儿发育早期母乳喂养的重要性。对于克雷邦来说，这是她发表的第一篇流行病学论著。该研究促进了她对牛奶卫生学的了解，在此基础之上，克雷邦于1916年出版了《牛奶及其卫生学关系》一书[13]。

在不同喂养方式的研究中，克雷邦开门见山地明确指出，本研究的成功必须具备三个条件：第一，有大量健康的刚出生的婴儿在医疗监视下，使用煮沸的牛奶喂养一年；第二，有相同数量的婴儿在相同的医疗监视下，使用母乳喂养一年；第三，两组婴儿应尽可能在相同的社会环境下成长。在当时，获得足够数量的婴儿样本本身就是一件非常不容易的事情，更不用提还需要专门机构对婴儿进行监督并提供定期体检了，这件工作的难度之大可想而知。当在英国找不到合适的机构时，克雷邦便去往德国，求助于詹纳研究所的同事。最终，她利用柏林的7家婴儿保健机构的历史资料完成了这项研究。这些婴儿保健机构为新出生的孩子提供定期的身体检查，每家机构平均每天接待大约10个家庭。婴儿出生后，父母会带着他们来到保健机构建立档案，这些信息以及之后每一次定期的身体检查结果都会被工作人员记录下来并存档。从这些档案中，克雷邦选择出一些有用的信息完成了自己的研究，这些信息包括第一次建档时所记录的“婴儿出生日期、第一次检查日期、婴儿喂养的方式、婴儿体重和父亲的薪水”等信息，以及之后每一次检查时所记录的“体检日期、婴儿体重和婴儿喂养方式”等信息。

在选择研究对象时，克雷邦也提出了严格的标准。她在1907—1908年、1908—1909年两个时间段内在婴儿保健机构就诊的婴儿中逐一挑选研究对象。所采用的纳入标准为：第一次随访时，婴儿的年龄不超过4个月，并至少参加了4个月的定期体检。所采用的排除标准为：患有先天性出生缺陷的婴儿，以及随访期间死亡的婴儿。最终，该研究一共募集了204名采用煮沸牛奶喂养的婴儿和300名母乳喂养的婴儿。

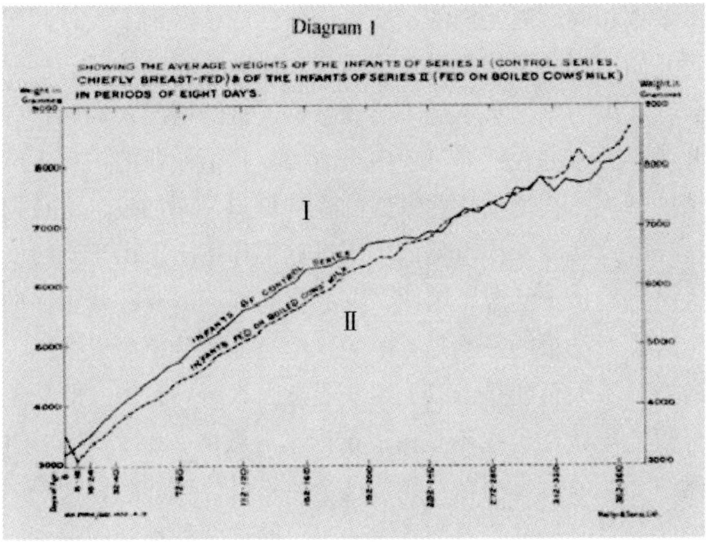

图6-1 煮沸牛奶喂养婴儿和母乳喂养婴儿体重随时间变化图

在该研究的统计分析中，克雷邦以8天为周期，计算了一年内两组婴儿体重的均值，并将结果绘制成曲线（图6-1）。图中曲线Ⅰ为母乳喂养婴儿的体重曲线，曲线Ⅱ为煮沸牛奶喂养婴儿的体重曲线。在随访初期，两条曲线之间存在一些差异，然而到208天的时候，这两条曲线就迅速重合了。由此，克雷邦提出疑问，到底第208天之前两组婴儿体重的差异是由喂养方式的不同导致的，还是由抽样误差所导致的呢？经计算，她发现出生后137天到160天内的3个随访期中，两组婴儿体重的差异存在显著的统计学意义，从而判定这不是由抽样误差所引起的。

在明确了两组婴儿体重的差别并非由抽样误差所导致之后，克雷邦开始考虑混杂因素存在的可能性。也就是说，我们所看到的研究结果会不会是由其他一些相关的原因所导致的，而不是由所研究的“不同喂养方式”这个原因所导致的呢？这些“其他的原因”就是可能的混杂因素，在得出“不同喂养方式可以影响婴儿体重”这个结论之前，必须首先排除掉混杂因素对婴儿体重产生影响的可能性。

为了说明这个问题，她指出，可能造成两组婴儿体重差异的其他原因包括食物缺乏、其他工作因素，以及家庭经济条件等。随后，她对这些原因进行了详细的分析比较。首先，克雷邦发现两组婴儿的父亲每周的薪水基本相同，婴儿们的家庭生活条件应该区别不大；其次，牛奶喂养的婴儿们所喝的牛奶都是免费的，和母乳喂养的孩子们一样，他们之中不会存在因为家里买不起牛奶而忍饥挨饿的情况；最后，有些牛奶喂养婴儿所在的家庭在喂养过程中可能需要聘请专业的护理人员照顾孩子，聘请护理人员会增加这些家庭的经济负担，而加重经济负担则有可能会间接导致这些婴儿体重偏低。不过克雷邦指出，由于当时所有的婴儿护理人员都有护士奖金，因此，这些家庭并不需要花费很多的人工费用，这个因素对结果的影响是有限的。经过上述分析可以推断，两组婴儿体重的差异不太可能是由以上这些混杂因素所导致的。既然差异既不是由抽样误差导致的，也不是由混杂因素导致的，那么对“出生第 208 天以前两组婴儿的体重存在差异”这个结果最合理的解释便是，两组婴儿体重的差异是由母乳喂养和煮沸牛奶喂养这两种不同的喂养方式所导致的。

在报告的结尾部分，克雷邦特别提出在第一个 8 天内，两条体重曲线存在一个交叉点，即牛奶喂养的婴儿最开始体重高于母乳喂养的婴儿，之后则相反。这到底是一种真实存在的生物学现象，还是由研究中的某些失误所引起的假象呢？在研究的起始阶段，纳入研究的观察对象数量很少，当时的标准统计检验方法无法针对小样本量的均数进行检验。威廉·西利·戈赛特[1]在他的经典论文《平均数的概率误差》中曾提供过一种分析小样本数据的方法，鉴于此，克雷邦首次在流行病学研究中使用了“Student *t* 检验”这种“特别适用于小样本量的观察研究”的统计学方法。

1926 年，英国卫生部发表了克雷邦的另一部经典论著《乳腺癌的

[1] 威廉·西利·戈赛特（William Sealy Gosset，1876—1937 年）：化学家、数学家与统计学家，小样本统计理论研究先驱，以笔名“Student”著称。

进一步报告，特别是既往相关的症状》[14]。该研究结果长达135页，共分为12章节。在整个报告中，从一开始详细的调查问卷，到标准规范的统计分析，再到清晰明了的结果表示方法，每一处都体现着作为一位医生兼科学家的一丝不苟。更让人惊讶的是，这篇研究的结果中包括了当前为人们所认识的绝大部分乳腺癌的危险因素。此外，在方法学上，该研究在选择研究对象时进行了严格的控制，所选用的病例和对照在年龄和社会地位等特征方面极为相似，在文中克雷邦还提出了应根据特定的研究目的选择相匹配的医院对照开展研究这一思想。而且，研究中系统评价了回顾性调查的回忆偏倚。因此，该研究被认为是现代病例对照研究的起源。

该项研究中，从医院分别选择了500名乳腺癌患者作为病例和500名非癌症患者作为对照。这些对照来自伦敦和格拉斯哥的门诊及住院患者。没有就任何特征对研究对象进行匹配，但病例组和对照组却最终在年龄和社会阶层分布方面相似可比。

该项研究中，首先在可能影响可比性的方面对两组进行考查，结果发现：在国籍、年龄分布、婚姻状态、社会地位方面，两组是相当的。继而考查月经生育史，结果发现：对照组生育水平更高（去掉了在停经前发生乳腺癌以及生育水平可能被疾病所干扰的病例，病例组有22%的个体为低生育水平）；完全没进行母乳喂养或母乳时间过长的情况，病例组均多于对照组；对照组结婚时的年龄更小。未婚妇女罹患乳腺癌的风险更高早已为人所知，该研究表明在已婚妇女中，低生育水平的妇女处于相对危险之中。几乎毋庸置疑，对未婚妇女来说，她们的乳腺不能充分发挥生理功能，这对她们的身体确实有一定的影响。也许在每个经期乳腺改变的不断重复的过程中，缺乏妊娠和哺乳的刺激或许是导致乳腺癌的有害因素，但当时的数据不足以支持这个结论。额外延长哺乳期的例子不多，当时的数据无法提供足够的信息以证明乳腺癌的发生与乳腺的过度使用有关，尽管这可能是影响因素之一。

乳腺疾病史也是考查的重点。有乳腺疾病史者按以下条目归类：化脓性产后乳腺炎、一过性的非化脓性产后乳腺炎、乳头撕裂、结构畸形或功能异常、原因明确的擦伤、不明原因的或不明显的擦伤、重复的轻微受伤。

对于这种回顾性调查，除了病历资料可查阅之外，其余信息基本靠研究对象回忆获得，难免会有偏差，即回忆偏倚。比如有甲、乙二人，原本对于是否发生过某种乳腺疾病有相同的把握，然而甲由于乳腺癌最终导致乳腺切除，那么她更可能会从记忆中搜寻可以解释乳腺癌的原因，即更倾向于回应发生过某种乳腺疾病。这种回忆偏倚的效应也会使病例组与对照组相比，乳腺疾病的发生率更高。然而，除了将所有似乎有问题的数据都删除以外，似乎没有什么更好的方法进一步减小误差。

在考查乳腺癌与各种既往乳腺疾病的关联时发现：化脓性产后乳腺炎和乳腺癌之间未发现关联；这样的关联在乳头撕裂或畸形患者中如果存在的话，也是微弱的；关系最密切的是乳腺癌与损伤，与此同时，乳腺癌与一过性非化脓性产后乳腺炎也有较高的关联强度。这里所谓的关联是指，既往有某种乳腺疾病者与既往没有该种乳腺疾病者相比，发生乳腺癌的频率更高，且差异有统计学意义。克雷邦对于既往有一种以上乳腺疾病的案例也进行了分析，但是这样的病例数量较少，不足以进行任何的推论。在家族史方面，患者父母的死因通过本人回忆尽可能获得，并且进行了统计学分析。就所得的信息而言，发现有乳腺癌家族史的患者确实会更易发生乳腺癌，然而基于该项研究搜集数据的方法，这种结论无法推广到更大的人群之中。

在研究时，患者诉及的所有症状都详细记录在表格中。数据显示了对所有诉及有乳腺疼痛感者进行随访观察的重要性，然而实际上，很多妇女经常推迟到无法延长生命的阶段才开始寻求手术帮助。调查时，住院患者的临床情况显示，仅有大约 15% 的患者在有治疗可能的阶段寻求治疗。

克雷邦关于乳腺癌的研究开创了病例对照研究的先河，其意义不只是成为范例，与后续病例对照研究明显不同的是，该研究在设计之初并没有对任何因素进行匹配，所幸所得样本在病例组和对照组之间年龄、社会地位的分布是相当的。这有利于最大限度地发掘可能与乳腺癌发病有关的因素，从而提出并初步证实关于乳腺癌危险因素的假说：未婚及低生育水平女性罹患乳腺癌的风险更高。

6.5 多尔和希尔的吸烟与肺癌研究

自 1881 年第一支香烟诞生起，香烟逐渐在世界不同国家流行，曾一度成为一种风尚。随时间流逝而增加的，除了香烟的销量外，还有人群肺癌的发病率和死亡率。香烟的销量与肺癌的发病率及死亡率在宏观上的相关引起了人们的注意。许多学者试图揭示二者之间的关系，其中就包括理查德·多尔[1]和奥斯汀·布拉德福德·希尔[2]。

多尔和希尔首先在 1948—1952 年之间对吸烟与肺癌的关系进行了回顾性配对研究。他们的基本思路是比较肺癌组和非肺癌对照组的吸烟率及吸烟量是否有差异。其中对照组除了吸烟情况外，要尽量与肺癌组相同或类似。这些特征包括年龄、性别、民族、职业、经济生活条件、社会阶层等。在这种条件下，比较的结果才能排除非研究因素的影响。肺癌组为 1948—1952 年间伦敦 20 多家医院选取的确诊的肺癌患者。所选的对照有消化道癌症患者，还有普通医院的非癌症患者。将肺癌患者与非肺癌患者按上述特征匹配之后，进行问卷调查。调查内容主要为吸烟习惯，包括一生中是否吸过烟、开始吸烟的年龄、平均每日吸烟量、吸烟的种类（是纸烟，还是烟斗，还是雪茄）、是否戒烟、戒烟的年龄等。采用配对资料的整理方法进行统计分析，比较两组吸烟率及吸烟量是否有统计学上的差异。结果表明，肺癌患者比对照组吸烟多，吸烟量大。在吸烟种类方面，单纯吸纸烟者肺癌死亡率最高，单纯吸烟斗者肺癌死亡率最低，两种都吸者肺癌死亡率介于二者之间。单从数字上看，肺癌组比对照组开始吸烟年龄小，吸烟持续时间长，戒烟时间短。最终得出的结论支持吸烟者患肺癌的风险大。之后先后在伦敦和英国其他地区重复回顾性调查，得到一致性结果[15]。

然而回顾性调查本身有一个方法学上的缺点：所获得的信息可能会产生回忆上的偏差，即回忆偏倚。为了尽可能地减少回忆偏倚，多尔和

---

1 理查德·多尔（Richard Doll，1912—2005 年）：英国科学家，牛津大学医学教授，被称为西方反烟草危害运动“教父”。

2 奥斯汀·布莱德福·希尔（Austin Bradford Hill，1897—1991 年）：英国生物统计学家，用统计学方法证实链霉素能够杀死结核分枝杆菌，吸烟会增加肺癌的发病率，并发明了随机对照试验。

希尔决定开展前瞻性的队列研究。这项研究从1951年开始，持续观察了20多年[16]。在这段时间内，多次用邮寄问卷的形式对参加者的吸烟习惯进行调查。对于这种时间跨度如此之大的研究，使参加者持续参加研究会是一个很大的挑战。本次研究的成功要部分归功于研究者选择了便于随访、合作性较好的英国医生作为研究对象。从1951年10月31日开始，多尔和希尔向英国医师登记册上的、居住在英国的共59600名男、女医生派发了问卷。除了姓名、地址和年龄外，他们还被问及与上述回顾性研究类似的关于吸烟习惯的问题。共收到41 024份答复，其中40 564份答复完整，可以使用。在此之后，研究分别于1957年、1966年、1972年又进行了多次随访。其研究结果均说明吸烟者发生肺癌的风险高，且吸烟量越大，肺癌发生的风险越高。另外，戒烟还可以减少肺癌发生的风险。多尔等在1972年英国医学杂志发表的一篇关于该研究20年总结的文章中提到，对于70岁以下的男性来说，吸烟者死亡的风险是终身不吸烟者的2倍；对于70岁以上的男性，该比值为1.5倍。这些数字的背后隐藏的意义是：如果吸烟者与不吸烟者之间死亡率的差异完全由吸烟引起的话，那么在吸烟者中将有1/3～1/2的人因吸烟而死亡。

多尔和希尔用几十年的时间，将吸烟与人类健康的关系公之于众，这其中离不开严谨的流行病学研究设计。在整个研究过程中，研究者尽量避免或减少由于研究设计带来的与实际情况的偏差。例如，在队列研究中，考虑未能在后续的问卷调查中继续被追踪到的人群，评价他们的人口学特征（比如性别、年龄）、吸烟习惯、未被追踪到的原因（因其他原因死亡、搬家、不愿作答）等等，以及这些因素对研究结果影响的大小。另外，对在多次问卷调查中吸烟习惯有所改变（如吸烟量改变、吸烟种类改变等）者进行再次分类。鉴于存在回复问卷的人可能不是所有医生的代表性群体、部分身体状况不是很好的人可能无法回复的情况，吸烟的危险性可能被低估了。多尔和希尔关于肺癌的一系列研究持续了20多年，分析翔实，为后续研究的开展提供了指路明灯。

参考文献

[1] Chave S P W. Henry Whitehead and cholera in Broad Street [J]. Medical History, 1958, 2 (2): 92-108.

[2] Cornfield J. A method of estimating comparative rates from clinical data; applications to cancer of the lung, breast, and cervix [J]. J Natl Cancer Inst, 1951, 11(6): 1269-1275.

[3] Cornfield J, Haenszel W, Hammond EC, et al. Smoking and lung cancer: recent evidence and a discussion of some questions [J]. J Natl Cancer Inst, 1959, 22(1): 173-203.

[4] Susser M. Causal Thinking in the Health Sciences: Concepts and Strategies of Epidemiology [M]. New York: Oxford University Press, 1973.

[5] Lilienfeld DE, Lilienfeld AM. The French influence on the development of epidemiology [J]. Suppl Bull Hist Med, 1980 (4): 28-42.

[6] Miettinen OS. Theoretical Epidemiology: Principles of Occurrence Research in Medicine [M]. New York: John Wiley & Sons, 1985.

[7] Samet JM, Muñoz A. Evolution of the cohort study [J]. Epidemiologic Reviews, 1998, 20 (1): 1-14.

[8] Case RAM, Hosker ME, McDonald DB, et al. Tumours of the urinary bladder in workmen engaged in the manufacture and use of certain dyestuff intermediates in the British chemical industry. Part I. The role of aniline, benzidine, alpha-naphthylamine, and beta-naphthylamine [J]. British Journal of Industrial Medicine, 1954, 11 (2): 75-104.

[9] Liddell F D K. The development of cohort studies in epidemiology: a review[J]. Journal of Clinical Epidemiology, 1988, 41 (12): 1217-1237.

[10] Vineis P. History of bias [J]. Sozial-und Präventivmedizin, 2002, 47 (3): 156-16.

[11] Winkelstein Jr W. Janet Elizabeth Lane-Claypon: a forgotten epidemiologic pioneer [J]. Epidemiology, 2006, 17 (6): 705.

[12] Winkelstein W. Vignettes of the history of epidemiology: three firsts by Janet Elizabeth Lane-Claypon[J]. American Journal of Epidemiology, 2004, 160(2): 97-101.

[13] Lane-Claypon JE. Milk and Its Hygienic Relations [M]. London: Longmans, Green, and Company, 1916.

[14] Lane-Claypon JE. A Further Report on Cancer of the Breast with Special Reference to its Associated Antecedent Conditions [J]. Ministry of Health Reports on Public Health and Medical Subjects, 1926 (32): 131-135.

[15] Doll R, Hill AB. Lung Cancer and other causes of death in relation to smoking [J]. British Medical Journal , 1956, 2 (5001): 1071-1081.

[16] Doll R, Hill AB. Mortality in relation to smoking: ten years' obserrations of British doctors [J]. British Medical Journal, 1964, 1 (5395): 1399-1410.

第二篇　中国篇

1

“疫”字起源

说起“疫”字的起源，不得不从甲骨文说起。什么是甲骨文呢？所谓甲就是龟甲，骨则主要指兽骨。甲骨文是商朝[1]的文化遗产，距今已有3600多年的历史。当时商朝统治者迷信鬼神，做决定以前往往用龟甲、兽骨占卜吉凶，之后又在甲骨上刻记所占卜事项及事后应验的卜辞或有关记事，这便是“甲骨文字”的产生，后世将其简称为“甲骨文”。这种文字还有其他许多别称，如“龟甲文”“龟版文”“契文”“甲骨刻文”等，它是中国现存最古老的文字。

最先发现甲骨文的人是道光年间的王懿荣，他是山东福山人，生于清道光二十五年，也就是公元1845年，于光绪六年中进士授翰林，任国子监祭酒。王懿荣学识渊博，对金石、版本、书画都有很深的造诣。同时，他也酷爱文物，为了搜寻散失在民间的古物，他几乎花尽了自己所有的俸禄。据说，王懿荣是在服用中药时查验药方中的药物的过程中，偶然发现了被人们当作龙骨的甲骨。

据有关资料记载，殷墟出土的甲骨共有16万余片。随着甲骨文研究的深入，人们陆续发现上面记载了不少与医学相关的内容。很明显，在甲骨文中已经有了“疾病”这一抽象概念。

甲骨文中疾病被广泛称为“疒”，《说文解字》中对这个字的解释是：“疒，倚也。人有疾病，象倚箸之形。”也就是说，形象地来看，“疒”字很像一个仰卧在床上浑身冒汗的人，因此，古人用它表示一个人有病痛而卧床不起的意思，其本意即指疾病。

---

[1] 商朝：约公元前17—前11世纪，中国历史上的第二个朝代。

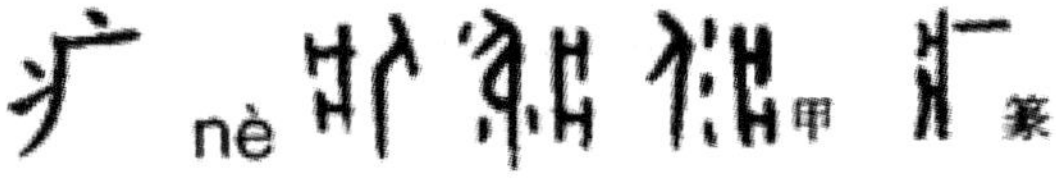

甲骨文与篆书中的“疒”字[1]

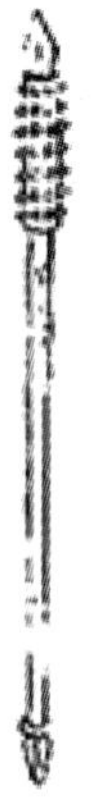

“殳”这种兵器

各种疾病最常见的表示方式是在“疒”后面加上表示躯体某一部位或功能的字。甲骨卜辞中发现的疾病名称及种类颇多，其中包括“疒目”“疒首”“疒心”等 40 多种病名，不过当时人们对疾病的认识与表达仍十分笼统，并没有把各种疾病当作独立的现象进行思考，而是着眼于各种疾病的共性，即引起不适和功能障碍，并用“疒”来表示各种身体不适、功能障碍，或病人遭受痛苦。在之后汉字的发展过程中，出现了很多以“疒”为偏旁部首的字，这些字大多与病痛有关，如“病”“痛”“疼”“瘦”“疲”“痴”等[2]。

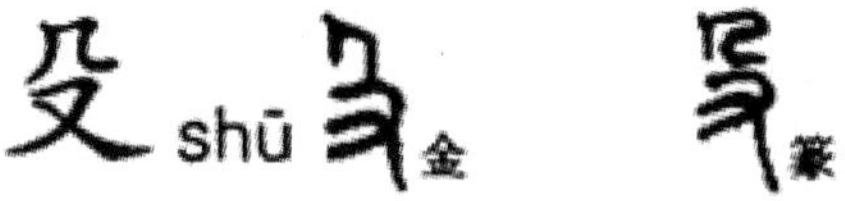

金文与篆书中的“殳”字

“殳”是古代的一种兵器，多用竹木制成，也有用铜等金属制成的，一般顶端有棱，主要用于撞击。金文中的“殳”字，像一个人手持兵器的样子。在汉字中，凡包含“殳”的字往往与打、杀、撞击等有关，如殴、毁、杀（殺）、段等。范行准[1]先生认为“疫”字起于“役”字：“从集多人生活于一处的军队……作役，因病加疒，后又简而径作疫。”金文中用“役隹”（与“疫”同音）字代表鸡瘟，这个字由“彳”、“殳”、“隹”三部分组成，“彳”代表人，“隹”代表禽类，因此，“役隹”的字面含义就是可以同时危害人和禽类的一种疾病，其本义为瘟神厉鬼驱使人畜去幽冥阴间“行疫”[3]。

王充[2]在《论衡》一文中有这样的描述：“春秋之时，败绩之军，死

[1] 范行准（1906—1998 年）：浙江省汤溪县厚大乡人，著名的中医医师、文献学家之一。

[2] 王充（27—约 97 年）：字仲仁，东汉人会稽上虞人，《论衡》是他的代表作品。

者蔽草，尸且万数。饥馑之岁，饿者满道，温气疫疠。”[4] 可以初步判断，“疫”的概念可能最早产生于春秋战国时期。

参考文献

[1] 王弼，楼宇烈. 中华国学文库：周易注校释［M］. 北京：中华书局，2012.
[2] 陈炜湛. 公文字趣谈［M］. 上海：上海古籍出版社，2005.
[3] 许慎. 说文解字［M］. 北京：九州出版社，2012.
[4] 王充. 论衡［M］. 长沙：岳麓书社，2015.

2

“气”与“时疫”

《周礼》中记载：“四时皆有疠疾，春时有痟首疾，夏时有痒疥疾，秋时有疟寒疾，冬时有嗽上气疾。”[1] 其中，“痟首疾”多半为头部疾病，至少包括我们今日所说的“头痛脑热”类疾病，郑玄[1]对“痟首疾”所给出的注解是：“痟，酸削也；首疾，头痛也。”“痒疥疾”应为疥癣、疥虫引起的疥疮等疾病，属传染性皮肤病。“疟寒疾”即为疟疾，以周期性寒战、发热为主要症状；“嗽上气疾”应是支气管炎、支气管哮喘或肺部感染等疾病，但以伤风感冒为多。当时，古代人只笼统地将疾病以发病的季节划分，因而有“四时皆有疠疾”的说法，不过这正好反映了各类疾病季节性流行的特点，从现代流行病学的角度来讲，《周礼》中强调了疾病的“时间分布”。

春秋末期的医学家医和在回答晋侯的问题时首次提出了“六气致病说”：“天有六气，降为五味，发为五色，征为五声，淫生六疾。六气曰阴、阳、风、雨、晦、明也。分为四时，序为五节。过则为菑：阴淫寒疾，阳淫热疾，风淫末疾，雨淫腹疾，晦淫惑疾，明淫心疾。女，阳物而晦时，淫则生内热惑蛊之疾。”[2] 这是中国医学家第一次以自然界中的“六气”变化来解释疾病产生的原因，是自鬼神致病论之后最伟大的转折点。

《礼记·月令》中将“六气”具体化为“四时不调之气”：“孟春……行秋令则大疫；季春……行夏令则民多疾疫；仲夏……行秋令则民殃于疫；季夏……行春令则国多风欬；季秋……行夏令则民多鼽

[1] 郑玄（公元127—200年）：山东高密人，东汉末年的经学大师，他以毕生精力整理古代文化遗产，使经学进入了一个“小统一时代”。

[2] 引自《左传·昭元年》。

嚏；仲冬……行春令则民多疥疠；季冬……行春令则胎夭多伤，国多痼疾。”[2] 可以见得，古人已经认识到外界气候变化对人体的影响，顺时节而行则体健身康，逆时节而行则会招致疾病甚至瘟疫。

如果说“六气”是影响健康的外在因素，那么人体中的“气”则是帮助人体抵御疾病入侵的内在因素。正如《吕氏春秋·尽数》中所说：“精气之集也，必有入也。集于羽鸟欤，为飞扬；集于走兽欤，为流行；集于珠玉欤，为精朗；集于树木欤，为茂长；集于圣人欤，为琼明。精气之来也，因轻而扬之，因走而行之，因美而良之，因长而养之，因智而明之。流水不腐，户枢不蠹，动也。形气亦然。”也就是说，“气”是万物化生、变化、运动的原动力和生命力，这样的“气”作用巨大，正所谓“有气则生，无气则死”[1]。在人体中“血气”的作用极为重要，《吕氏春秋·达郁》中记载：“凡人三百六十节，九窍五脏六腑，肌肤欲其比也，血脉欲其通也，筋骨欲其固也，心志欲其和也，精气欲其行也。若此则病无所居，而恶无由生矣。病之留，恶之生也，精气郁也。故水郁则为污，树郁则为蠹，草郁则为蒉。”总之，外为“六气”，内为“血气”，人体的健康与疾病，根结均在于“气”的协调[3]。

“气”是中国医学的基础理论之一，之后的医学家们对“气”进行了进一步的阐释与说明。比如，中医将致病之气称为“邪气”，将保持健康的生命力称为“正气”，著名的中医“邪正论”也是据此而建立起来的。

参考文献

[1] 徐正英，常佩雨校注．周礼［M］．北京：中华书局，2014．
[2] 戴德，戴圣．礼记［M］．南昌：江西美术出版社，2012．
[3] 吕不韦．吕氏春秋［M］．长春：长春出版社，2013．

1 引自《管子》。

3

中医著作中对传染性疾病的论述

《伤寒杂病论》

古代医学家认为四季疠疾即是热病，多是因为受寒而引起的。《黄帝内经》的《素问·热论》中记载："今夫热病者，皆伤寒之类也……人之伤于寒也，则为病热，虽甚不死。"[1]"伤寒"二字并不是某一种疾病的名称，而是指疾病的原因。《素问·生气通天论》中说"冬伤于寒，春必病温"，《素问·热论》中说"先夏至日者为病温，后夏至日者为病暑"。按照疾病出现的时间，中医将疾病分为温病、暑病两种。同时，也可以按照疾病的症状加以分类。《灵枢·论疾诊尺篇》中记载"尺肤炬然先热后寒者，寒热也；尺肤先寒，久大之后热者，亦寒热也"，《素问·平人气象论》中记载"脉尺粗常热者，谓之热中"。

两汉时期名医辈出，张仲景就是其中比较出色的一位，他的《伤寒杂病论》是当时的一部不朽之作，一直流传至今。仲景名机，南阳人，自小通读群书，潜乐道术，跟随同郡张伯祖学医，后成为名医，被人称为"医中之圣，方中之祖"。张仲景所在的东汉末年是一个极为动荡的时代，农民起义蜂起，豪强、军阀大动干戈，百姓流离，土地荒芜，出门无所见，白骨蔽平原。南阳地区在建安年间一再有疫病肆虐，当时许多医生只知趋炎附势，追名逐利，不重视进行真正的医学研究。"观今之医，不念思求经旨，以演其所知，各承家技，始终顺旧。省疾问病，务在口给，相对斯须，便处汤药，按寸不及尺，握手不及足，……短期未知决诊，九候曾无仿佛，明堂阙庭，尽不见察，所谓窥管而已。夫欲视死别生，实为难矣。"[2]张仲景对此大加抨击，并发誓一定要潜心研究伤寒等疫病的诊治，一定要制服伤寒症这个瘟神，“上以疗君亲之疾，下以救贫贱之厄，中以保身长全，以养其生”。经数十年含辛茹苦的努力，终于写成了《伤寒杂病论》这部光辉的医学典籍。

那么，到底什么是“伤寒”呢？“伤寒”有广义和狭义之分。《难经·五十八难》中记载：“伤寒有五，有中风，有伤寒，有湿温，有热病，有温病。”第一个“伤寒”概指五种疾病，为广义上的伤寒，而后者则是狭义上的伤寒。中医中广义的伤寒包括了各种发热性疾病和传染病，所以《黄帝内经·热论篇》有“今热病者，皆伤寒之类也”的说法。《伤寒杂病论》这一题目中的伤寒即为广义的伤寒，它包括了一切严重的发热性疾病和传染病。张仲景在序中写道：“余宗族素多，向余二百。建安纪年以来，犹未十稔，其死亡者，三分有二，伤寒十居其七。”[1]从这个数字记载来看，张仲景所研究的“伤寒”绝不仅指某一种疾病。他解释说：“春气温和，夏气暑热，秋气清凉，冬气凛冽，此则四时正气之序也。冬时严寒，万类深藏，君子固密则不伤于寒，触冒之者，乃名伤寒耳。”由此可见，伤寒实际上是流行性感冒、肺炎等多种传染性疾病、发热性疾病的统称。

张仲景《伤寒杂病论》共十六卷，内容包括《伤寒论》和《杂病论》两个部分。由于兵祸战乱，这本巨著的原著已散失。至晋代，王叔和重新搜集整理，将其编成三十六卷。后又经宋人校订，把有关伤寒的部分编纂为《伤寒论》，而杂病部分则被编成《金匮要略》。《伤寒论》中，张仲景以六经论伤寒，以脏腑论杂病，提出了包括理、法、方、药在内的比较系统的辨证施治原则。他按症状群将疾病分为太阳、少阳、阳明、太阴、少阴、厥阴六大类型，作为辨证论治的纲领，强调治疗不当，会引起变证、坏证的严重性。他以八纲来辨别疾病的属性、病位、邪正消长和病态表现。因此，辨证论治不仅为诊疗一切外感热病提出了纲领性的原则，同时也给中医临床各科找出了诊疗的规律。在《金匮要略》中，张仲景创立了世界上较早的病因学说，认为病因共有三条：一为经络受邪入脏腑，为内因；二为四肢九窍，血脉相传，壅塞不通，为外皮肤所中；三为房室、金刃、虫兽所伤。在书中，他以病症分篇，对

[1] 译文：与我同宗同祖的人口本来很多，从前有二百多人。从建安元年以来，还不到十年，其中死亡的人有三分之二，而死于伤寒的要占其中的十分之七。

内科杂病、妇科、外科疾病的辨证和治疗都有详细的叙述，其中有很多内容是属于传染病范畴的，比如痢疾、结核等[3]。

在《伤寒杂病论》中，张仲景谈到了当时流行的很多传染病。除了他认为的“太阳病或已发热，或未发热，必恶寒、体痛、呕逆、脉阴阳俱紧”的伤寒外，还有如“呕吐而利”的霍乱，即《伤寒论》中所说的“下利”，以及痢疾，即《金匮要略》中所说的“泄泻”等。可能是因为当时疟疾为患较为严重的缘故，他对疟疾尤为重视，如谈及疟疾病因时说“夏伤于暑，秋生痎疟”“长疟疾皆生于风”等。治疗方法有针法：“刺疟者，必先问其病之所以发者，先刺之。先头痛后重者，先刺头上及两额眉间出血。”他还说：“疟多寒者，名曰牡疟。……病疟以月一日发，当以十五日愈……如不差，当云何？师曰：此结为症瘕，名曰疟母。”其中所说的“疟母”就是由疟疾所导致的脾大。他对恶性疟疾的凶险型发作和脑型疟疾也有明确认识，认为恶性疟疾发作严重的可以导致脑脊髓膜症状，人变得狂妄，不能说话，甚至昏迷。他也谈到结核病：“劳之为病，其脉浮大，手足烦，秋冬瘥，阴寒精自出，酸削不能行。”又说：“痹侠背行，若肠鸣，马刀侠瘿者，皆为劳得之。……五劳虚极，羸瘦腹满，不能饮食。”在同时期的世界范围内，张仲景的这种认识是独一无二的，从文中可以看出，他已经将结核病专分一项论述，这在之前是从未有过的。许多专家都认为“马刀侠瘿”这种说法是对颈部及腋下淋巴结结核的记载，而“羸瘦腹满”则类似于结核性腹膜炎。

张仲景不畏艰辛，抛却荣辱，勤求博采。他根据搜集到的各家治疗经验，新创了许多方剂，其中的很多方剂疗效显著，挽救了许多患者的性命，这也使张仲景成为誉满中原的名医。南阳名士何颙曾称赞他：“起病之验，虽鬼神莫能知之，真一世之神医也。”张仲景在长期的临床实践中，对疫病的诊治积累了丰富的知识与经验。由于造成疫病的邪气往往转变得很快，因而用药种类及剂量都要求十分精确。当时有许多医生都由于未能掌握传染性疾病的治疗方法而功败垂成，但张仲景在这方面却总结出了不少独到的经验。有一次他路过一处废园时，听到一阵抽泣之声，便循声前往，发现一间破败的茅舍里倚门站着一位老婆婆，正掩面痛哭。张仲景上前询问，才知道原来与老婆婆相依为命的孙子患

① 疠疾，古代专指麻风病。

上了伤寒病，好不容易凑钱请医生来诊治，不料服药之后孩子身上汗出不止，畏风恶寒，手脚抽搐，难以屈伸。老婆婆被孩子的病情吓得六神无主。张仲景素来体恤民间疾苦，为穷苦百姓看病从来不计较报酬，他问清病情后，立即进屋为患儿诊治起来。他从药方上得知前面医生用的是桂枝汤，便随即提笔在前医的处方上加了一味附子，吩咐立即煎服。次日他再去患者家探望的时候，老婆婆的孙子已经康复了。这桂枝附子汤正是张仲景多年临床经验的心得，用它来救治因表证体虚用桂枝汤治疗而致发汗太过的病症，疗效明显。

张仲景在洛阳行医时，有很多政治家、文学家、医学家都仰慕他的名声，纷纷前来和他交朋友。他们称赞他的精湛医术："凡治伤寒，未有能出其右者。"当时文学史上号称"建安七子"之一的王粲，是"七子"中成就较高的作家与诗人，蔡邕称他有"异才"，后世《文心雕龙》一书中把他列为"七子之冠冕"。他与张仲景交往密切，在不断来往的过程中，张仲景凭自己多年的医疗经验逐渐发现这位仅有 20 多岁的作家体内隐藏着一种可怕的"疠疾"的病源[①]。有一天，他对王粲说："你的眉毛马上就会脱落，再过半年以后，你将会死去。如果你赶紧服五石汤，还可以救你一命。"王粲听了十分不高兴。他自以为自己平时非常注意卫生，出身高贵，爱好风雅，身体又没有什么不舒服，怎么可能会得了什么"疠疾"呢？王粲认为张仲景在瞎讲，于是不去理会他的话，更不用说去吃药了。过了三天，两人再次相见，张仲景问他："吃药没有？"王粲对此很反感，随口答道："服过了。"仲景仔细察看了他的神色，说："你没有吃过药，因为你的神色和平时一样。你为什么如此讳疾忌医，把自己的生命看得这样轻呢？快去服药吧，不然就麻烦了。"王粲始终不相信仲景的话，说："我身体很好，你不必多虑！"不久之后，王粲果然发病了，他的眉毛慢慢地脱落，187 天后便不治身死。张仲景对这位年轻有为的才子病死十分惋惜。其实，麻风病的潜伏期有时很长，有经验的医生是完全可以诊断出来的，张仲景熟读古今医典，自然能够结合临床症状对王粲的病情作出正确的诊断。这则医案保存在皇甫谧的《针灸甲乙经》中。皇甫谧对张仲景十分敬服，他曾赞叹道："虽扁鹊、仓公无以加也。"

《诸病源候论》

早在隋朝时期，中国的医学家就对疾病的病因进行过探讨，并且取得了一定的成就。公元 610 年，由政府组织太医博士巢元方等人编写的《诸病源候论》是这方面的代表作。巢元方生活于公元 6—7 世纪，在隋炀帝时期（605—616 年）曾任太医博士。

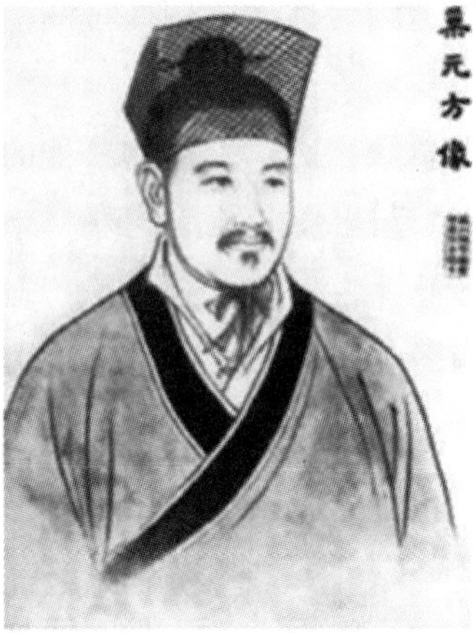

巢元方像

《诸病源候论》是一部病因症候学专著。全书分 67 门，列症候论 1739 条，叙述了各种疾病的病因、病理以及症状等。诸证之末多附引导法，但不记载治疗的方药。全书内容丰富，除一般的内科疾病外，在传染病、寄生虫病、妇科病、儿科病、外科手术等方面都有不少精辟的论述，对后世医学影响较大。书中记载了"疥虫"是疥疮的病源，它藏在湿疥的脓疱中，可用针头挑得，形似水中的蜗牛。这一认识是建立在深入细致的观察之上的，是比较科学的，较之前认为疥疮是"湿邪"为患大大前进了一步，同时也是病因学说在形态学上的一大进步。书中也首次对"绦虫"进行了比较详尽的解说。其中讲道，"寸白虫"会一段段地增生，逐渐长大达四五尺长，这与现代医学对绦虫的描述十分接近，并且指出了这种病与食用未熟的鱼和牛肉有关[4]。

《温热论》

温病是对四季各种湿邪所引起的多种急性发热性疾病的总称，包括现代医学所称的所有传染性疾病在内，其致病因素的性质相同，具有传染性、流行性、季节性、地域性，发展变化有一定的规律性，且临床表现有其特殊性。温病学说的形成经历了漫长的历史过程，战国至秦汉、晋时期是温病学说的萌芽阶段，这一时期的医学家们对温病的病因、症状有一些初步的认识；宋、金、元时期是温病学说的奠基阶段，这一时期的医学家们对温病的治疗有一定突破，温病学说逐步脱离伤寒学说；明、清时期是温病学说发展到成熟的阶段，这一时期出现了一批研究温病学说的卓有成就的医学家，其中以吴有性、叶天士、薛生白、吴鞠通、王孟英的贡献最为突出。叶天士创立的“卫气营血辨证”以及吴鞠通创立的“三焦辨证”尤为重要。时至今日，这两种辨证方法已不仅仅用于温病学，而且拓展到整个中医辨证领域，对充实中医诊断学的理论具有划时代的意义。

叶桂，字天士，号香岩，江苏吴县人。其祖父与父亲都是当时的名医。叶天士从小学习经书儒学，课余由父亲教授医学，获得广博的医学知识。他 14 岁丧父，放弃仕途科举，专心师从父亲的门人习医。叶天士非常好学，先后师从 17 人。叶天士的著作《温热论》是温病学派的开山之作，对治疗温病的大量临床经验进行了高度的概括和总结，对临床常见温病的症状和传变规律做了精辟的分析和总结。

叶天士创造性地丰富了温病的辨证方法，他根据临床症状把温病由浅入深的发展过程归纳为卫、气、营、血四个阶段，作为温病辨证的纲领。这既是成功的创新，又是对六经辨证的高水平应用和发展，标志着中医学在辨证水平上的又一次提高。自此，他也将“伤寒”与“温病”两大学说从辨证方法上区分开来，并在中医学辨证方法方面做出了重大贡献。《温热论》就此成为后世中医学乃至现代中医学临床诊断热性病的重要依据。

吴瑭，字鞠通，江苏淮阴人，清代著名医家。他对叶天士极为推崇，但认为叶氏的理论“多南方证，又立论甚简，但有医案散见于杂论之中，人多忽之而不深究”，于是在继承叶天士理论的基础上参古博今，结合临证经验，撰写了《温病条辨》5 卷，对温病学说做了进一步的发挥。书中创立了“三焦辨证”学说，这是继叶天士发展张仲景的六经辨证、创立卫气营血辨证法之后，在中医理论和辨证方法上的又一创举。

“三焦辨证”法就是将人体“横向”分为上、中、下三部分。上焦以心、肺为主，中焦以脾、胃为主，下焦包括肝、肾、大肠和小肠以及膀胱，由此创立了一种新的人体脏腑归类方法。此法十分适用于温病体系的辨证和治疗，诊断明确，便于施治。同时，书中还确立了三焦的正常传变方式是由上而下的“顺传”途径，指出：“温病由口鼻而入。鼻气通于肺，口气通于胃，肺病逆传则为心包，上焦病不治，则传中焦，胃与脾也；中焦病不治，则传下焦。始上焦，终下焦。”传变方式决定了治疗原则：“治上焦如羽，非轻不举；治中焦如衡，非平不安；治下焦如沤，非重不沉。”[5] 叶天士的《温热论》中没有收藏足够的方剂，而吴鞠通的另一大贡献则是在《温病条辨》当中，为后人留下了许多实用性强的方剂，如银翘散、桑菊饮、藿香正气散、清营汤、犀角地黄汤等。

《肘后备急方》

葛洪，字稚川，自号抱朴子，丹阳句容人，约生于公元 284 年，卒于公元 364 年，主要生活于两晋时期。葛洪早年生活清贫，长大后无意仕途，傲物轻俗，一心向道，专心读书。他的学识渊博，精通儒学，又是道教的理论家和实践者，对化学、医学、药物学、养生术等都有精深的造诣。葛洪在医学上对传染病的认识，主要集中在他的《肘后备急方》中。所谓“肘后”，是指书的篇幅很小，可以挂在胳膊肘上随身携带；“备急”，是应急的意思，指可以随身携带以便医生在进行紧急诊疗时，能随时取出参考应用。因而这本书就是为常见的急病开的方子，里面的治病药方，开列的都是容易得到的草药，既便宜，又灵验，很受老百姓欢迎。他的这种将医学直接普及到民众的做法，在我国医学史上具有开创性的意义。由于疫病大都是急性疾病，所以在这本书中葛洪对疫病有许多论述，对肺结核、天花、伤寒等传染病的症状、病因、治法等的认识具有重要意义。

两晋以前，人们称疫病为“天行”，意思是天降的灾祸，它的背后有鬼神在作怪，所以疾病流行得非常快，是急性病。但葛洪并不这样认为，他对急性传染病的病因进行了探索。他发展了《黄帝内经》中的“毒”“疠”等病因说，认识到“毒疠之气”能引起传染病流行。书中写道：“某年岁中，有疠气兼挟鬼毒相注，名为温病。”其中具体描写了导致疫病传染的原因是“毒疠之气”。他认为这种“毒疠之气”能侵犯皮肤，能造成感染性休克，“毒人腹则杀人”“毒疠之气忽逢触之，其衰竭”而“卒死”。论述到具体传染病时，葛洪认为各种疾病的致病“毒疠之气”有所不同，因而他的论述中有“寒毒”“温毒”“恶毒”“狂犬所咬毒”“蛊毒”“风毒”“溪毒”“射工水弩毒”“沙虱毒”等，并且提出了“毒有差别”的看法[6]。

葛洪对结核病症状的多样性描述得十分翔实。葛洪认为结核病会传染，并且在人体上会发生各种变化。人感染之后往往畏寒、发热，浑身疲乏。这种病的病程很长，常常弄得人精神恍惚不宁，内心闷闷不乐，弄不清究竟哪儿不舒服。感染之后，人就感到饮食乏味，四肢无力，身体消瘦干枯，长年累月，逐渐出现全身迟钝、衰弱，以致死亡。这种在当时被称为“痨病”“尸注”的结核病，用现在的医学知识来解释，就是由结核分枝杆菌引起的一种传染病，多经呼吸道感染，有时也经消化道感染。其中以肺结核最为常见，其他组织或器官如淋巴结、胸膜、肠、骨、关节、皮肤等处也都可以患本病。葛洪还指出这种病有相当大的传染性，死后也能传染给他人，甚至引起全家患病而死绝的严重后果。葛红认为，过度劳累，或者在病后尚未复原之时，均易诱发结核病。

葛洪是世界范围内最早记述天花的医学家。据葛洪记载，西晋末年，当时政府军队在南阳与少数民族的军队作战时发生了一种奇怪的病，患这种病的人从头脸到四肢都生出一个个豌豆大小的疱疮。开始是小红点，不就变成白色脓疱，一碰就破，并且新的疱疮又会不断地生出。这种病如果不认真治疗，疱疮边就开始溃烂，伴随着高热，十有八九是无法医活的。就是侥幸救活，患者的皮肤上也会留下一个个紫色的瘢痕，一年以后颜色才会消退。这种奇怪的疾病由于是从少数民族那儿传染过来的，所以当时称为“虏疮”，实际上就是后代医学家所指的天花。由此可知，葛洪是世界上最早的较完整地记录了天花的发疹顺序、形态、预后、疹后表现的医学家之一。

葛洪谈及伤寒病，但较张仲景的《伤寒杂病论》有所发展。他认为伤寒有数种，用一种药去对付各种伤寒病已不能满足临床的需要。他主张，如果一开始感到头痛、内热、脉洪起，在一二天内要吃葱豉汤，一吃下去就会发汗。如果不出汗，则在药方中加进葛根、升麻。如果仍不发汗，再加入麻黄。这些治疗方法比张仲景只用麻黄汤一种药方针对性要更强一些。他还认为对于伤寒之类的时行病，要预先服药，可防“染易”，从中可以看出，葛洪已经有了预防医学的认识和概念。

葛洪认为霍乱是由饮食传染的，“凡所以得霍乱者多起饮食”。有的人吃了生冷食物，有的人吃了肥腻食物并饮酒且被湿冷寒风吹到，有的人穿了一点点衣服而睡在露天，有的人晚上睡觉时肚子上不盖东西，这些人都很容易得霍乱病。霍乱患者剧烈呕吐后会感到很口渴，但这时不能过多地喝水，“大渴多饮则杀人”。他提出用黄米五升、水一斗烧煮，“令得三升，清澄稍稍饮之”，显然葛洪已意识到霍乱患者吐泻丢失的不只是水，还有其他物质。

葛洪对麻风症状的描写也很详细。他写道，得病开始时，患者发觉皮肤渐渐变得不灵敏，有的人会感到皮肤上像有虫爬行一样发痒，有的人常常会觉得眼睛前面像有头发丝一样的东西，有的人出现赤黑色的皮疹。葛洪认为麻风的后果是比较严重的，在书中已有对麻风患者进行隔离的记录。他还提出了医治的方法，认为用苦参酒和蝮蛇酒治疗麻风最为有效。

葛洪也谈到了急性传染性肝炎。开始时，患者发觉四肢很沉，动起来不怎么灵活，没过几天，眼白发黄，逐渐面部及全身都泛黄。他称这种病为“虏黄病”，在现代医学看来这实际上就是急性黄疸性肝炎，传染性较强。他还提出了诊断这种疫病的方法：让患者在一张白纸上小便，纸马上变成黄色，则肯定是急性肝炎了。这种客观的诊断方法很有创造性。

葛洪还记述了一种叫“砂虱毒”的寄生虫病，即为恙虫病。这是由一种比细菌还要小的微生物——立克次体引起的急性传染病，是由寄生在啮齿类动物身上的恙虫叮咬后得的疫病。“砂虱”即恙螨，生长在南方；恙虫病在广东、福建一带流行，在其他地区极为罕见。葛洪爱好炼丹，在广东的罗浮山待过很长时间，所以发现了恙螨，而且断定它是传染疾病的媒介，由此可见他的观察是非常仔细的。在《肘后备急方》中，他对恙螨的形态和惧光的生物特性有准确的认识，还提出了恙虫病的症状、诊断和防治方法。他说：“山水间经常有砂虱出现，这种小虫很细小，人们往往不注意，所以看不见它。如果人到河里洗澡，或用水洗身体，这种虫就附在水中，钻进人的身体。如果天阴雨而人在草地行走，这种虫就会钻进人的皮肤里。”他叙述了这种病的症状：“刚开始染病的时候，皮肤上有红彤彤的形状如小豆、黍米、粟米粒的小点，用手在红点上摩擦一下，疼痛如有刺一样。三天以后，患者全身关节强烈疼痛，发寒热，红点变成了一个个疮口。这种小虫一旦渐渐爬至骨头，人就会死掉。所以在山涧溪水里洗澡后，应该用布反复擦身体数遍，最后再用帛擦一次，扑上爽身的粉就可以了。”这种恙虫病是东南亚特有的地方病，直至1930年，日本学者才发现其病原体是一种立克次体，寄生于恙虫体内。然而，早在1500多年前，葛洪在没有显微镜的情况下，就把它的病源、病状、发病地点、感染途径、预后和预防方法等弄得清清楚楚，这实在是一件了不起的事情。葛洪论疫病，奠定了他在医学史上的地位，为后人治疗疫病做出了难以磨灭的贡献。

参考文献

[1] 黄帝内经（影印本）[M]．北京：人民卫生出版社，2013．
[2] 张仲景．伤寒论［M］．广州：广东科技出版社，2009．
[3] 张仲景．金匮要略［M］．广州：广东科技出版社，2009．
[4] 巢元方．诸病源候论［M］．北京：中国医药科技出版社，2011．
[5] 叶天士．温热论［M］．魏汉奇，袁宝庭，注评．北京：中医古籍出版社，1993．
[6] 葛洪．肘后备急方［M］．广州：广东科技出版社，2012．

4

中国古代预防疾疫的方法

西周、春秋时代，随着天命鬼神观念的动摇和科学文化的进步，人们对鬼神致病说产生了怀疑，开始从自然环境与气候变化、七情、饮食起居等方面探讨疾病发生的原因，这些探讨散见于当时或稍后的一些文献中。《黄帝内经》云："阴阳者，天地之道也。万物之纲纪，变化之父母，生杀之本始，神明之府也。治病必求于本。"[1] 其说清了中医基础理论赖以奠立的哲学基础，并从此与巫术医学划清了界限。但是，这一过程差不多经历了自西周至秦汉将近一千年的时间，是古代自然哲学诞生后渗透、结合到医学实践和理论形成过程中的结果。

随着农业、天文、历法等知识的积累，西周时期，人们初步认识到季节变化与人体健康有一定的关系。如《周礼》记载："四时皆有疠疾，春时有痟首疾，夏时有痒疥疾，秋时有疟寒疾，冬时有嗽上气疾。"[2] 同时，人们还认识到四时气候异常变化能引起疾病的流行，如《礼记》记载："（孟春）行秋令，则民大疫，（季春）行夏令，则民多疾疫"。[3] 由此可见，四时的气候变化作为病因的概念已经形成。

食物的保鲜、贮藏是饮食卫生的重要措施之一，饮食卫生与食疗是保障身体健康、延年益寿的良方，这在今天来说可谓家喻户晓，不是什么新鲜事。但要知道，这种讲究饮食的科学早在三千年前的西周时期就已经被发现，人们利用食疗来增强体质、减少疾病。

当时的人们为了使食物保鲜、好吃，发明了许多方法，归纳起来有冻、腌干、渍等法。冻，类似今日的冷藏库贮存。《周礼·天官》记载有"凌人"这一官名，其职务就是"掌冰政"，制作大口瓶或鉴，盛冰和食物，到来年春分赐给百官。《礼记·内则》记载："渍取牛肉，必新杀者，薄切之，必绝其理，湛（通'渐'，浸渍）诸美酒，期朝而食之，以醢（肉酱）若醯（味酸）、醷（梅酱）。”新杀牛的肉必然新鲜，但是食用时需要注意方法，切肉时横断其纹理使生肉比较容易咀嚼；用美酒、梅酱去调味，既可以杀菌，又可以增加美味。除食品制作讲究外，更为引人注目的是，当时的人们在饮食卫生和注重食疗方面有了新的认识。首先对食物和食器注重洗涤干净，在祭礼和宴饮时，都要“视濯”一番，备有壶、盆、匜、盘、勺等水器，专供饭前洗涤。还设置“幂人”一官，专职管理保护食物不被蝇爬的苫盖物和餐巾。从出土的各类文物中也可以窥见周代的人民对饮食卫生的注重。

秦汉时期的人们特别注意个人饮食卫生。寒食节是人们为纪念春秋时晋国名臣介子推[1]而发展起来的一个不吃热食的节日，但在这几天里，由于天气还不太热，特别是在北方，人吃了冷东西很容易得病。《后汉书·周举传》记载，周举担任并州刺史时，太原一带的人按“龙忌之禁”的习俗，要寒食一月，因此，老小病弱不堪寒食，致使疾病蔓延，很多人因饮食不适而死去，还会出现疫情[4]。周举了解到这种情况，遂到介子推庙前祭奠说：“盛冬去火，残损民命，非贤者之意。”并宣布让人们向温食过度。在东汉末年，曹操进一步严禁寒食。

古代中国人的饮食文化中还有一些讲究卫生的禁忌。《论衡》说：“鼠涉饭中，捐而不食。”[5]这符合现代意义上的卫生要求。《金匮要略》也告诫人们，“果子落地经宿虫、蚁食之者，人大忌食之”“十月勿食被霜生芽，令人而无光、目涩、心痛、腰疼”，会得疟疾。[6]秦汉时期端午节期间，已发展起来用菰芦叶裹黏米，煮熟后食用的风俗。这样的吃法既有一定的食疗作用，又讲究卫生。在饮食中，还常常采用饮食消毒法，帮助人体抵御病原菌的侵入。如春节时许多地方有全家饮椒柏酒的习惯，至后来又发展为屠苏酒。据《西京杂记》记载，每年的九月初九日为重阳节，这一天宫中“佩茱萸，食蓬饵，饮菊花酒”[7]。古人认为茱萸到这一天就成熟了，气烈色赤，争相摘折，以插在头上，可以避恶气，可以御初寒。菊花酒是菊花盛开时杂黍米酿的酒。《续齐谐记》中记载，东汉汝南[2]桓景随费长房学道多年。有一天，他告诉桓景，九

1 介子推（？—公元前 636 年）：晋国贤臣，他死后晋文公重耳为他立庙祭祀，并将清明节前的一天定为“寒食节”。

2 汝南：今河南上蔡西南。

月九日这一天家中会有大灾难，快速赶回家里，让全家人各做一个装茱萸的袋子系在手臂上，登高饮菊花酒，可以消灾难。桓景听从了费长房的嘱咐，全家人得以免于疫病[8]。这个近乎神话的故事反映了人们躲避瘟疫、保求健康的迫切愿望，同时也说明了秦汉时代对饮食卫生的讲究，以及对酒类加药物的配制酒的作用有一定的认识。

为预防疫病，环境卫生在这一时期备受重视。环境卫生中最主要的一项是水源卫生。当时在各大城市附近都开凿了大规模的人工湖泊，在邸宅庭院中还散布着许多规模较小的水池。这些人工水面，既为居民提供了用水，而且还起到改良局部气候的良好作用，有利于预防疫疠的产生。《淮南子·汜论训》说："狂马不触木，猘狗不投于河。"古人知道被狂犬、狂马咬伤后很容易感染，所以捕杀之后严禁食用，同时也不能将打死的狂犬扔入水中，否则病毒会污染水源，将疫病传给更多的人。《后汉书·礼仪志》云："夏至日浚井改水，冬至日钻燧改火，可去温病。"水源卫生是人们控制、减少疾病的关键，因而夏天时必须挖好井，保证一年四季有清洁澄净的水饮用。在居住环境上，秦汉时期比起前代更加注意环境的美化和保护。王莽规定城市中的居民住宅内都要种树，"城郭中宅不树艺者为不毛，出三夫之布"，即不种树者就要受到惩罚。

古人认为，许多传染病与尘埃有关，因此，早在秦国时期，对"弃灰于道者"要判处一定的刑罚。就是说，垃圾不能随便抛撒到街道上。为防止灰土飞扬，当时采用喷洒水的方法来降低尘埃飞扬的密度，降低由尘埃传染疾病的危险。灵帝中平年间，掖庭令毕岚铸造人造喷泉"天禄蛤蟆"，还利用"翻车"和"渴乌"之类的引水车作喷洒路面的机车。《后汉书·张让传》记载："又作翻车渴乌，施于桥面，用洒南北郊路，以省百姓洒道之费。"可见为防止尘土飞扬，保持城市卫生，官府常常征发百姓清扫街道，并洒水于道。这对于净化环境、改善卫生具有相当重要的意义。

在城市建设中，污水的处理也十分重要，是卫生防病的重要一环。汉代已有下水沟的建设，《三辅黄图》云："未央宫有石渠阁，萧何所造，其下砻石以道，若今御沟，因为阁名。"[9]用砻石为沟之类的污水处理方法，估计在百姓居住区也是全面推广的。《汉书·刘屈氂传》载，汉武帝时，戾太子发兵与丞相军战于长安，"合战五日，死者数万人，血流入沟中”。颜师古注释说:“沟，街衢之旁通水者也。”这段记载表明，当时城市街道的两旁开有通水的水沟。在考古发掘中，秦汉大、中、小型城市遗址之内均发现有下水道遗迹。下水管道多系陶制，逐节串联贯通，以供排泄污水之用。

汉代已有装人体排泄物的容器。汉代时，将“侍中”设为一官，据说其专门职掌帝王的排泄物。孔安国曾为汉武帝掌过唾壶，即痰盂。应邵《汉官仪》记载，武帝时孔安国为侍中，“以其儒者，特听掌御唾壶，朝廷荣之”。在考古发掘中，已发现了汉代的瓦厕，即专门供方便的厕所。《周礼・天官冢宰》记载:“宫人为其井匽，除其不蠲，专其恶臭。”郑玄解释说:“匽，路厕也。”可见周秦时期的宫内已经针对排泄物采取了相应的处理技术和方法，方便了百姓生活，对疫病防制所起的作用重大。

秦汉时期的人们也十分讲究个人卫生。汉代以前，官吏三天洗一次澡，到了汉代，根据北方的实际情况，改为五天洗一次澡。《汉律》规定:“吏五日得以下沐，善休息以洗沐也。”在《大戴礼记》中也有记载:“五月五日蓄兰为沐浴。”兰，即佩兰，又称零陵香，散发香味，驱除细菌，清洁身体，有利于健康。秦汉还有“祓禊”，即消除不祥之祭。《周礼・春官》记载:“女巫掌岁时祓除衅浴”。祭祀方式是熏香沐浴，或用牲血涂身。两汉时常常举行祓禊之礼。《续后汉书・礼仪志》云:“是月上巳，官民皆洁于东流水上，日洗濯祓除，去宿垢灰，为大洁。”通过沐浴，搞好个人卫生，驱除疫病流传的可能[10]。

对疫病的预防还表现在药物消毒方面。《夏小正》记载，端阳时，“蓄药以蠲除毒气”，通过药物，消除疫气存在的可能。据云梦秦简记载，秦国凡外来宾客入城时，对其车上的衡轭要用火熏燎，以防马身上未被消灭的寄生虫等附着在衡轭和驾马的皮带上。用火熏燎的方法是历史上延续最久的风俗之一。用这种方法除有防虫害作用外，对一些细菌和病毒也有杀灭作用，带有防疫性质[11]。

20 世纪 50 年代以来，已有越来越多的科学证据证明，吸烟，无论是主动或是因他人吸烟而被动吸入，对男女老幼的健康和生命均有危害。而且，随着对烟害的深入研究，如今已认识到它对孕妇和胎儿的祸害尤为严重。因此，世界卫生组织已多次举行“世界无烟日”活动，大力劝导吸烟者少吸烟或者戒烟。在中国，吸烟成为人们的一种癖好大约始于明代万历年间外国烟草传入中国之后。而中国人民对吸烟危害的认识，则在三百多年前便已经开始了。清代汪昂是较早记述吸烟危害的医家，他在公元 1694 年出版的《本草备要》一书中，指出吸烟“火气熏灼，耗血损年，人自不觉耳”[12]。1739 年，吴澄在所著《不局集》内，专门写有《烟论》一节，深为感慨地指出：“今时之烟，为患更深与酒。酒虽沉湎，不能携瓶随身啜饮不歇，而烟则终日熏灼，无分昼夜，无论富贵贫贱，男妇老幼，皆有烟具随身，频频喷吸。”并且深刻地写道，“若无病之人频频熏灼，津涸液枯，暗损天年，亦相习成风，举世皆然，殊不觉耳。”故大力劝告：“虚损之人，最宜戒此。”1757 年刊行的吴仪洛医著《本草从新》把烟草归于毒草类，说它“火气熏灼，最烁肺阴，令人患喉风咽痛、嗽血、失音之症甚多，未必不由嗜烟所致”，并郑重地提出“卫生者宜远之”的可贵忠告[13]。1773 年，曹庭栋在《老老恒言》中说，烟草“味辛性燥，熏灼耗精液”，并记有“一入心窍，边昏昏如醉矣，……笃嗜者，甚至舌苔黄黑，饮食少味”等损害身体的后果[14]。18 世纪，赵学敏在《本草纲目拾遗》中，最早详载了他亲眼目睹因吸烟而导致慢性支气管炎的实例：“友人张寿庄，乙酉（公元 1789 年）与予同馆临安，每晨起，见其咳吐浓痰遍地，年余迄未愈，以为炭火老疾，非药石所能疗。一如忽不食烟，如是一月，晨亦不咳，终日亦无痰唾，精神顿健，且饮食倍增，啖饭如汤沃雪，食饱后，少倾即易饥。予乃悟向之痰咳，悉烟之害也，耗肺损血，世多阴受其祸而不觉。因笔于此，以告知医者。”[15] 他在书中归纳吸烟造成多方面的危害，包括伤气、伤神、损血、损容、耗肺、折寿，诚然符合实际情况。由此可见，早在三百年前，许多医学家已经观察到吸烟的危害，并竭力说服他人戒除烟瘾，以利健康。

参考文献

[1] 黄帝内经（影印本）[M]. 北京：人民卫生出版社，2013.
[2] 徐正英，常佩雨（校注）. 周礼 [M]. 北京：中华书局，2014.
[3] 戴德，戴圣. 礼记 [M]. 南昌：江西美术出版社，2012.
[4] 范晔. 后汉书 [M]. 北京：中华书局. 1965.

[5] 王充．论衡［M］．长沙：岳麓书社，2015．
[6] 张仲景．金匮要略［M］．广州：广东科技出版社，2009．
[7] 刘歆．西京杂记（外五种）［M］．上海：上海古籍出版社，2012．
[8] 王国良．续齐谐记研究［M］．北京：文史资料出版社，1982．
[9] 何清谷．三辅黄图［M］．北京：中华书局，2012．
[10] 刘安（编者），陈静（注释）．淮南子［M］．郑州：中州古籍出版社，2010．
[11] 孔广森．大戴礼记补注［M］．合肥：黄山书社，2012．
[12] 汪昂．本草备要［M］．北京：人民卫生出版社，2005．
[13] 吴仪洛．本草从新［M］．北京：中国中医药出版社，2013．
[14] 曹庭栋．老老恒言［M］．北京：中华书局，2011．
[15] 赵学敏．本草纲目拾遗［M］．北京：中国中医药出版社，2010．

5

天花与种痘术

天花是一种由天花病毒引起的传染性疾病，没有免疫力的人吸入含有天花病毒的飞沫后，重者致死，侥幸存活者也通常因皮肤脓疱遗留瘢痕而成为麻脸。古时候天花的流行非常普遍，民间流传着一种说法，“生娃只一半，出花才算全”，足见天花危害之大。自古以来，世界各国的医学家们一直都在积极探索抗击天花传播的方法，其中以我国的人痘接种法和英国乡村医生爱德华·琴纳发明的牛痘接种法最为著名。

天花在地球上横行的历史至少已有 3000 多年了。考古学家发现古埃及法老拉米西斯五世的木乃伊的脸上存有感染天花后遗留下的瘢痕，这说明早在公元前 1160 年，这种传染病就已经出现了。公元 1 世纪，天花通过战俘传入中国，因此，人们一度将之称为“虏疮”。有关虏疮的记录首次出现于著名医学家葛洪（公元 284—364 年）所著的《肘后备急方》一书中，书中写道：“比岁有病时行，仍发疮头面及身，须臾周匝，状如火疮，皆戴白浆，随决随生……剧者多死。”据葛洪考证，此病起自东汉光武帝建武年间（公元 23—56 年），这是我国最早关于“天花”的记载。书中还提到“永徽四年，此疮从西流东，遍及海中”，描述了当时天花传播的大致方向 [1]。

我国古代将天花称为“痘”。在长期与这种烈性传染病进行搏斗的过程中，人们逐渐发现一个人一生只要出过一次痘，就再也不会重复发病了。医学家们利用天花的这种特性，创造性地发展出一种预防天花的方法。医生们将天花病人身上的干痂研磨成粉，这些粉末中含有天花病毒，将粉末吹入正常人鼻内，就能使人染上轻度的天花。通过这种方式感染的天花症状较轻，但同样能使人体内产生相应的免疫力，从而对自然界中的天花预先架起一道防线。这种为了让未出过天花的人通过各种方式人为感染天花病毒，从而获得持久免疫力的方法被称为“种痘术”。

关于我国种痘术的出现时间，学术界众说纷纭，包括唐代说、宋代说、明代说与清初说等。其中，唐代说因缺乏证据而立足不稳，清初说因史料确凿而被证伪，现如今争论的焦点主要落在宋代说和明代说上。清代朱纯嘏所著的《痘疹定论》记载：“宋仁宗时，丞相王旦，生子俱苦于痘，招集诸医，探问方药，有四川人请见，陈说峨眉山有神医，能种痘，百不失一。神医到京，于次日种痘，至七日发热，后十二日正痘已结痂矣。”种痘术居然有如此奇效，以至于当时的人们把出痘称为“出宝”。为了感激痘神，人们还专门建起了痘神庙加以供奉。文人政客也纷纷为痘神庙提联。名士吴信辰为痘神庙所提楹联云：“宝痘匀圆，喜各个金丹换骨；天花消散，愿家家玉树成林。”清代两江总督曾国藩为江宁（今南京）痘神庙提联道：“善果证前因，愿斯世无灾无害；拈花参妙谛，惟神功能发能收。”体现出当时人们对种痘术减少天花传播的认可。

据 1742 年清政府下令编写的大型医学丛书《医宗金鉴·幼科种痘心法要旨》记载，种痘方法包括痘浆法、痘衣法、痘痂法三种。痘浆法是种痘早期使用的方法，医生蘸取痘疮的新鲜疱浆放在被接种者的鼻孔内，这种方法属于病原体直接感染，危险性最大。痘衣法最为简便易行，据清初董含的《三冈识略》（1697 年）记载：“安徽省安庆张氏，三世以来用痘浆染衣，使小儿穿着，可发轻症，以预防天花。”不过这种方法的成功率相对较低，通过痘衣法接种的孩子日后很可能会再度感染天花。痘痂法又分为旱苗和水苗。旱苗法将人的痘痂研成粉，加入樟脑或冰片吹入儿童鼻孔；水苗法则将痘痂加入人乳或水中，用棉花蘸取，塞入儿童一侧鼻孔中。《医宗金鉴》中对上述几种种痘方法的评论是：“然即四者而较之，水苗为上，旱苗次之，痘衣多不应验，痘浆太涉残忍。故古法独用水苗，盖取其和平稳当也。近世始用旱苗，法虽捷径，微觉讯烈。若痘衣、痘浆之说，则断不可从。夫水苗之所以善者，以其势甚和平，不疾不徐，渐次而入，接种之后，小儿无受伤之处，胎毒有斯发之机，百发百中，捷于影响，尽善尽美，可法可传，为种痘之最优者。其次则旱苗虽烈，犹与水苗之法相近，儿体壮盛，犹或可施。”[2]总体来说，以上这些方法还是有一定危险性的，有的人种痘后没有效果，也有少数人因种痘而死去，例如明代周辉所著的《金陵琐事剩录》中陈评事之子就死于种痘[3]。因此，在那个天花病毒肆虐的年代，每一次接种都无异于一次性命攸关的赌博。然而，随着种痘技术的发展，误种后也有解救之法。种痘医须于种痘前“预顶好磁石研之极细，用活鸡一只，剖开渗石屑于鸡上，先煎铁锈水一碗，令儿乘热广饮，随将次鸡秉热敷儿背胸上，吸去腹内恶毒火。其鸡即变青色，其儿便觉舒爽。此急救之法，秉毒未定前，务必施之早也”。[4]另外，种痘对于普通民众来说也并不便宜。据清代詹元相所著的《畏斋日记》记载，雍正年间的种痘费用包括迁苗费3分、点药钱5分，按规矩，种痘仪式要用到香油、红布，种痘之后还要答谢“种痘先生”本家饭和回家谢银[5]。

人痘接种术，除了接种方法不同，用于接种的痘苗也有“时苗”“熟苗”之分[6]。二者都是用天花痘痂制成的，不同的是，后者是由几代传递而至“苗性和平”的痘痂制成的疫苗，毒性已经减弱，相对安全；另外，接种部位也由鼻孔改为上臂外侧，过程更为方便。清代医学著作《种痘心法》中记载：“其苗传种愈久，则药力之提拔愈清，人工之选莲愈熟，火毒汰尽，精气独存，所以万全而无害也。若时苗能连种七次，精加选炼，即为熟苗。”[7]痘痂作为一种抗原，既有能使机体发生病变的致病性，也有激发机体产生自我保护的免疫原性。这种免疫原性刺激机体后能够产生免疫物质，如抗体、细胞因子等，这些物质在体内存留一段时间，可以对再次感染起到一定的预防作用。《种痘心法》中培育熟苗以及现代培育疫苗的过程都实现了降低致病性而保留免疫原性的目的，从而减轻机体接种后的反应，同时减少再次感染发病的可能性。

种痘法自发明后，逐渐由南向北推广起来。从宋代到明代，种痘越来越盛行，甚至出现了以种痘为职业的痘医和国家设立的种痘局，并且有人专门管理出痘人的隔离事宜。另外，关于种痘的书籍也如雨后春笋，数量之多，在中医著作中甚至可以与伤寒相关书籍相提并论。人痘接种法从明代开始兴盛，清代应用更为广泛，到清朝康熙年间已南北风行了。据张璐的《张氏医通》记载：“迩年有种痘之说，始自江右，达于燕齐，近则遍行南北。”其中，清朝康熙皇帝对人痘接种法的推广功不可没。康熙即位后，选拔种痘医师，江西的朱纯嘏和陈滢祥就是当时的皇家种痘师。他们不但为皇家子孙及诸藩子女接种，也远赴蒙古科尔沁、鄂尔多斯等地治痘。康熙皇帝还专门赏赐府宅和官爵给朱纯嘏，以表彰他的功劳。清政府亦出台相应法律，给予种痘大力支持。康熙皇帝曾在《庭训格言》中写道：“训曰：国初人多畏出痘，至朕得种痘方，诸子女及尔等子女，皆以种痘得无恙。今边外四十九旗及喀尔喀诸藩，俱命种痘；凡所种皆得善愈。尝记初种时，年老人尚以为怪，朕坚意为之，遂全此千万人之生者，岂偶然耶？”[8]

种痘不仅关乎百姓性命，也关系到皇位的继承。是否自然出过天花或者平安度过种痘历程，甚至在多位清朝储君的选择中都成为必要条件。康熙皇帝的即位也与他儿时已经出过天花有密不可分的关系。后来清朝阿哥的种痘也成为一个复杂、隐秘而严肃的程序。清宫《阿哥种痘档》记载：乾隆二十八年（1763 年）春，乾隆皇帝之子十五阿哥永琰（后来的嘉庆皇帝）种痘。首先钦天监按十五阿哥的生辰八字查好吉时，奏请皇帝、皇后、皇太后等。种痘场所设在圆明园五福堂的一个封闭的临时种痘护理所，除了十几名太监伺候外，还有四名大夫昼夜观察，御医每天三次为十五阿哥把脉，并及时记录在案。为了避光，四周用黑、红两色毯子围住。另外，为了得到神灵的庇佑，还专门设堂，以供奉天仙娘娘、痘疹娘娘、眼光娘娘、痘儿哥哥、药王、药圣、城隍、土地等。经过半个月不见日月星光的暗室生活，十五阿哥一切症状消失，平安度过了种痘历程。皇后和十五阿哥的生母庆妃还前来拈香探视，后来还举行了盛大的“送圣”仪式[9]。

对天花的免疫力有时也是影响政治格局的一个重要因素。清朝统治者从冰天雪地的白山黑水进入温热的关内，由于体质的差异以及对关内地理环境的不适应，清朝的八旗官兵中很多不是死于疆场，而是死于天花，比如清朝名将多铎。未出过天花的清朝统治者对于入关作战以及接见蒙古等天花疫区来的使者，也是避之不及。《清世祖实录》记载，顺治元年（1644 年）四月，清朝军队准备入关，肃亲王心惊胆战地说：“我还没有出过痘呢，此番入关作战，叫我同去，这不是要我的命吗！”清初因为对天花没有有效的治疗措施，主要采取隔离的方式减少疫情扩散。皇室成员一般选择清净的行宫或庙宇“避痘”，甚至跑到较远的大山里，顺治帝就曾去河北遵化的大山里避痘。八旗贵族们也享有在家避痘的特权。在人口户籍管理方面，还有“熟身”与“生身”之分。“熟身”是指出过天花或经历过天花的人，“生身”就是没有出过天花或被怀疑有可能携带病原的人。一旦有疫情预报，“生身”都不准留在城中。蒙古本是清朝最可依赖的外族力量，与蒙古和睦相处也一直是清朝不可动摇的基本国策。清入关前，清太宗皇太极就立下了规矩，每年蒙古各部落首领都要入朝觐见皇帝。然而蒙古首领多为“生身”，顺治帝因为惧怕天花，从亲政第八年开始，每每以“然因有病痘疹事”为由，连续六年没有接见前来觐见的蒙古王公。康熙皇帝为此创立了围班制度：凡是没有出过痘的蒙、藏、回、维等上层贵族，欲朝见皇帝，可于每年七月到热河，九月随皇帝入围秋狩，同时觐见皇帝。这样，既避开了痘疫发作期，也密切了朝廷与各少数民族的关系[9]。

在雍正皇帝、乾隆皇帝对人痘接种术的大力推广下，清朝的种痘制度已经初步建立起来，种痘的益处也逐渐为人所接受。乾隆二十八年（1763 年），安徽桐城人方承观在《燕香读草》中记载，其子承蒙乾隆皇帝恩召，“宣医种痘”。为此，方氏还作了一首诗以表达感恩之情：“造膝几人容抱子，眷怀昨岁诏迎医。”[10]

皇帝内府对种痘的适宜年龄及季节等做了严格规定，即只对 10 岁以下孩童种痘，而且种痘时间一般在树木吐绿叶时。然而乾隆时期也出现过违背此年龄和季节限制的种痘事件发生，并且是三百余人的大规模人群接种。乾隆四十四年（1779 年）初，在受到乾隆皇帝多次邀请后，六世班禅大师毅然踏上了东行朝觐面圣的旅程。六世班禅提议给所有的随从种痘，并委托二世嘉木祥活佛考察其可行性。然而，随行的三百余人都是成年人，考虑到皇帝内府对种痘年龄和季节的限制，不少大臣反对为这三百余人进行接种。藏族人民认为，藏区发生的天花为轻度的白天花，汉地炎热地区发生的天花为黑天花，传染性和致死的程度远较白天花高。六世班禅及其随从觐见皇上，一方面容易在中原染上天花，对皇室产生威胁；另一方面，在返回藏区时，也可能会引起藏区天花流行，后果不堪设想。二世嘉木祥活佛考虑到上述因素后，毅然决定在阿拉善一地为所有进京面圣的人种痘。种痘是秘密进行的，如果全部成功，则对外宣称皇恩浩荡，班禅之东行顺应天意；如果失败，则宣称在中原染上天花治疗无效。经过二世嘉木祥活佛等人的努力，这次种痘顺利完成。《第二世嘉木祥协巴·久美旺布传》中如此记录：到阿拉善的七日后，犹如《珍宝珠续》里所述那样种了痘，疾病远离，大家犹如获得新生一般无限高兴。作为酬谢，献上三百两白银和二十五匹缎子的谢礼[11]。

及时而大规模地给人群种痘，对个人而言，可以减少患天花的可能；对于人群而言，由于患天花人数减少，天花病毒逐渐失去了藏身之所，因而进一步降低了人体接触天花病毒的可能性。这样的良性循环，正是流行病学以人群为基础的观念的体现。

我国的种痘技术历史悠久。相比于20世纪初制成的用于预防结核病的“卡介苗”，我国早在16世纪60年代就有“火毒汰尽，精气独存”的痘苗了。我国的种痘技术逐渐引起了世界其他国家的关注，在世界范围内广为流传。在西方国家，由俄国传到土耳其，继而传到英国，再由英国传到欧洲各国和印度。18世纪后半期，人痘接种法在上述地区已经普遍施行，甚至还出现了专门以种痘为职业的医生。法国启蒙思想家伏尔泰在《谈种痘》中写道：“我听说100年来中国人就一直有这习惯，这是被认为是全世界最聪明、最讲礼貌的一个民族的伟大先例和榜样。”[10]至于日本等国的人痘接种法，是18世纪中叶直接由我国传去的。

人痘接种法是我国古代人民智慧的结晶，也是世界医学史上的重大发明。200多年后，英国乡村医生爱德华·琴纳发明了牛痘接种法。二者作为人群预防天花的方式，共同成为遏制天花病毒在世界范围内传播的有力武器。无数人因此免于遭受天花致命的威胁，也不再受毁容、残疾等天花后遗症的困扰。人痘接种法从我国起源，传播到世界其他国家，在此基础上发明的牛痘接种法又传回中国，继续造福人民大众，成为医学科技史上的一段佳话[6]。

与人痘接种法相比，牛痘接种法简便并且危险性更低。前者要求“疫苗”在受种者体内停留10～12小时，并且在接种后服用稀痘丹，另外还要求受种者避风忌口，而后者则没有这些讲究[5]。牛痘传入我国后，人痘在相当长的一段时间里仍然流行。据马伯英的调查，“人痘与牛痘二法在 19 世纪末至 20 世纪初，明显呈现此消彼长趋势”。光绪初年，一些慈善机构仍在接种人痘。牛痘的推广也经历了一些波折。清嘉庆十年（1805 年），东印度公司驻广州的外科医生亚历山大·皮尔逊将牛痘术带到澳门，并传入广州。据《南海县志》记载，洋行商人郑崇谦翻译《种痘奇书》一卷，招募人学习，然而广东人对此不是非常信任，因此没有流传开来；五年后，在洋行商人的资助下，陆续有儿童接受牛痘接种。时任两广总督的阮元对此举颇为赞赏，因为他的儿子也是牛痘术的受益者。为表示对种痘事业的支持，阮元为种痘师邱熺的著作《引痘略》题诗云：“阿芙蓉毒流中国，力禁犹愁禁未全；若把此丹传各省，稍将儿寿补人年。”诗后有跋：“南海邱氏浩川传西洋引小儿牛痘之法，二十年来行之甚广。余家小儿亦引之，有验。邱氏乞诗，遂书此遗之。”推广牛痘接种术是广东地方政府较早开展的公共卫生措施之一，政府资助种痘经费，并设立痘局为民众免费施种，这一系列措施使牛痘接种逐渐演化为一项慈善事业[12]。据记载，为了吸引百姓前来接种，京师种痘局甚至引进了广州的“菓金”制度，即受种者如果出痘后在规定时间内回来复查，并被医师选中取浆为苗的话，就可以得到赏金[5]。随着牛痘局的普遍设立、官方和民间力量的支持推广，牛痘取代人痘已经成为不可阻挡之势。晚清昆山的王德森曾说：“近年（光绪年间）牛痘盛行，痘科专家，几同绝响。”

1958 年，世界卫生大会明确号召在世界范围内消灭天花，各国逐渐制定了有效的公共卫生策略，推广牛痘接种。1980 年，第 33 届世界卫生大会正式宣布天花被完全消灭。在对抗天花的这场战争中，牛痘接种法成为最直接、最有力的武器，而它的原型——人痘接种法——所取得的光辉成绩也将永远彪炳史册。流行病学研究疾病在人群中的分布、疾病的发病过程，进行病因推断，并且制订以人群为基础的预防措施。在抗击天花的这场没有硝烟的战争中，流行病学以人群为基础的观念悄悄萌芽，同时也得到了广泛的实践。

参考文献

[1] 葛洪．肘后备急方［M］．广州：广东科技出版社，2012．

[2] 余新忠．清代江南种痘事业探论 [J]．清史研究，2003，02：28-37．
[3] 姜生．1522 年中国种痘的最早记载及传说考论 [J]．自然科学史研究，2008，27（1）：123-130．
[4] 高勇，乌云毕力格．清代天花的预防治疗及其社会影响 [J]．内蒙古大学学报（人文社会科学版），2003，35（4）：29-34．
[5] 胡源．北京的“种痘”与天花暴发 [J]．科技潮，2009，4：52-54．
[6] 孟庆云．从即毒消灾到种痘免疫—种痘术的发明及传播 [J]．南京中医药大学学报（社会科学版），2004，5（4）：209-211．
[7] 刘学礼．种痘术及其中外交流 [J]．自然辩证法通讯，1993，04：45-54，80．
[8] 张大宁．论中医学的“预防医学”[J]．天津中医药，2003，20（3）：43-45．
[9] 胡忠良．清初天花疫病的防治 [N]．中国档案报，2003-06-06（1）．
[10] 梁永宣．从中医古籍看我国人痘接种术的发展[N]．中国医药报，2011-09-01(4).
[11] 陈庆英，王晓晶．六世班禅东行随从种痘考 [J]．中国藏学，2012，03：18-27.
[12] 李计筹，郭强．近代两广总督与广州的公共卫生事业 [J]．南京中医药大学学报（社会科学版），2012，13（03）：149-152．

6

伍连德——中国杰出的流行病学家

说起伍连德这个名字，也许很多人并不陌生。这位中国杰出的流行病学家将他的一生奉献给公共卫生事业，是我国当之无愧的预防医学事业的先驱，为后人留下了许多宝贵的财富。梁启超先生曾这样评价伍连德先生："科学输入垂五十年，国中能以学者资格与世界相见者，伍星联博士一人而已。"钟南山院士评价道："他是一个热心于公益，而且热爱自己专业的科学家。实际上，他所做的工作已经远远超出了一个医生的工作。他用他的影响力影响政府，他极力主张把海关的检疫收为由我们自己的国家来控制，他积极主张进行交流，他积极主张进行预防，所有这些都远远超出了当一个医生的职责，他的可贵在这儿。"那么，这样一个在多领域都卓有建树的人物，究竟有怎样传奇的人生呢？

伍连德（1879—1960 年），字星联，1879 年 3 月 10 日生于英属海峡殖民地（今马来西亚）享有"东方花园"之称的槟榔屿。1886 年入槟城公立学校（大英义塾）就读，取英文名 Gnoh Lean-Tuck。17 岁时考获海峡殖民地女皇奖学金，进入剑桥大学意曼纽学院学医，1903 年毕业，获医学博士学位及文学硕士学位。伍连德在求学期间几乎获得了学校设立的所有奖学金，并获得在伦敦圣玛丽医学院免费实习三年的机会，成为该医院第一位华人实习生。后来他在伦敦布罗穆顿医院、利物浦热带病研究所、德国哈勒大学卫生学院及法国巴斯德研究所进修。丰富的求学经历为他英雄般的事迹奠定了坚实的科学基础。1907 年，伍连德回到中国，并在天津陆军军医学堂担任医学教员；1908 年，任陆军军医学堂帮办（副校长）时英文名改为 Wu Lien-Teh。1910 年 12 月受外务部派遣，任东三省防鼠疫总医官，赴东三省主持鼠疫防疫。正是因为这一战，伍连德的名字永远镌刻在了中国的历史上。

1910 年 12 月 24 日下午，北满哈尔滨火车总站迎来了两位拎着各种坛坛罐罐的年轻人。身为钦差大臣的伍连德博士右手提着一架英国造的贝克牌袖珍型显微镜，以及从事细菌学工作所必需的物品。随行的还有一位瘦削的广东人——林家瑞，他手提两个藤箱，其中一个里面装满了开展实验室检查所用的各种染色剂、载玻片、盖玻片、白金接种环等器具，另一个较小的藤篮里装着用来培养细菌的培养基。

来到疫区进行疫情管理是一件颇为挑战勇气的事情。事实上，外务部施肇基大人在委派伍连德赶赴疫区之前，曾首先向另一位有防治鼠疫丰富经验的、毕业于美国丹佛大学的医学博士谢天宝提出请求，但却遭到了对方的拒绝。而伍博士却在危急时刻身负国家重任毅然来到“死亡之城”，希望能够用平生所学救民于水火之中。他的助手林家瑞是在听闻东北疫情之后自告奋勇一同前去的两位学生之一，其勇气也甚为可嘉。

一夜休息之后，伍连德一行两人便来拜访当时的道台大人于泗兴。据于泗兴说，傅家甸出现了一些症状类似且病情很重的病例，表现为高热、咳嗽、咯血，几天之内皮肤变成紫色，并在短时期内死亡。傅家甸是哈尔滨附近一个拥有 24 000 名居民的小城，人口密集，地势低洼。尽管当时东三省被俄、日等国盘踞，这座小城仍处于清朝政府的管辖范围之内，这也为今后采取严格而统一的防疫措施提供了有利的客观条件。

其实在满洲北部毗邻的俄国境内早有散发的病例出现，这些患者多为捕捉大型蒙古旱獭的猎户。旱獭又称土拨鼠，是一种啮齿类动物，其皮毛又厚又密，经过染色加工后可制成裘皮大衣，有很高的经济价值。许多猎户冒着北满冬天的严寒在大草原上寻找旱獭的踪影，其中有不少是来自山东省等地的移民。与当地猎户不同的是，这些移民猎户在遇到步履蹒跚的患病旱獭时不仅不会避开不捕，还会食其肉。也正因如此，患病旱獭身上的病原体就可能传播到这些猎户身上。等到他们满载而归回到满洲里时，便会将可怕的病原体一并带去。猎户们常常投宿于拥挤不堪的“地窨子”小客栈里。不难想象，如果他们之中有一人感染疾病，在这种湿热而密闭的环境下，全屋的人几乎都会被感染。

随后，俄国人经营的单线东清铁路成为疾病进一步传播的帮凶。当9月间报告的咳嗽与咯血的病例越来越多时，恐慌的满洲里居民争相购买火车票，沿着铁路向东部或南部逃亡。瘟疫也因此逐渐传播到与满洲里相距530英里[1]的哈尔滨。鼠疫疫情暴发后的第6周，哈尔滨出现了首例病例。鼠疫暴发初期，傅家甸的医护人员和医疗设备极度匮乏：仅有两名从天津北洋医学堂毕业的医师受东三省总督锡良委派，负责将出现高热、咯血的中国劳工转移到由一个两层楼的公共浴室改造的病房中诊疗，病房中没有实施任何的隔离措施。由于缺乏有效的防治措施，疫情没能得到及时的控制，每日报告的病例和死亡数持续地上升。在傅家甸沿途的土路上，人们经常能够在路旁看到被人趁夜遗弃的尸体。城里弥漫着一种令人惶恐不安的气氛。尽管所有医务人员都被要求佩戴口罩，然而大部分人只是将口罩挂在颈上装装样子而已，口鼻依然完全暴露在外。纵观当时的情况，疫区着实缺乏一个强有力的领导集体来主持防疫工作。

1910年12月27日是一个意义非凡的日子，这天伍连德获得了一次尸检机会。伍连德和他的助手用注射器、白金接种环从死者心、肺、脾、肝等器官取出样本进行细菌培养，并用显微镜观察涂片，并将取出的组织块置于福尔马林（甲醛）溶液中保存。在当时的中国，同焚烧尸体一样，解剖尸体也被视为大逆不道的行为，因此，整个解剖过程是在严格保密的情况下完成的。对标本用吕氏染色剂简单染色后，在高倍显微镜下，伍连德终于发现了疫病的真凶：鼠疫耶尔森菌。伍连德当即将结果通报给了朝廷，傅家甸地区鼠疫流行的论断第一次得到了证实。伍连德认为这次鼠疫的传播方式几乎完全为人传人，基本上可以排除老鼠作为传染源的可能性，因此，在防治过程中，应该把所有努力集中在对流动人群和居民的预防和控制上。为避免瘟疫扩散，政府必须严格管制满洲里和哈尔滨之间的铁路交通，并密切关注通过开放道路及冰冻河流的人群。以上措施的落实，还需要依赖俄日铁路局的配合、足够的财政补给以及大量隔离营的筹建。

伍连德根据临床和细菌学检验结果，提出此次鼠疫是通过呼吸道传播的看法，然而，这一看法并未被当时所有医务工作者所接受。一位日本医生以及北洋医学堂首席教授梅尼相继提出质疑。这位日本医生是首

[1] 英里：英制长度单位，1英里=1.6千米。

次发现1894年香港鼠疫流行元凶的日本人北里柴三郎教授的学生，他将所有的注意力都集中在老鼠身上。在当时，肺鼠疫是鼠疫的新类型，教科书中并没有相关的记载，这位日本医生一个人前前后后检查了几百只老鼠，均没有发现鼠疫耶尔森菌，这反而进一步排除了老鼠是本次鼠疫传染源的可能性，也从侧面支持了鼠疫是经呼吸道传播的这一结论。而梅尼教授就没那么幸运了，他因为不相信鼠疫是经呼吸道传播的，最后竟搭上了自己的性命。梅尼教授曾在河北唐山鼠疫暴发期间积累了很多防治鼠疫的经验。在前往哈尔滨之前，他曾要求东三省总督锡良委任他为此次鼠疫防治的最高指挥，但却遭到婉拒，因此，他来到哈尔滨与伍连德就疫情进行讨论时便闷闷不乐。面对急切的伍连德，梅尼教授先是沉默，最后甚至开始动怒，他双眼圆睁地吼道："你，你这个中国佬，胆敢嘲笑我，顶撞你的前辈？"为了顾全大局，伍连德当天向政府递交了总指挥的辞呈。经过3天漫长的等待，终于收到了答复：政府要求伍连德继续担任总指挥。不服气的梅尼教授当即去视察了俄国人的医院，没有佩戴口罩以进行呼吸道的防护。访问医院后3天，梅尼便开始感觉不适，表现为轻微寒战、剧烈头痛和发热，整夜坐立不安，之后脉搏加快，咳嗽越来越频繁。尽管注射了抗鼠疫血清，他的面部仍然出现了典型的紫色，不久便丧失了意识。1911年1月11日，在访问医院后第6天，梅尼教授去世了。在临死时，他终于承认了本次鼠疫是经呼吸道传播的，然而此时为时已晚，因为他的傲慢，梅尼付出了生命的代价。鼠疫防治专家梅尼教授的死亡一方面造成了城中百姓的恐慌，另一方面进一步证明了鼠疫经空气传播的观点，这对口罩的推广起到了良好的促进作用。

为了争取邻近国家的支持，1910年12月31日，伍连德前去拜访了俄国铁路管理局总办霍尔瓦特将军。将军主动提供了铁路沿线中俄居民中出现鼠疫病例的信息，并欢迎伍连德访问俄国医院。但当他提出要向俄当局借一些货车车厢，以收容鼠疫患者的密切接触者时，将军却犹豫不决。伍连德同时还礼节性地拜访了其他国家领事，结果只在美国领事罗杰·格林那里受到了礼遇。格林相信只要采取恰当的措施并怀有坚定的信心，一定可以战胜这场瘟疫。这对身负重任的伍连德来说，无疑是一种巨大的鼓励。

随着鼠疫的死亡人数不断增加，疫情变得越来越严重。伍连德前去拜访了哈夫金博士负责的俄国传染病医院。这位年轻的哈夫金博士时年只有 28 岁，他的叔父哈夫金医生首次研制出了如今普遍使用的哈夫金疫苗（灭活的鼠疫耶尔森菌）。由于对该疫苗的功效有极大的信心，整个医院的员工都没有进行呼吸道防护。对于明知鼠疫是经呼吸道传播的伍连德来说，在该医院不戴口罩检查患者的分分秒秒都是一种煎熬。在检查患者时，他尽量远离患者的口鼻，并只从背部听诊。事实证明，鼠疫疫苗的功效被过高地估计了，不仅该医院的很多员工死于了鼠疫，后来前来视察的梅尼教授也未能幸免于难[1]。

当时，针对鼠疫还没有有效的治疗方法，因此，以预防为主成为控制疫情的主要方法。预防措施分为三级：一级预防针对健康人群，找出疾病的危险因素，使健康人群远离这些危险因素；二级预防针对处于危险因素的人群，核心措施是早发现、早诊断、早治疗；三级预防针对患者，积极治疗，预防并发症。在当时的情况下，傅家甸全城人口都处在鼠疫耶尔森菌的笼罩之中，而且对于鼠疫也无有效的治疗方法，因此，所能做的只有一级和二级预防。

在伍连德的尽力奔走号召下，来自不同单位的防疫人员陆续赶到傅家甸。全城被分为 4 个区，每个区设有 1 名首席医官、2 名助理医官、4 名医学堂学生、58 名卫生杂役（包括消毒员、逐屋搜索队、担架搬运工、联络员、马车夫和掘墓人）和 26 名警察。当地的中医也积极参与到防疫工作中。为弥补人力不足，政府从长春抽调 1160 名步兵，并征召 600 名警察成立警务分队，接受防疫训练，驻守各区。为了减少医务人员感染的可能，医院中设有隔离窗用于接受信件和报告，还有专门的休息室和消毒室。用稀释的苯酚、升汞、甲醛等处理衣物，个人沐浴时还要用柔性抗菌剂擦拭和漱口清喉。为方便管理，各区的居民分别佩戴白、红、黄、蓝颜色的臂章，可在区内自由行动，如需跨区，则须经过特别许可。各区防疫人员负责对本区居民进行访视，一旦发现鼠疫患者，即刻移送鼠疫医院加以治疗，与患者密切接触者也要移送到隔离营进行隔离。当时的中国只有几家肮脏的小客栈、学校、兵营和两个戏园可以用做隔离场所，直到俄国铁路局答应出借 120 个车厢用于隔离后，局促的境况才有所缓解。

然而在刚开始实行分区监管制度的一段时间内，每日因肺鼠疫死亡的病例数仍然在上升。问题到底出在哪里呢？在不断的寻访之下，伍连德发现了两个可疑的漏洞。首先是傅家甸的坟场。当时正值哈尔滨的隆冬，冻土难以挖掘，导致尸体无法及时掩埋，棺材散在丢弃在坟场，这简直就是鼠疫耶尔森菌存在的天然温床。为了迅速而有效地消灭传染源，焚烧尸体是当时唯一的选择。然而在当时的中国，身体发肤受之父母，剪辫子都是不孝的举动，更不用说焚烧尸体了。伍连德当即决定向北京政府请示，并积极争取当地官员和民众的支持。他邀请地方防疫官员和乡绅前来商讨，这些人一听说要焚烧尸体，顿时一片哗然。然而伍连德没有退步，他对当前局势的严峻性进行了分析，率先在拟好的奏折上签了字，并承诺如措施无效，朝廷怪罪下来的话，将由他一人承担。道台于泗兴大人随即上前签字，表示愿意一同承担。众人受到感召，纷纷上来签字。最让人感动的是，一些在场的百姓也签字表明愿意为扑灭鼠疫焚烧亲人的尸体。在苦苦等待 3 日后，焚烧尸体的举动得到朝廷的同意。于是，傅家甸坟场火光冲天，3 天后，堆积的尸体化为灰烬。开始焚烧尸体的日子正好是 1 月 31 日，时值农历新年之初，当天鼠疫死亡数字便开始下降。为了进一步杀菌，伍连德建议向各家各户派发鞭炮。这种顺应民俗的防疫措施非常受欢迎，噼噼啪啪的鞭炮声不仅给连月来死寂的傅家甸带来了久违的活力，同时也炸走了鼠疫这个瘟神。导致鼠疫死亡数字居高不下的第二个漏洞便是法国一家天主教堂被发现在夜间自行掩埋染疫的尸体，后来由于忙不过来，他们只好把棺材直接停放在教堂内。此事牵涉宗教，在法国领事出面未果后，伍连德只好组织强行检疫。此后，城中其他教堂和寺庙也接受了全面检查。

在伍连德的领导下，防疫工作有条不紊地进行着，每天都有专门人员统计鼠疫发病人数及死亡人数。在开始的第一个月内，鼠疫总死亡人数已达 3413 人，最严峻的一天死亡 183 人。然而在所有人的共同努力下，30 天后，也就是 1911 年 3 月 1 日，鼠疫死亡人数下降为零！这一结果充分肯定了各项措施的有效性。在此后的几天里，鼠疫日死亡率连续为零，而且没有新的鼠疫患者出现，这标志着当地的鼠疫疫情已被彻底控制，傅家甸也因此解除了隔离。连续两个多月的攻坚战终于以胜利告终。在这场没有硝烟的战役中，哈尔滨总共参与防疫的2943名工作人员中，297人殉职，死亡率达10%，远远高于普通民众。正是这些人的前仆后继，才换来了民众的健康和福祉。借鉴哈尔滨鼠疫防治的成功经验，长春等其他瘟疫流行地区也取得了抗击疫情的最终胜利[1]。

1911年4月，在奉天[1]举行了万国鼠疫会议，这是在中国举行的第一次国际卫生会议。会议前后持续了26天，伍连德为会议主席，日本有“东方巴斯德”之称的北里柴三郎为副主席。会上东三省总督锡良、身为钦差大臣的施肇基大人、俄国代表团团长扎博罗特内教授先后致词。伍连德在主席报告中概述了蒙古旱獭在本次鼠疫传播中所起的作用，同时提出了“两个有意义的问题，可能对未来抗击传染病流行意义重大”：第一，火车空车厢可用于疫时的隔离；第二，鼠疫病死者采取集中火化的措施，特别是在冬季土地深度冻结时。伍连德是相当务实的，他不遗余力地与同行分享着防治鼠疫的经验，甚至详细到在报告中提及火化尸体时所需的炸药、木材、煤油的使用量。主席报告之后共举行了23次大小会议，其中有3次伍连德邀请日本的北里柴三郎教授代为主持。在会上，各国医学代表纷纷宣读了自己的研究论文，并就鼠疫的细菌学、传播途径、预防措施等问题进行了热烈的讨论。俄国的扎博罗特内教授及其助手的实验结果表明，肺鼠疫通过呼吸道排出的颗粒或者飞沫悬滴抑或痰液本身在人与人之间传播。他还指出，冬天里埋入地下半年的尸体体内仍可检出活的鼠疫耶尔森菌。美国的斯特朗博士也支持他关于飞沫传播的观点，并指出当鼠疫患者咳嗽时，即使没有肉眼能看得见的痰液，也会有大量的鼠疫耶尔森菌喷出口外，感染周围的人。斯特朗博士在《鼠疫病理解剖学》一文中写道，肺鼠疫由吸入病菌引起，起初侵犯支气管，由此进入肺组织，后侵入血液造成菌血症，其他器官的病变都是继发性的。4月28日，这场举世瞩目的万国鼠疫大会在总督锡良、钦差施肇基、会议主席伍连德等人的演说中落下了帷幕。

然而万国鼠疫大会对于伍连德来说并不是鼠疫研究的终点，为了证明本次鼠疫是通过呼吸道传播的，他在此后进行了大量的考察研究。伍连德与俄国教授扎博罗特内及他们的助手在满洲里进行了为期两个半月的联合考察，考察内容主要包括旱獭的生活环境及习性、旱獭捕猎工人

[1] 奉天：今沈阳市。

居住环境等，并用鼠疫耶尔森菌哈尔滨菌株进行了动物实验。在此次科学考察的基础上，伍连德写成了《旱獭（蒙古旱獭）与鼠疫关系之调查》的长篇论文，于8月举行的国际医学会上宣读，并发表在1913年伦敦出版的医学顶尖杂志《柳叶刀》上。伍连德用奉天城外野地里常见的黄鼠进行吸入和接触实验，结果发现尽管黄鼠身上的跳蚤非常少，它们还是出现了鼠疫症状，而且尸检结果显示，死亡动物的病变与人体相似，尤其是肺的病变，但是没有在腋窝和腹股沟发现淋巴结受损的证据。以上种种结果都表明，鼠疫耶尔森菌可通过呼吸道途径传播。为了进一步从病理学角度获得肺鼠疫的证据，伍连德博士借去海牙参加第二次禁毒会议的契机，拜访了他在剑桥的老朋友们——伍德海德教授及纳托尔教授。在这一个月中，伍德海德教授仔细观察了伍连德带来的肺鼠疫患者病变器官标本，得出的结果以题为《某些肺鼠疫病灶组织学检查之笔记》的论文发表在1914年的《英国病理学和细菌学杂志》上。标本的病理组织学检查结果提供了特急性败血症病征存在的依据，并从病理学的角度确认了由肺部感染导致的败血症或菌血症。

1921年，伍连德与京都帝国大学病理学系主任藤浪鉴教授合作，继续研究当年收集到的鼠疫病损器官标本。结论如下：鼠疫耶尔森菌在支气管周围和淋巴管周围以及它们的间隙处繁殖，淋巴管为它们的增殖提供了最适宜的培养基。通过对各部位淋巴结的观察，肠系膜、子宫颈和支气管等部位的持续感染最为严重，扁桃体受到的感染较轻微，其上仅发现有少量鼠疫耶尔森菌聚积，而且主要存在于表面。研究结果毋庸置疑地表明：肺部的明显病变是由致病因子进入呼吸道后直接引起的，而不是某些俄国和美国观察者所深信的通过扁桃体发生的继发性病变。综合上述及其他研究结果，伍连德创立了肺鼠疫的学说，著成466页的《肺鼠疫论述》一书，由日内瓦国际联盟于1926年出版发行。从此，肺鼠疫和腺鼠疫的分类得到了国际医学界的认可，这是鼠疫防治理论的里程碑式的著作。伍连德在前言中写道："其实早在1910年，我就想过要写一篇关于肺鼠疫的专题论文，但是我非常明智地将这个想法压抑到现在。经历得越多，我就越能用更加精确的语言来表述这个专题，越认为凡事应当三思而后行。我开始发现肺鼠疫病征是多么广泛，在地球的热带和寒冷地区它是怎样频繁地发生，虽然极端致命，却并非绝对如此。”

伍连德关于鼠疫的著作还有1935年发表的英文版《鼠疫手册》，以及1937年出版的与陈永汉、伯力士、伍长耀合著的中文版《鼠疫概论》[2]。

经过这样一场抗击瘟疫之战，伍连德当之无愧地成为“鼠疫斗士”，他以一人之力拯救了一座城市，以及城市中千千万万条生命。1926年，伍连德被国际联盟卫生组织授予“鼠疫专家”的称号，他在这场战役中表现出的敏锐的专业头脑、果决的担当精神以及拳拳的爱国之心都已成为无数投身于流行病学研究的后辈们的表率。从防治鼠疫的过程来看，及时公布疫情、对大众进行科学的宣传教育也对稳定民心起到了很好的作用，这对于之后疫情防控也是一种启示。另外，在抗击鼠疫的过程中及后续的一段时间里，伍连德还建立了东北防疫总处和几家防疫医院，这些机构平时用于普通诊疗，出现疫情时则专门用来扑灭疫情。这几家医院在东北霍乱暴发及第二次鼠疫暴发中起到了关键的作用。

1917年，中国山西暴发鼠疫，并蔓延到内蒙古、河北、安徽、山东、南京等地，至次年5月，鼠疫才被全面扑灭。这次鼠疫的总死亡人数高达16 000人。在控制疫情过程中，当局错误地命令全部铁路停止运行，很多旅客被迫改乘其他交通工具，或逗留于铁路沿线的城镇之中，这反而更加有利于疫情的扩散。这是一个惨痛的教训，需要在今后实施防疫举措时加以借鉴。

对东北防疫总处的第一次考验是1919年的霍乱大流行。霍乱是一种烈性传染病，新中国成立后被列为甲型传染病，俗称二号病（一号病是鼠疫）。伍连德当仁不让，成为防霍乱委员会主席，率领东北防疫总处投入了霍乱防治工作之中。由于霍乱是经消化道传播的，因此，养成良好的卫生习惯以切断传播途径对防治霍乱至关重要。随着民众卫生意识的提高，霍乱疫情很快得到控制。

接下来，蛰伏了十年的鼠疫再一次考验了东北的防疫能力。这一次鼠疫的首发病例出现在满洲里西侧的海拉尔。伍连德当即组织人员进行检测，及时发现了已经死于鼠疫的患者，并对密切接触者进行隔离。由于措施采取得及时，一开始疫情并没有扩散开来。然而，海拉尔一间隔离院中的9名隔离观察者趁夜逃跑，直接导致了东北第二次鼠疫大流行。在第二次抗击鼠疫的战役中，隔离仍然是所有任务中的重中之重。伍连德建立了严格的隔离程序：鼠疫密切接触者立即进行隔离；隔离者中出现疑似症状者立即进行 24 小时单独隔离；单独隔离期间，发病者立即送往鼠疫医院。然而，东北第二次鼠疫流行规模远大于第一次，包括哈尔滨、呼兰、齐齐哈尔在内的很多大城镇都已经出现了疫情，防疫人员根本没有能力在这些地区进行日夜搜查。况且，隔离举措仍然得不到民众的支持，趁夜抛弃尸体的现象时有发生。针对这些情况，伍连德决定公开疫情，加强对民众的宣传教育，争取他们的信任，而不是采取"民可使治之，不可使知之"的隐瞒策略。在这种思想的指导下，东北防疫总处出版发行了防疫日报，内容包括鼠疫流行情况、政府的防疫措施以及鼠疫防治的科学知识。事实证明，该日报很受民众欢迎。除了利用报纸进行宣传外，伍连德还带领防疫人员走上街头，进行宣讲。百姓在了解本地疫情流行情况的基础上，自觉运用科学知识进行防治，真正感受到防疫人员在指导自己远离鼠疫，对防疫人员的信任逐渐提高，也更加配合隔离措施的实施。通过伍连德以及他之后的几代流行病学家的实践，疫情的公开、透明能够更好地维持社会稳定这一看法已经成为一种共识[1]。

另外，鉴于山西防治鼠疫的惨痛教训，这次对铁路交通采取的管控措施是严格控制，而不是彻底封锁。防控人员对上下车的人进行检查，这样既可以及时隔离，还能避免人流偏离主要交通路线。在伍连德及其领导的东北防疫总处的努力下，第二次东北防治鼠疫的战役再次取得大捷，从此，这种可怕的瘟疫再也没有在东北大规模流行过。不过也正是因为控制及时，疫情扩大不严重，东北鼠疫第二次大流行并没有第一次著名。这似乎成为公共卫生工作的一种悖论：工作做得越好，大众所能够看到的功绩反而越少，公共卫生事业的影响力越小。春秋战国时期的名医扁鹊曾说"上医治未病，中医治欲病，下医治已病"，但更为人所追捧的反而是那些治疗已发生了的疾病的医生。然而从事公共卫生事业的人们毫无怨言，因为他们坚信，不论世人怎样评价，坚持不懈地为人类的最大福祉而努力永远都是一件无上光荣的使命。

伍连德能够力挽狂澜、救民于瘟疫之中，他所凭借的不仅仅是渊博的学识和扎实的科学功底，还有他淡泊名利的政治态度，以及志同道合的友人和伴侣的帮助。在那个动荡的年代，想要专心科研办实事的伍连德深知不能卷入政治纷争之中，在政治上他始终尽可能保持中立，并将这样的原则一直坚持到生命的最后一刻。伍连德曾先后拒绝了卫生司司长、卫生署署长和军医司司长的任命。伍连德晚年曾留下过这样的自述："在我的晚年，我常常有进入政治舞台的机会，然而我已经步入需要安静和休息的年龄了，政治会太伤脑筋的。"然而，他对东北还是有着深深的担忧，他深知刚刚过去的东北鼠疫还存有一些遗留问题，鼠疫很可能会卷土重来，于是伍连德在东北建立了防疫总处，提前做好抗击第二次鼠疫的准备。在主持防疫工作时，伍连德的所作所为已经远远超出了一个医生的工作范畴。为了使防疫工作能够尽快步入正轨，使民众的损失降到最小，他四处奔走，一次次地拜访北满的各国领事，寻求人、财、物的支持。虽然遇到过不少挫折，但救民于水火之中的赤诚之心仍然驱使着他继续战斗。

伍连德还重视结交志同道合的友人，他们往往被他渊博的学识、报效国家的热忱、待人谦和的性格所打动。他的学生兼防疫助手林家瑞具有专业的医学背景，又能将英文立刻准确翻译成中文，这为不是很精通中文的伍连德提供了很多方便。除此之外，刘瑞恒、林宗扬、林可胜、颜福庆、全绍清、陈永汉、伯力士等人都与伍连德并肩战斗在抗击瘟疫的第一线。

伍连德的成就离不开施肇基的知遇之恩和鼎力相助。施肇基出生于江苏省一个官宦世家，获得美国康奈尔大学硕士学位。他回国后参加了1905年宪政改革的考察团，在途经槟榔屿时第一次与伍连德相见，两人志趣相投，一见如故。施肇基曾任外务部参赞，哈尔滨道台（即于泗兴的前任）和设在哈尔滨的吉林铁路交涉局总办。1906年首次向袁世凯举荐伍连德任陆军军医学堂帮办，1910—1911年东北鼠疫流行时，他任外务部右丞，当时中国人自行控制鼠疫不力，日、俄两国虎视眈眈，他们表面上争取防疫工作的指挥权，实际是在争夺东三省的领土主权。在这种危急的局势下，施肇基再次向朝廷举荐伍连德出任东北防疫总指挥，这便是他成为"鼠疫斗士"的开端。在法国教授梅尼要求担任东三省防疫总指挥，而伍连德为顾全大局主动递交辞呈时，又是施肇基在38小时内尽力奔走，保全了伍连德总指挥的职位。期间，施肇基一方面拜访了伍连德在京的好友海军部副大臣谭学衡，想办法撤除海军部对梅尼教授的指派，另一方面也巧妙地利用了英、法两国的外交矛盾以及伍连德英国剑桥大学医学博士的身份，令英国使馆主动出面加以干涉[1]。

伍连德能够三次拒绝政府对他的任命，也和他的妻子黄淑琼的劝告有关。黄淑琼是福建著名华侨领袖、民主革命家黄乃裳的小女儿，兼通中文和英文，性格娴静，容貌柔美，风度优雅。黄淑琼才华横溢，她用英文写作，先后出版过小说《杨贵妃》《西施》《昭君》等著作。由于身体原因，她在她的最后一部小说《貂蝉》未完成前就去世了。黄淑琼的父亲黄乃裳早年加入同盟会，为会中举足轻重的人物。黄淑琼劝告丈夫远离官场，大概与黄乃裳的身份有部分关系。伍连德对妻子非常感激，曾经说："我贤惠的妻子完成大部分社交活动和建立必需的社会联系，以便消除那些在官场中偶然遇到的困难。她拥有动人的美貌，让许多有文化的中国人或外国人都仰慕她。"

伍连德在其他诸多领域也颇有建树。1873—1928 年，中国的海关检疫权一直掌握在外国人手中，当时的海关并没有起到查私、缉私的作用，结果鸦片、军火交易屡禁不止。"为国家主权计，为民族健康计，为保护商业计"，伍连德指出中国政府应从速收回海关检疫权。1929 年，伍连德负责交涉此事。1930 年，中国正式收回海关检疫权。之后国内成立了检疫医院，伍连德任全国海港检疫处第一任处长，兼上海海港检疫所所长，并起草了全国第一部海港检疫章程，于 1930 年 9 月 28 日颁布施行。伍连德是名副其实的"中国自主检疫的鼻祖"。

为了实现中国卫生事业的现代化发展，伍连德还热衷于建设现代化的医院和培养高素质的医学人才。他先后主持兴建了北京协和医学院和协和医院、中央医院、哈尔滨医学专门学校、南京中央医院等院校。同时，他也是 20 世纪初主张中西医结合、力图进行医学改革的代表人物。早在担任陆军军医学堂帮办时，伍连德就对中国的医学教育进行了锐意革新，引进德国重视实验的教学方式，培养实事求是、崇尚科学的医学人才。除了医学人才，伍连德还本着"得之于人，用之于世"的精神，为多所大学捐赠图书及其他收藏。他曾将两千多卷有关中国、印度和欧洲的艺术、科学、历史和文化方面的书籍捐赠给南洋大学，将论文和鼠疫的样品捐献给香港大学，并将部分中国古代书画捐赠给马来大学。伍连德故土情深，曾花三年时间在家乡怡宝市设立图书馆，对公众免费开放。

为民族计、为社会计的伍连德还热衷于参加社会运动，并保持这个习惯直至晚年。在 1934 年第 104 期《良友》的名人生活回忆录中，他这样自述道："我现在虽是卫生行政人员，但对于医务社会及文化事业都很喜欢参加。我所加入的团体有十余种之多，如中华医学会、中华麻风救济会、中国防痨协会、公共卫生协会、中国科学社、亚洲文会、国际问题研究会、太平洋协会及中国评论周报社等。"其中，中华医学会是伍连德联合其他医学人才于 1915 年 2 月 5 日成立的，标志着中国现代医学和现代医学教育开始步入正轨。中华医学会最初是由参加博医会的部分成员发起的，当时博医会会长为外国人，而且交流用语也是外语。为了方便中国医学研究人员交流，伍连德等人萌生了创办自己的医学会的念头，并且决心用汉语交流。在 1916 年上海举行的中华医学会第一次大会上，伍连德怀着强烈的民族自尊心提议用汉语发言，获得了与会代表的一致同意。1932 年，中华医学会与博医会合并为中华医学会。现如今，中华医学会拥有会员 43 万人，84 个专科分会。中华医学会于 1915 年 10 月出版《中华医学杂志》创刊号，展示中国医学研究的成就，同时成为世界了解中国医学的窗口。目前，中华医学杂志已经发展为有 117 种分科医学杂志的刊物。

除了上述的协会之外，伍连德还领导和参与了多项禁毒活动。早在来到中国之前，他就在槟榔屿积极投身禁毒活动，后来代表中国政府多次出席国际禁毒会议。他从小就目睹过吸毒者的悲惨境遇，再加上身为医者的素养，他越发意识到吸毒对人体健康的危害。伍连德曾自述道："我所祈求的两件大事是实行火葬和禁绝鸦片。从教育、社会和卫生的角度，抽鸦片是最丑恶的行为，只能驱人于堕落。"

跨越 19 世纪和 20 世纪的伍连德亲眼见证并亲身经历了中国人在国际上遭遇的不公平待遇。一件件、一桩桩事件，都让他越来越想为这个积贫积弱的国家做更多的事情，赢得更多的尊重。为了让更多人了解中国医学的历史，伍连德与王吉民历时 16 年，合著了长达 960 页的《中国医史》，后人称为"王伍医史"。这本著作首先是以英文的形式出版的，在国外备受瞩目，成为唯一的英文版中国医史。该书在美国各大医学院图书馆都有收藏，是西方学者研究中国医学的第一手资料。出生于南洋的伍连德，接受西方医学教育，本来对中国医学的历史没有太多的了解，他能够最终写成一部关于中国医学史的鸿篇巨制，与一个美国人有关。这个美国人叫加里森，是一位医史学家，他出版的著作《医学史》全书共762页，但其中描述中国医学的还不到1页，而且多有贬低之意。伍连德去信质问，得到了这样的回复："既然中国医学有许多有价值的东西，何以中国人不自己写出来向世界介绍宣传。"正是这样的一句话，让他倾尽16年光阴，向世界介绍了中国医学历史的真实情况。

大家可能想不到，现如今的旋转餐台是伍连德发明的，公筷、公勺也是他首先建议使用的。推广这种介于共食与分食之间的饮食方式，是出于卫生防疫的考虑。在东北鼠疫流行期间，为了避免鼠疫在人与人之间通过共食传播，起初伍连德建议完全采用西餐的分食制。然而对于传统的中国人来说，餐桌上的团聚和共食是维持家族亲密的一种重要方式，民众对分食制可能会相当排斥，执行起来也会遇到很大困难。后来，伍连德建议在传统的八仙桌上用一个可转动的铁柱支撑一个大圆盘，然后将不同的菜品放于其上，并为每一道菜配一双公用的筷子用于取食，而每个人则用各自的筷子进食。当时负责为伍连德做饭的滨江关道膳长郑兴文将他的这种想法付诸实施，旋转餐台及公筷制由此诞生。

都说叶落归根、故土难离，享誉海内外的伍连德晚年也回到了家乡怡宝市开设诊所。故乡非常欢迎他的归来，上诊所看病的患者自然是络绎不绝。随着年龄的增加，晚年的伍连德逐渐淡出了风起云涌的社会舞台，他自平凡中走入辉煌，又从辉煌中回归平凡。在怡宝市的街头，时常可以看到一个老人悠闲地在街头漫步，不时用广东话宣传健康的生活方式，劝告小贩们要多运动，不吸烟、不喝酒，甚至当街免费开药方。曾经在大疫中只手撑起一片天空的风云人物，就这样返璞归真，在故乡默默度过余生。然而伍连德仍心系祖国，在为一位朋友的书作序时，他自述道："今为国家服务几三十年，耿耿此心，未敢或渝，且同时兼谋世界人类之健康幸福也。"当看到屡禁不止的鸦片在新中国成立后短时间内得到彻底的控制时，他着实感到欣慰。

1960年6月21日，伍连德在家中突发卒中，与世长辞，享年81岁。他去世后，各大报纸媒体纷纷发文表示哀悼和怀念。伦敦《泰晤士报》言道："伍博士的逝世，使世界医学失去了一位传奇般的英雄人物。他毕生为世界所做的一切，我们无以为报，我们永远感激他。"马来亚《海峡回声报》也评论道："伍博士安息了，带着同事和朋友的赞美，以及患者的感激，带着当之无愧的荣誉安息了。这样伟大的身影将永远珍藏在爱他的人的心中。"回首伍连德光辉的一生，他对中国的卫生防疫、检疫、医学教育、医院管理和医学交流做出了重大贡献。他那泰山崩于前而面不改色的大将风度，他那在眼花缭乱的假象中能够一眼看到问题死穴的敏锐头脑，他那异于常人的直觉与判断力，以及他那颗赤诚的爱国心，都是支持他在艰难困苦中坚持不懈、力挽狂澜的力量源泉。伍连德弘扬东方智慧，同时实践西方医学，为我们留下了很多启迪。他曾自述："我觉得一个人择定了他的工作，就应该认真去做，千万不要敷衍因循。如果是本着良心做事，便不可怕负责任。所以，我写这篇文字的目的是在把我个人求学及服务的经过，照实地写出来，或者可以给正在努力的青年们一点鼓励吧。"字里行间流露着伍连德的敬业精神和对年轻人的希冀。

在那个艰苦混沌的年代，是伍连德让国家领导和普通百姓看到了做好疾病预防工作的重要性，同时也是他开启了中国医学现代化的进程。钟南山院士曾这样评价伍博士留下的指导思想："一、把疾病控制在上游，就是早发现，早治疗；二、医生要有预防为主的思想。"伍连德一生获得荣誉无数，除了剑桥大学医学博士、外科硕士外，还有约翰·霍普金斯大学公共卫生硕士、香港大学荣誉博士、日本东京帝国大学医学博士、皇帝钦赐的医科进士，以及"海峡华人三杰"之一的荣誉称号。国际联盟卫生组织也授予他"鼠疫专家"的称号。因为他在防止肺鼠疫传播和蔓延方面，以及发现土拨鼠在肺鼠疫传播过程中所扮演角色方面做出的杰出贡献，1935年伍连德被提名为诺贝尔医学奖候选人之一。然而，让伍连德自己最为得意的建树并不是这些名号，而是东三省抗击鼠疫的成功，以及国境卫生检疫的建立。1983年，著名的流行病学家拉斯特所主编的《流行病学词典》中，唯一提到的中国人就是伍连德。

伍连德用自己的一生向世人展示了什么是国士，什么是国难当头的当仁不让，什么是大敌当前的奋不顾身。最后引用一段伍博士的自述作为本章的结尾：“我曾将大半生奉献给古老的中国，从清朝末年到民国建立，直到国民党统治崩溃，那一切在许多人的脑海里记忆犹新。中国是一个有五千年历史的伟大文明古国，历经世世代代的兴衰荣辱，才取得了今天的地位，我衷心地希望她能够更加繁荣昌盛。”

参考文献

[1] 王哲．国士无双—伍连德［M］．福州：福建教育出版社，2007．

[2] 伍连德(著)，程光胜，马学博(译)，王丽凤(校)．鼠疫斗士—伍连德自述(上)［M］．长沙：湖南教育出版社，2011．